北京大学妇产科掌中宝系列

女性盆底疾病掌中宝

主　　审　王建六
主　　编　杨　欣　鲁永鲜
副 主 编　韩劲松　陆　叶
编写秘书　李莎莎

北京大学医学出版社

NÜXING PENDI JIBING ZHANGZHONGBAO

图书在版编目（CIP）数据

女性盆底疾病掌中宝 / 杨欣，鲁永鲜主编 . -- 北京：北京大学医学出版社，2020.1（2023.1 重印）
ISBN 978-7-5659-2131-5

Ⅰ. ①女… Ⅱ. ①杨…②鲁… Ⅲ. ①女性—骨盆底—功能性疾病—诊疗 Ⅳ. ① R711.5

中国版本图书馆 CIP 数据核字 (2019) 第 268832 号

女性盆底疾病掌中宝

主　　编：杨　欣　鲁永鲜
出版发行：北京大学医学出版社
地　　址：(100191) 北京市海淀区学院路 38 号　北京大学医学部院内
电　　话：发行部 010-82802230；图书邮购 010-82802495
网　　址：http://www.pumpress.com.cn
E - mail：booksale@bjmu.edu.cn
印　　刷：北京强华印刷厂
经　　销：新华书店
责任编辑：刘　燕　　**责任校对**：靳新强　　**责任印制**：李　啸
开　　本：787 mm × 1092 mm　1/32　　**印张**：15.5　**字数**：310 千字
版　　次：2020 年 1 月第 1 版　2023 年 1 月第 2 次印刷
书　　号：ISBN 978-7-5659-2131-5
定　　价：80.00 元
版权所有，违者必究
（凡属质量问题请与本社发行部联系退换）

本书由
　　北京大学医学出版基金资助出版

手术视频二维码资源使用说明

在观看本书手术视频之前,请您直接微信扫码激活,激活后自动跳转到完整资源列表,也可以直接微信扫描每个视频的二维码,观看各个视频。

 1. 盆腔器官脱垂相关诊断 龚健、陈艳琴、黄益娟提供。

 2. TVT-O 龚健、陈艳琴、黄益娟提供。

 3. 阴道封闭术+阴道穹隆疝修补术+会阴体修补术 龚健、陈艳琴、黄益娟提供。

 4. 经阴道全子宫切除术 龚健、陈艳琴、黄益娟提供。

 5. TVM 穿刺点 龚健、陈艳琴、黄益娟提供。

 6. 经阴道高位骶韧带悬吊术 鲁永鲜提供。

7.腹腔镜下子宫骶骨固定术　谢红斌提供。

8.腹腔镜下保留子宫骶前悬吊术　杨欣提供。

9.腹腔镜下子宫峡部断裂会师吻合术　罗光楠、潘宏信提供。

10.阴式子宫切除术+腹腔镜下阴道骶骨固定术　杨欣提供。

11.阴式子宫切除术+前盆腔重建+骶棘韧带固定术　杨欣提供。

12.单孔罗湖二式阴道成形术　罗光楠提供。

13.膀胱阴道瘘修补术　许学先提供。

14.阴道半封闭术　谢静燕提供。

15.处女膜切开整形术　杨欣提供。

16.小阴唇整形术　杨欣、穆兰提供。

17.经阴道子宫切除术+阴道全封闭术+会阴体修补术　杨欣提供。

18.子宫切除后全封闭术　杨欣提供。

主编介绍

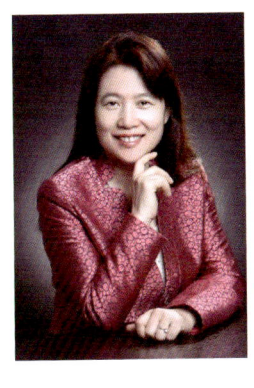

杨欣，北京大学人民医院妇产科，主任医师，教授，博士生导师。

社会兼职：中华医学会妇产科学分会委员，中华医学会妇产科分会盆底学组及绝经学组委员，北京医学会妇科泌尿与盆底重建学分会副主任委员，中华预防医学会盆底功能障碍防治专委会常委，中国人体健康科技促进会妇科内分泌和生育力促进分会副主任委员，中国妇幼保健协会妇科内分泌专业专家委员会常委员，全国女性卵巢保护与抗衰老促进工程专家委员会副主任委员。《实用妇科内分泌杂志（电子版）》副主编，Climacteric 中文版编委，《实用妇产科杂志》常务编委，《中国实用妇科与产科杂志》编委，《中国妇产科临床杂志》编委。杨欣教授主持及参与国家自然基金、首都特色基金和国家科技支撑计划等多项课题。已发表相关学术论文150余篇。特别擅长女性盆底疾病（尿失禁和子宫脱垂）的诊治及手术。对妇科内分泌有很深的造诣。

主编介绍

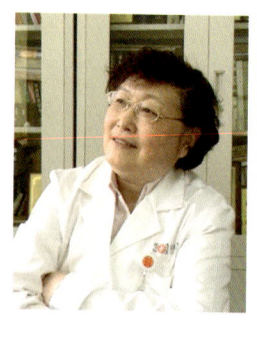

鲁永鲜,中国人民解放军总医院第四医学中心妇产科,主任医师,教授,硕士研究生导师。

鲁永鲜教授曾获中国医师协会"林巧稚杯·妇产科好医生"奖,"女性盆底功能障碍疾病治疗体系的建立和推广"国家科技进步二等奖,全国妇幼健康科学技术成果二等奖,全军医疗成果二等奖两项,中华预防医学会"中国妇女盆底功能障碍防治项目"优秀个人奖。社会兼职:全国盆底学组委员,国际妇科泌尿协会(IUGA)委员,美国"盆腔医学和重建手术杂志(FPMRS)"编委,国际妇科泌尿杂志(IUJ)通讯编委,中华妇产科杂志、中国实用妇科与产科、中国微创外科等杂志常务编委、编委,北京女医师协会盆底学组副组长,北京女医师协会妇产科专业委员会常务委员,世界中医药学会联合会盆底医学专业委员会常务理事,北京医学会妇产科分会及妇科泌尿与盆底重建学分会顾问委员,发表论文140余篇,主编副主编参编专著17部。

副主编介绍

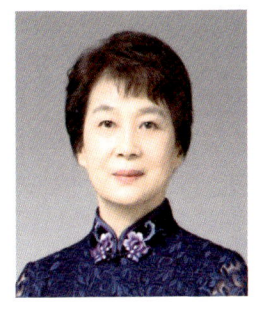

韩劲松,北京大学第三医院妇产科,主任医师,硕士生导师。任中华医学会妇产科分会女性盆底学组委员,中华预防医学会女性盆底功能障碍性疾病防治学会顾问,北京医学会女性盆底学组顾问。获中华预防医学会"中国女性盆底功能障碍防治项目"优秀个人奖,全国妇幼健康科学技术成果二等奖。发表论文60余篇,编写专著一本,参编参译专著5本。

副主编介绍

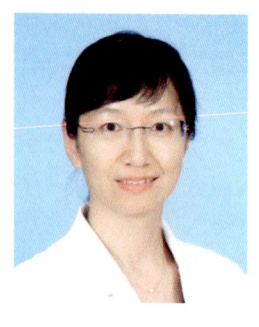

陆叶，女，医学博士，主任医师，副教授，硕士生导师。毕业后一直工作于北京大学第一医院妇产科，现任妇产科副主任。专业特长：女性妇科泌尿（盆底功能障碍性疾病）及普通妇科，擅长阴式手术和腹腔镜手术，对盆腔器官脱垂和压力性尿失禁等疾病有深入研究，曾主持北京市自然科学基金和国家自然科学基金的课题。

社会兼职：中国整形美容协会女性生殖整复分会理事，中华预防医学会妇女保健分会产后保健学组副组长，北京医学会妇科内镜分会委员，北京医学会妇产科分会青年委员，中国医药教育协会妇科专委会常委，医促会盆底微整形学组委员，中国妇幼保健协会盆底康复专业委员会常务委员，中国医师协会微无创医学专业委员会盆底与盆腔疼痛专业委员会（学组）委员，中华预防医学会盆底功能障碍防治专业委员会委员，中国整形美容协会科技创新与器官整复分会理事，北京医学会妇科泌尿与盆底重建学分会常委，北京妇幼保健与优生优育协会理事。

编委名单

(按姓氏汉语拼音排序)

安　方	北京大学人民医院
陈　娟	北京协和医院
陈艳琴	南京医科大学附属无锡妇幼保健院
陈永康	北京大学第三医院
范国荣	北京协和医院
方　璇	北京大学基础医学院
耿　京	北京大学人民医院
龚　健	南京医科大学附属无锡妇幼保健院
韩劲松	北京大学第三医院
黄益娟	南京医科大学附属无锡妇幼保健院
金杭美	浙江大学医学院附属妇产科医院
金　梅	杭州市妇产科医院(杭州市妇幼保健院)
靖华芳	中国康复研究中心北京博爱医院
李香娟	杭州市妇产科医院
李晓伟	北京大学人民医院
廖利民	中国康复研究中心北京博爱医院
刘　巍	内蒙古自治区妇幼保健院
鲁永鲜	中国人民解放军总医院第四医学中心
陆　叶	北京大学第一医院
罗光楠	深圳大学附属罗湖医院
马懿迪	北京协和医院
苗娅莉	四川大学华西第二医院
牛　珂	中国人民解放军总医院第四医学中心
潘宏信	深圳大学附属罗湖医院
沈文洁	中国人民解放军总医院第四医学中心

史宏晖	北京协和医院
孙智晶	北京协和医院
谈　诚	北京大学人民医院
汪　莎	北京大学人民医院
王　彦	烟台毓璜顶医院
王一婷	北京大学第三医院
肖冰冰	北京大学第一医院
谢　冰	北京大学人民医院
谢红斌	厦门大学附属妇女儿童医院
谢静燕	南京医科大学附属南京医院
许学先	武汉大学人民医院
杨春波	浙江大学医学院附属妇产科医院
杨俊芳	北京大学第三医院
杨文武	武汉大学人民医院
杨　欣	北京大学人民医院
姚　颖	北京大学第三医院
张　坤	北京大学第三医院
张　蕾	北京大学第一医院
张迎辉	中国人民解放军总医院第四医学中心
张卫光	北京大学基础医学院
钟霜霜	浙江大学医学院附属妇产科医院
周利梅	武汉大学人民医院
朱　兰	北京协和医院

序

随着我国人均预期寿命的提高，以及人口老龄化社会的到来，女性盆底功能障碍性疾病的发生率亦逐年增高。盆底功能障碍性疾病包括了盆腔器官脱垂、尿频和尿失禁等下尿路症状，以及排便异常、性功能障碍和盆腔疼痛等疾病。我国在修补生殖道瘘和纠正盆腔器官脱垂方面有着大量实践并积累了丰富的经验。然而，作为亚学科，新兴的妇科泌尿学与盆底重建外科在中国尚属于起步发展阶段。2004年我们召开了首次相关会议，2005年成立了中华医学会妇产科学分会女性盆底学组。在郎景和院士的领导下，学组带动了国内盆底学科的迅速发展。学组致力于研究女性盆底功能障碍性疾病的流行病学和发病机制，制订了相关疾病诊疗指南并达成了专家共识，极大地推动了盆底疾病学科的发展。但是中国幅员辽阔，不同地区医师之间的专业水平差距很大，再加上很多妇产科医师缺乏盆底相关疾病的专业培训，对其缺乏全面的评估，因此，导致很多治疗方案选择不当，治疗效果亦欠佳。

目前国内尚缺乏一部适合住院医师及非盆底专业的妇产科医师入门教育的书籍。在这种情况下，杨欣教授组织相关专家编写了《女性盆底疾病掌中宝》。参与编写本书的专家都是有着丰富临床经验的妇产科及泌尿科医师。他们在盆底功能障碍性疾病方面受到过相关的专业培训。本书以国际和国内相关指南为依据，详细讲解了盆底功能障碍性疾病相关的基础知识、诊断、鉴别诊断、药物治疗、康复治疗和手术治疗方法。

  本书虽然为一本口袋书,但其专业知识全面、学术性强,文字简洁,可读性强,特别适合作为工具书。我相信,本书的出版必将受到妇产科医师和全科医师的欢迎和推崇,对盆底功能障碍性疾病规范化的诊断与治疗发挥积极的作用。

朱 兰
中华医学会妇产科学分会候任主任委员
中华医学会妇产科学分会妇科盆底学组组长
中华预防医学会女性盆底功能障碍防治委员会主任委员
北京协和医院妇产科主任
2020 年元旦

前　言

女性盆底功能障碍性疾病涉及盆腔器官脱垂、尿失禁等下尿路症状、排便功能障碍、性功能障碍和慢性盆腔痛等疾病。由于盆底部位解剖深在，暴露相对困难，在手术操作上具有一定的复杂性和专业性，而且有些患者在手术解剖复位的同时不一定能达到相关的功能恢复，因此，应该对每一个从事盆底疾病治疗的医生进行专业培训。我国的医生专业水平差距很大，很多基层医师迫切需要一本简明扼要、条理清楚、科学性强且能囊括盆底疾病相关重要知识点的工具书。

从2014年起，我就开始策划《女性盆底疾病掌中宝》的撰写，历时六年，最终得以出版。此书共分为37章：第一章为女性盆底解剖；第二章为盆腔器官脱垂及尿失禁的评估；第三章到第十四章主要介绍了各类盆腔器官脱垂手术方式的适应证、手术步骤及并发症处理；第十五章到二十章为泌尿及排便相关疾病的诊断与处理；第二十一到二十二章为先天性生殖道畸形和泌尿道畸形的诊断与处理。后面的章节还涉及了性功能障碍、生殖道瘘、盆底康复、子宫托及慢性盆腔痛等的治疗。本书最后介绍了盆底功能障碍性疾病的常用问卷。本书特别适合于妇产科医师在妇科泌尿和盆底重建外科方面的入门教育，同时也适合从事盆底功能障碍性疾病专业的医师进行相关知识点的查询，也为住院医师和实习医师进行盆底功能障碍性疾病的管理提供了理论依据。

本书尚附有手术视频，希望能对读者有所帮助。

　　本书的主编、副主编及主要编写人员都是长期工作在临床一线的专家。他们对盆底功能障碍性疾病的诊断与治疗有着非常丰富的经验。本书在绘制解剖图时得到了南京伟思医疗科技股份有限公司的大力支持，在此表示感谢。在本书出版之际，恳请广大读者不吝赐教，以期再版时进一步完善。

杨　欣
2020 年元旦

目　录

第一章　女性盆底解剖……………………………001
　第一节　下尿路盆底直肠解剖……………………001
　第二节　与手术相关的解剖………………………018
　第三节　下尿路神经支配…………………………023
第二章　盆腔器官脱垂及尿失禁的评估…………029
　第一节　盆腔器官脱垂的整体评估………………029
　第二节　盆腔器官脱垂量化分期…………………039
　第三节　超声在盆底功能障碍性疾病中的
　　　　　应用……………………………………046
　第四节　磁共振在盆底功能障碍性疾病
　　　　　诊断中的应用…………………………061
　第五节　直肠测压…………………………………073
　第六节　排便造影…………………………………076
　第七节　尿动力学检查……………………………078
第三章　盆腔器官脱垂患者的围术期处理………089
第四章　阴道前壁膨出……………………………097
第五章　经阴道高位子宫骶韧带悬吊术…………108
第六章　腹腔镜下高位子宫骶韧带悬吊术………118
第七章　骶骨阴道固定术…………………………127
第八章　骶棘韧带固定术…………………………138
第九章　阴道封闭术………………………………161
第十章　髂尾肌筋膜固定术………………………169
第十一章　曼彻斯特手术…………………………176
第十二章　保留子宫的盆腔器官脱垂手术………187
第十三章　阴道后壁膨出及会阴缺陷的诊断与
　　　　　手术治疗………………………………202

第十四章	会阴裂伤与修补	216
第十五章	排便失禁	222
第十六章	出口梗阻性便秘	230
第十七章	压力性尿失禁	236
第十八章	膀胱过度活动症	252
第十九章	间质性膀胱炎	263
第二十章	膀胱排空障碍和尿潴留	271
第二十一章	女性生殖道发育异常	276
第二十二章	先天性泌尿系畸形	312
第二十三章	尿道憩室	322
第二十四章	聚丙烯网片吊带相关并发症及处理	328
第二十五章	尿瘘	338
第二十六章	粪瘘	355
第二十七章	女性性功能障碍	359
第二十八章	子宫托	367
第二十九章	女性盆底康复治疗	374
第三十章	慢性盆腔痛	405
第三十一章	下尿路感染	412
第三十二章	妇科恶性肿瘤对下尿路症状的影响	427
第三十三章	盆底功能障碍性疾病问卷调查	436
第三十四章	国际尿控学会推荐的成人神经源性下尿路功能障碍的标准术语	453
第三十五章	国际泌尿妇科医学会/国际尿控学会关于报道盆腔器官脱垂手术效果使用术语的联合报告	464

第一章
女性盆底解剖

第一节 下尿路盆底直肠解剖

女性盆底即广义的会阴（perineum），是指封闭骨盆出口的全部软组织结构，由多层肌肉和筋膜组成。会阴的境界与骨盆下口一致，呈菱形。前端为耻骨联合下缘和耻骨弓状韧带；后端是尾骨尖；两侧为耻骨下支、坐骨支、坐骨结节及骶结节韧带。两侧坐骨结节之间的连线可将菱形的会阴分成前后两个三角区。前者称为尿生殖三角，有尿道和阴道通过；后者称为肛门三角，有肛管通过（图1-1）。

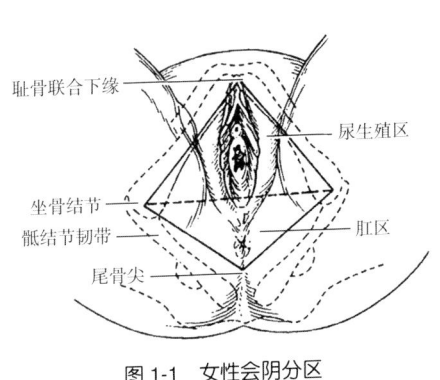

图 1-1 女性会阴分区

临床上，常将肛门与外生殖器之间的狭小区域的软组织称为会阴，即狭义会阴。在女性是指阴道前庭后端与肛门之间的软组织，又称为产科会阴。

在尿生殖三角后界的中点附近有一腱性结构，称会阴中心腱（perineal central tendon）或会阴体（perineal body），长约 1.3 cm，它是会阴诸肌的附着点。在女性，此腱较大，且有韧性和弹性，有重要作用，在分娩时要注意保护。

肛三角的肌包括肛提肌、尾骨肌和肛门外括约肌。覆盖于肛提肌和尾骨肌上下面的深筋膜分别称为盆膈上筋膜和盆膈下筋膜。盆膈上、下筋膜与其间的肛提肌和尾骨肌共同构成盆膈（pelvic diaphragm），封闭下骨盆下口的大部分，中央有肛管通过，对承托盆腔器官有重要作用。

一、尿生殖三角的浅筋膜和肌

尿生殖三角的浅筋膜分为浅、深两层。浅层称脂肪膜，向前与腹前壁浅筋膜浅层延续。深层呈膜状，称为会阴浅筋膜或 Colles 筋膜，向前与腹前壁浅筋膜深层（Scarpa 筋膜）延续。尿生殖三角的肌位于肛提肌前部的下方，封闭尿生殖三角及盆膈裂孔。尿生殖三角的肌可分为浅、深两层（图 1-2）。浅层肌包括会阴浅横肌、球海绵体肌和坐骨海绵体肌。深层肌包括会阴深横肌和尿道括约肌。

1. 会阴浅横肌　起自坐骨结节，横行向内止于会阴中心腱，有固定会阴中心腱的作用。

2. 球海绵体肌　位于肛门前方，环绕阴道

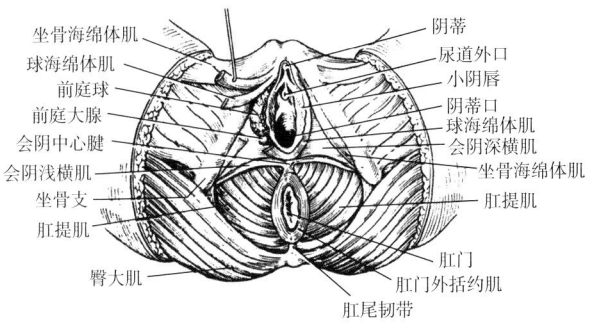

图 1-2 会阴肌

口和尿道口，又称为阴道括约肌，可缩小及括约阴道口和尿道口。

3. 坐骨海绵体肌　较薄弱，起自坐骨结节，止于阴蒂脚，收缩时压迫阴蒂脚，阻止阴蒂内静脉血的回流，协助阴蒂勃起，又称阴蒂勃起肌。

4. 会阴深横肌　位于会阴浅横机的深面，起自坐骨支及耻骨下支结合部附近的阴部管，肌束横行于两侧坐骨支之间。肌纤维在中线上互相交织，封闭尿生殖三角的后部。一部分肌纤维止于会阴中心腱，收缩时可加强会阴中心腱的稳定性。

5. 尿道阴道括约肌　位于会阴深横肌的前方，包绕阴道和尿道，有括约尿道、阴道和固定会阴中心腱的作用。

在尿生殖三角后界的中点附近有一腱性结构，称会阴中心腱或会阴体（perineal body），长约 1.3 cm。它是会阴诸肌的附着点。女性的会阴中心腱较大，且有韧性和弹性，有重要作用，在分娩时要注意保护。

二、肛三角的浅筋膜和肌

肛三角的浅筋膜为富含脂肪的结缔组织,充填在坐骨结节与肛门之间的坐骨肛门窝。肛三角的肌包括肛提肌、尾骨肌和肛门外括约肌(图1-3)。

1. 肛提肌(levator ani muscle) 为一对宽的薄肌,起自耻骨后面、坐骨棘以及张于两者之间的肛提肌腱弓。两侧肌纤维向后、下及内侧方向汇合,止于会阴中心腱、直肠壁、尾骨及肛尾韧带。有部分肌纤维止于阴道壁,呈漏斗状封闭小骨盆下口。两侧肛提肌的前内侧缘之间形成三角形裂隙,称为盆膈裂孔。盆膈裂孔位于耻骨联合和直肠之间,下方被尿生殖膈封闭,有尿道和阴道通过。根据肌纤维的起止和走向,肛提肌分为三部分:髂尾肌、耻骨直肠肌和耻尾肌(图1-3)。肛提肌的主要作用是增强和提起盆底,承托盆腔器官,并对肛管和阴道有括约作用。

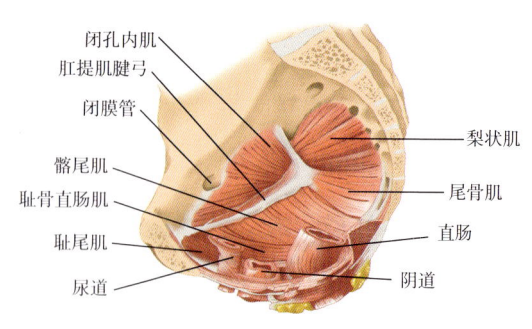

图 1-3 盆底肌

肛提肌的神经支配有两个来源，S3—S4神经前支发出分支，从盆面（上面）支配该肌肉。另外，肛提肌下面还有阴部神经的分支，主要分布于耻骨直肠肌。

2. 尾骨肌　位于肛提肌后方，骶棘韧带上方，起于坐骨棘，呈扇形，止于骶、尾骨侧缘。尾骨肌有协助封闭小骨盆下口、承托盆腔器官及固定骶、尾骨的作用。

3. 肛门外括约肌　为环绕肛门的骨骼肌，分为皮下部、浅部和深部，可随意括约肛门，控制排便。

4. 坐骨肛门窝（ischioanal fossa）　又称坐骨直肠窝，是肛提肌与臀大肌及坐骨结节之间的凹陷，呈楔形，尖向上，底向下。窝内有血管、神经及大量脂肪，是肛门周围脓肿常发生的部位。

三、盆底结缔组织

盆筋膜是腹内筋膜向下的一部分，被覆盆壁肌内膜，延续包被于盆腔器官的血管神经束周围，形成它们的鞘、囊或韧带，对盆腔器官具有保护和支持作用，可分为盆壁筋膜、尿生殖膈筋膜、盆膈筋膜和盆脏筋膜。

1. 盆壁筋膜（parietal pelvic fascia）　覆盖于盆腔四壁，位于骶骨前方的称骶前筋膜，位于梨状肌和闭孔内肌表面的分别称梨状肌筋膜和闭孔筋膜。

2. 尿生殖三角的深筋膜和尿生殖膈（图1-4）　覆于会阴深横肌和尿道括约肌上、下面

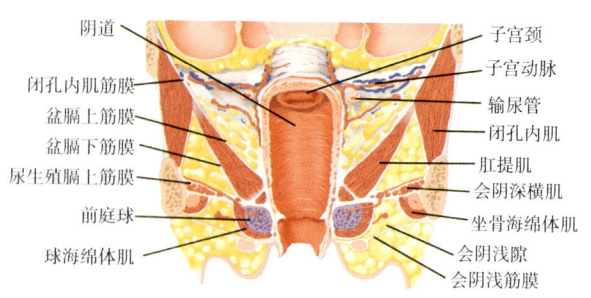

图 1-4 经阴道的盆部冠状断面模式图

的深筋膜分别称为尿生殖膈上、下筋膜。尿生殖膈上、下筋膜与其间的会阴深横肌和尿道括约肌共同构成尿生殖膈（urogenital diaphragm），即会阴隔膜（perineal membrane），封闭尿生殖三角和盆膈裂孔，在女性有尿道和阴道通过。会阴浅筋膜与尿生殖膈下筋膜之间围成会阴浅隙，内有会阴浅横肌、阴蒂脚、前庭球和前庭大腺等。尿生殖膈上、下筋膜之间的间隙称会阴深隙，有会阴深横肌和尿道阴道括约肌等。

3. 肛三角的深筋膜和盆膈（图1-5） 覆盖于肛提肌和尾骨肌上、下面的深筋膜分别称为盆膈上、下筋膜。盆膈上、下筋膜与其间的肛提肌和尾骨肌共同构成盆膈。盆膈封闭小骨盆下口的大部分，中央有肛管通过，对承托盆腔器官有重要作用。

盆膈上筋膜（superior fascia of pelvic diaphragm，图1-5）又称盆膈内筋膜，是盆壁筋膜向下的延续。盆膈上筋膜向后与梨状肌筋膜相连，向内下

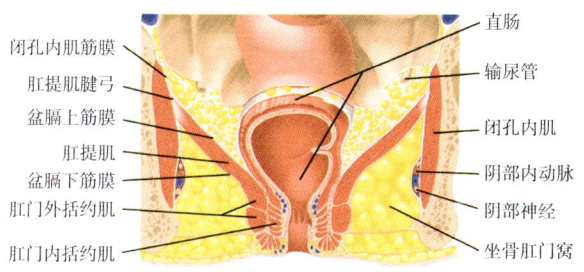

图 1-5　经直肠的盆部冠状断面模式图

方移行为盆筋膜的脏层。盆筋膜腱弓位于肛提肌腱弓的稍下方。它是盆膈上筋膜从耻骨联合弓行向后，走向坐骨棘增厚的筋膜纤维束。盆筋膜腱弓内侧的附着，为左右成对的耻骨膀胱韧带。

4. 盆脏筋膜（visceral pelvic fascia，图 1-6）是包绕在盆腔器官周围的结缔组织膜，为盆膈上筋膜向器官表面的延续，在器官周围形成

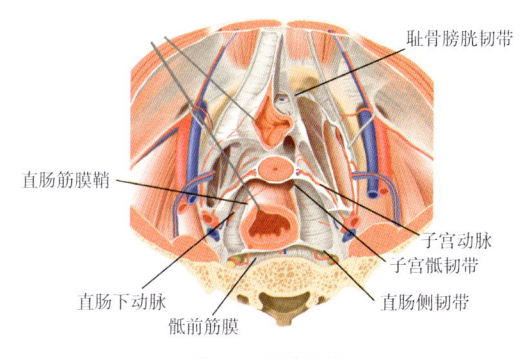

图 1-6　盆脏筋膜

筋膜鞘、筋膜膈及韧带等，有支持和固定器官位置的作用，主要包括直肠侧韧带（直肠柱）、子宫骶韧带（该韧带向后上方牵引子宫颈，有防止子宫前移、维持子宫前屈以及限制子宫后倾后屈的作用）、子宫主韧带（有固定子宫颈，维持子宫在坐骨棘平面以上的作用）、直肠阴道隔和耻骨膀胱韧带（属于膀胱的真韧带，对膀胱起固定作用）。

四、盆内筋膜间隙

盆壁筋膜与覆盖盆腔的腹膜之间形成潜在的盆内筋膜间隙，主要包括耻骨后间隙、膀胱旁间隙、直肠旁间隙和直肠后间隙。

1. 耻骨后间隙（retropubic space） 位于耻骨联合后方与膀胱之间，又称膀胱前间隙。其上界为腹膜反折部，下界为尿生殖膈，两侧为盆脏筋膜形成的耻骨膀胱韧带。可经此间隙行抗尿失禁手术和膀胱颈悬吊。

2. 膀胱旁间隙（paravesical space） 位于膀胱旁窝的腹膜下方，顶为膀胱旁窝的腹膜及脐内侧韧带，底为盆膈上筋膜，内侧为膀胱柱（即膀胱子宫韧带），外界为闭孔内肌的筋膜及髂内血管、神经、淋巴管及输尿管等。

3. 直肠旁间隙（perirectal space） 又称骨盆直肠间隙（pelvirectal space），位于直肠两侧与盆侧壁之间。上界为直肠侧窝的腹膜，下界为盆膈，内侧界为直肠筋膜鞘，外侧为髂内血管鞘及盆侧壁，前为子宫主韧带，后为直肠侧韧带。输尿管自直肠侧韧带外侧腹膜下行向下内。经此韧带向前,穿子宫主韧带可至膀胱前(旁)间隙。

4. 直肠后间隙(retrorectal space) 也称骶前间隙,为骶前筋膜与直肠筋膜之间的疏松结缔组织。其下界为盆膈,上方在骶岬处与腹膜后隙相延续。

五、盆腔的血管、淋巴引流和神经

1. 动脉 腹主动脉在第4腰椎水平分为左、右髂总动脉(common iliac artery),行至骶髂关节前方分为髂外和髂内动脉。髂内动脉(internal iliac artery)沿盆后外侧壁下行,至梨状肌上缘分成前干和后干。前干分为壁支和脏支,后干全是壁支。

(1) 壁支(图1-7、图1-8):髂腰动脉(iliolumbar artery)发自后干,向后外方斜行,分布于髂腰肌和腰方肌等。骶外侧动脉(lateral sacral artery)发自后干,沿骶前孔内侧下行,分布于梨状肌、尾骨肌和肛提肌等。臀上动脉(superior gluteal artery)为后干的延续,向下穿梨状肌上孔至臀部。臀下动脉(inferior gluteal artery)为前干的终末支,向下穿梨状肌下孔至臀部。闭孔动脉(obturator artery)发自前干,沿盆侧壁经闭膜管至股部。

(2) 脏支(图1-7):指膀胱上、下动脉和子宫动脉、直肠下动脉及阴部内动脉等,见各器官的动脉。

(3) 骶正中动脉(median sacral artery):起自腹主动脉末端上方0.1~1.4 cm处的后壁上,在第4、5腰椎体以及骶骨前面的骶前筋膜后下

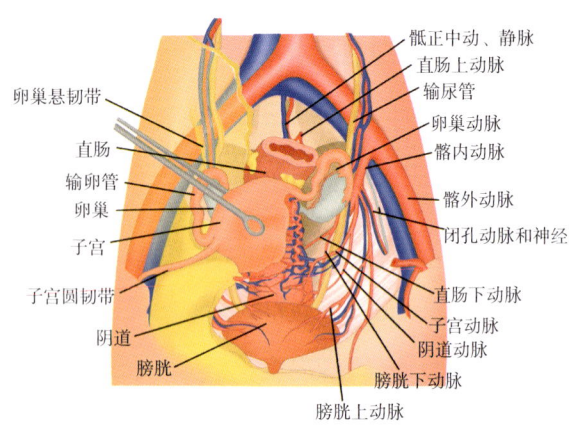

图1-7 盆部的动脉和静脉

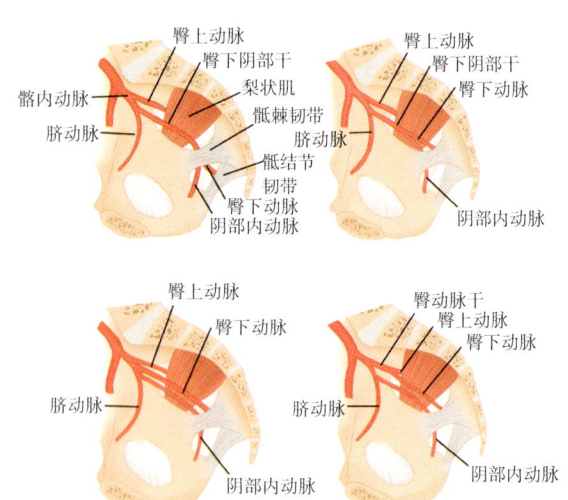

图1-8 髂内动脉主要壁支的变异

行,最后终于尾骨(图1-7)。

2. 静脉　盆腔内的静脉汇集成髂内静脉(internal iliac vein)。髂内静脉的属支分为壁支和脏支。壁支与同名的动脉伴行,脏支起自盆内器官周围的静脉丛(图1-9)。膀胱静脉丛位于膀胱下部周围。女性的子宫静脉丛和阴道静脉丛位于子宫和阴道的两侧,各丛分别汇合成干注入髂内静脉。卵巢静脉丛位于卵巢周围和输卵管附近的子宫阔韧带内,汇集为卵巢静脉。左、右侧分别注入左肾静脉和下腔静脉。

直肠静脉丛的上部主要汇入直肠上静脉,经肠系膜下静脉注入肝门静脉。直肠静脉丛的下部主要经直肠下静脉和肛静脉回流入髂内静脉。在内、外静脉丛之间有广泛的吻合,为肝门静脉系

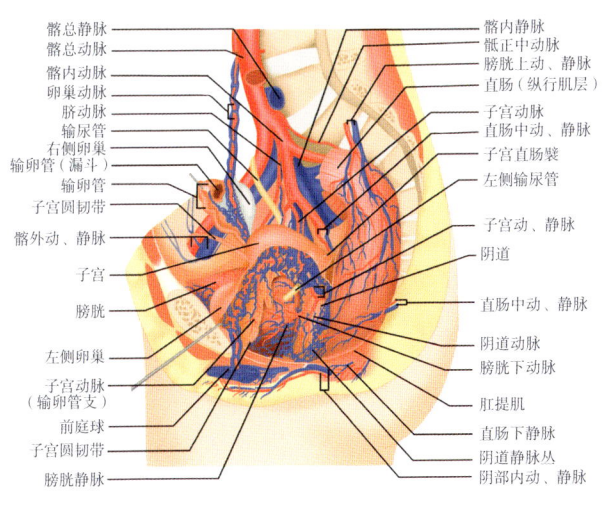

图1-9　盆腔的静脉

和腔静脉系之间的交通之一。

骶前静脉丛位于骶骨前方与骶前筋膜之间，属于椎外静脉丛的最低部分，收纳骶骨血液。两侧连接与骶外侧动脉伴行的骶外侧静脉，血液经骶外侧静脉回流至髂内静脉。手术中静脉丛一旦受到损伤，则出血严重，难以控制。

盆腔内静脉丛的腔内无瓣膜，各丛之间的吻合丰富，有利于血液的回流。

3. 淋巴 盆腔内淋巴结一般沿血管排列，可分为器官旁及盆壁淋巴结（图1-10）。器官旁淋巴结主要有膀胱旁淋巴结、子宫旁淋巴结、阴道旁淋巴结和直肠旁淋巴结。盆壁淋巴结主要沿大血管排列，主要的淋巴结群有髂外淋巴结、髂内淋巴结和骶淋巴结等。盆部淋巴结的输出管注入左、右腰淋巴结，其输出管形成左、右腰干，注入乳糜池。

4. 神经 盆内的躯体神经来自腰丛和骶丛。内脏神经主要来自骶交感干、腹下丛和盆内脏神经。

（1）躯体神经：腰丛的分支包括闭孔神经和生殖股神经。

① 闭孔神经：由第2-4腰神经前支组成。闭孔神经从腰大肌内侧缘向下，经髂血管与骶髂关节之间，穿腰大肌筋膜后入小骨盆，紧贴耻骨行向位于盆侧壁前、中1/3交界处的闭膜管内口处，主要支配大腿内收肌群。

② 生殖股神经：由第一腰神经前支小部纤维及第二腰神经前支大部组成。穿腰大肌在其前面下行，沿髂总动脉外侧，在输尿管的后方分为

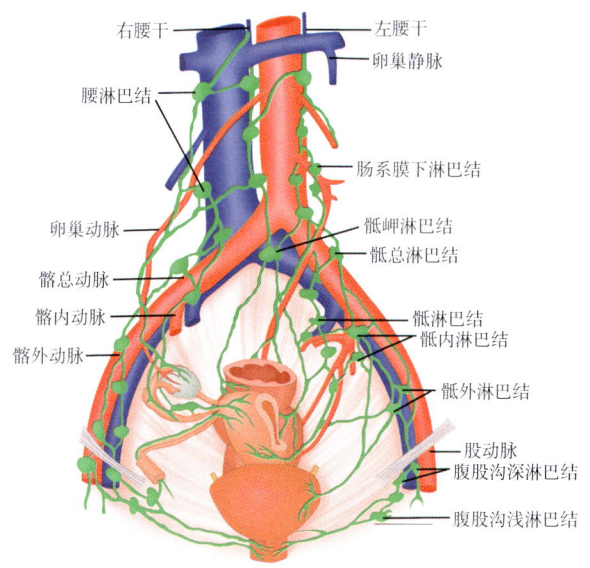

图 1-10 盆部的淋巴结和淋巴引流

股支与生殖支。后支与子宫圆韧带伴行，穿过腹股沟管，其分支至大阴唇。

骶丛的主要分支有臀上神经、臀下神经、阴部神经、股后皮神经及坐骨神经等，分布于臀部、会阴及下肢。

（2）内脏神经

① 骶交感干：由腰交感干延续而来，沿骶前孔内侧下降，至尾骨处与对侧骶交感干汇合。每条骶交感干上有 3~4 条神经，其节后纤维部分参与组成盆丛，部分形成灰交通支，连于骶神经和尾神经。

② 腹下丛：可分为上腹下丛和下腹下丛（图

1-11）。上腹下丛（superior hypogastric plexus）又称骶前神经，由腹主动脉丛经第5腰椎体前面下降而来。此丛发出左、右腹下神经行至第3骶椎高度，与同侧的盆内脏神经和骶交感节的节后纤维共同组成左、右下腹下丛（inferior hypogastric plexus）。下腹下丛又称盆丛（pelvic plexus），位于直肠、子宫颈和阴道穹隆的两侧，膀胱的后方。其纤维随髂内动脉的分支分别形成膀胱丛、子宫阴道丛和直肠丛等，随相应的血管进入器官。

③ 盆内脏神经（pelvic splanchnic nerve，图1-11）：又称盆神经，属于副交感神经，较细小，共3支，由第2—4骶神经前支中的副交感神经节前纤维组成。此神经加入盆丛，与交感神经纤维一起走行至盆内器官，在器官附近或壁内的副交感神经节交换神经元。节后纤维分布于结肠左

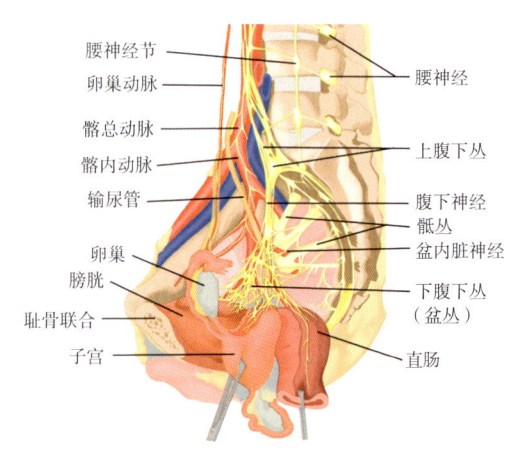

图1-11　盆部的内脏神经

曲以下的消化道、盆内脏器及外阴等。

六、盆底功能性解剖

1. "三个水平"理论和"吊床假说" 1992年，Delancey提出了解释盆底功能的"阴道三个水平支持"（three levels of vaginal support）理论，将支持阴道的筋膜和韧带等结缔组织分为三个水平：第一水平为最上段的支持，由主骶韧带复合体完成；第二水平为阴道中段的侧方支持，包括盆腔筋膜腱弓、阴道膀胱筋膜和阴道直肠筋膜；第三水平为远端的支持结构，包括会阴体和会阴隔膜。

1994年Delancey又提出了"吊床假说"，即认为尿道位于盆腔内筋膜和阴道前壁组成的支持结构（"吊床"）之上。这层支持结构的稳定性又依赖于通过侧方连接的盆腔筋膜腱弓和肛提肌。随着肛提肌的收缩和放松，可使尿道上升或下降。尿自禁是通过耻尾肌前部和尿道横纹括约肌的收缩以及"吊床"功能的激活所致尿道管腔的关闭来实现的。当"吊床"功能缺陷时，可产生近端尿道高活动性或阴道前壁膨出（膀胱膨出），导致压力性尿失禁的发生。

2. 整体理论 1990年，Petros"整体理论"（integral theory）的形成建立了定位结缔组织缺陷的"三腔系统"（three compartments system），将盆腔人为地分为前、中、后三区。其中，前区包括尿道外韧带、尿道下方的阴道（"吊床"）耻骨尿道韧带；中区包括盆腔筋膜腱弓、耻骨宫颈筋膜以及其位于膀胱颈下方的重要弹性区；后区包括子宫骶韧带、直肠阴道筋膜和会阴体。

3. 盆底支持系统　盆底支持系统主要包括盆底肌和盆底结缔组织。

（1）盆底肌：可分为上、中、下三层。上层包括肛提肌和尾骨肌，有器官支持及开关尿道、阴道和肛门的双重作用。中层为肛管纵行肌，其纤维来自肛提板、耻尾肌侧方以及耻骨直肠肌，下方插入肛门外括约肌的深部和浅部，收缩时可为膀胱颈提供向下的拉力，协助打开排尿通道。下层为会阴浅横肌、会阴深横肌、球海绵体肌及坐骨海绵体肌，主要起固定远端尿道、阴道及肛门的作用（图1-12）。

盆底肌中发挥支持作用的主要是肛提肌。肛提肌不仅在盆腔器官支持方面非常重要，同时还

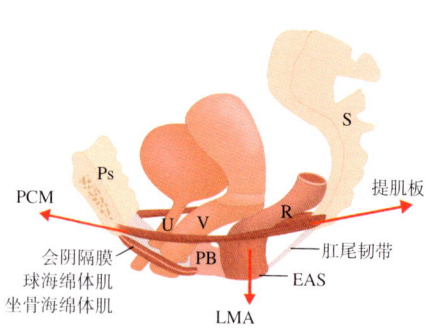

图 1-12　盆底肌拉力方向示意图

PS：耻骨联合（pubic symphysis）；PB：会阴体（perineal body）；EAS：肛门外括约肌（external anal sphincter）；PCM：耻尾肌（pubococcygeus muscle）；LMA：肛门外纵行肌（longitudinal muscle of external anal）；R：直肠（rectum）；V：阴道（vagina），U：尿道（urethra）；S：骶骨（sacrum）

能主动收缩参与维持器官的正常功能。组织学研究显示，肛提肌大多由Ⅰ型横纹肌纤维，即慢抽搐纤维构成，适于静息状态下在脊髓反射作用下维持恒定的收缩力，即静息张力，关闭尿道和肛门括约肌，缩小尿生殖裂孔，对盆腔器官提供持久的支持。而少量Ⅱ型纤维，即快抽搐纤维分布在尿道和肛门周围，在活动量增加时，通过自主收缩提高张力以对抗腹内压的增加。盆底肌和腹直肌有同步收缩功能，在腹直肌收缩，如咳嗽或打喷嚏时，耻尾肌也收缩，使膀胱颈保持在较高位置，同时维持了等同的腹腔内压传导至近端尿道。肛提肌后部和尾骨肌的同步收缩则维持了正常的阴道轴。

（2）盆底结缔组织：结缔组织是指含有胶原、黏多糖和弹性蛋白的一类组织，包括筋膜及韧带。盆底发挥支持作用的结缔组织包括盆腔内筋膜、盆腔韧带及会阴隔膜。

（3）盆底肌与盆底结缔组织的相互作用：完整的盆底是一个密切联系的整体。完整的盆底功能是在盆底肌、盆底结缔组织及盆腔器官的密切配合下完成的，是支持系统与括约肌系统的协同统一。

（张卫光　肖冰冰）

第二节　与手术相关的解剖

一、阴道无张力尿道中段悬吊术（经闭孔路径）

闭孔窝由骨性结构耻骨、坐骨和髂骨组成。围绕闭孔窝内侧缘分布着闭孔血管。闭孔窝由内向外的解剖结构有闭孔内肌、闭孔膜、闭孔外肌和内收肌等（图 1-13）。

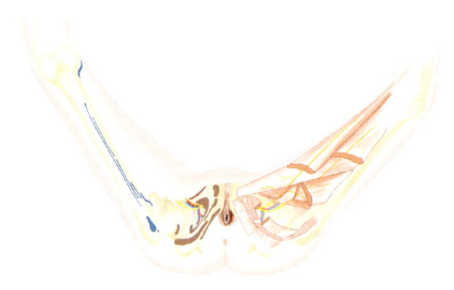

图 1-13　闭孔窝

二、骶棘韧带固定术

1. 骶棘韧带的解剖　骶棘韧带为一扇形的致密结缔组织宽带，后内侧附于骶骨约第 4 骶椎平面到尾骨尖的侧缘和前面，向前外行并附于坐骨棘，长（43.04+6.58）mm，外侧端（坐骨棘端）宽约 10 mm，距离坐骨棘 25 mm 处约宽 12 mm，内侧端（尾骨端）宽 25～30 mm。

2. 骶棘韧带的邻接 骶棘韧带的前内侧面与盆腔器官间接相邻，其间隔有三层结构。内层紧贴器官，为一筋膜层，含有分布到阴道壁、膀胱颈和尿道等的神经支。中间是尾骨肌筋膜，下缘也可有髂尾肌筋膜，表面有骶神经发出的尾骨肌的神经支。外层为一薄板状肌层，包括尾骨肌和部分髂尾肌。尾骨肌位于骶棘韧带的前内侧。骶棘韧带后外侧大部与骶结节韧带相重叠。骶棘韧带和骶结节韧带与坐骨大小切迹共同构成坐骨大孔和坐骨小孔。

臀下血管大部分经过坐骨神经的后方及骶棘韧带上缘的后方出骨盆（图1-14），但在骶棘韧带上缘和坐骨神经下缘之间有 3~5 mm 暴露。即缝合时若扎到该处，可损伤臀下血管，尤其是臀下静脉壁薄，更容易损伤。臀下动脉还发出尾骨支。它紧贴骶棘韧带中份的后缘下行分

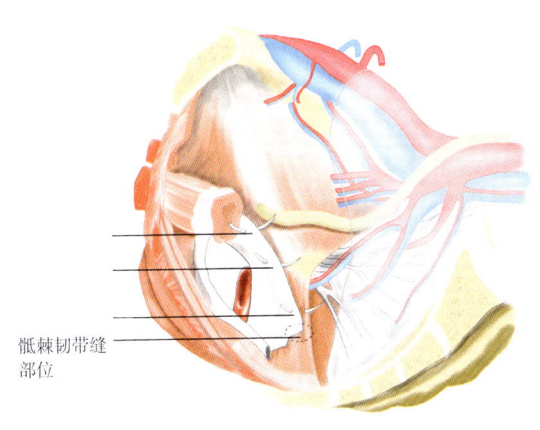

骶棘韧带缝部位

图1-14 骶棘韧带及其周围解剖

布到骶结节韧带。臀下血管和神经在距坐骨棘 17.02±3.08 mm 处经梨状肌下孔出骨盆。在这个过程中它距离骶棘韧带外侧份（坐骨棘端）的上面很近。阴部血管神经束在坐骨棘内侧紧贴骶棘韧带后面出坐骨小孔。它在骶棘韧带后方（深部）的宽度大约为 2.0 cm，且骶棘韧带外侧 2.5 cm 的上缘紧邻阴部内神经，有时还有臀下血管和臀下动脉发出的尾骨支。

三、阴道骶骨固定术

骶前区的前界为直肠后壁及其筋膜，前外侧为直肠侧韧带，后界是骶前筋膜、骶骨和尾骨，下界为盆隔上筋膜。上界在骶骨岬前，向上与腹膜后间隙相延续。

1. 骶前神经分布

（1）上腹下丛及腹下神经：上腹下丛位于腹主动脉下段表面以及由左、右髂总动脉和骶骨岬围成的髂间三角内。上腹下丛在跨过骶骨岬后移行成左、右腹下神经时，贴近骶骨岬前表面。腹下神经呈 A 形，紧贴在骶前筋膜之前由中线向两侧下行，大约在第 3 骶椎水平由直肠系膜后面转向侧面，汇入下腹下丛上角，即盆丛上角。

（2）骶交感干：由腰交感干延续而来，紧贴骶骨盆面下行，位于骶前孔内侧，外侧紧邻骶外侧静脉和从骶前孔出来的脊支静脉。左、右骶交感干在第 1 骶前孔水平与中线的距离分别是 18.8+1.6 mm 和 17.8+3.4 mm，在第 2 骶前孔水平分别是 15.8+4.1 mm 和 14.1+2.9 mm。

2. 骶前血管分布

（1）骶正中血管：骶正中动脉在腹主动脉后壁发出，于第 4—5 腰椎体的前面进入骨盆，沿骶骨盆面下降至尾骨尖。骶正中动脉在骶骨岬、第 1 骶前孔和第 2 骶前孔这三个水平上与中线的平均距离分别是 7.0 mm（0~12.0 mm）、6.5 mm（0~10.0 mm）和 5.0 mm（0~7.0 mm）。骶正中动脉的走行存在个体差异。局部解剖研究显示：在骶骨岬水平，43.75% 的骶正中血管位于骶骨岬中点，37.50% 位于中点偏左，18.75% 位于中点偏右。在骶骨盆面，12.50% 的骶正中血管走行于骶骨中线，31.25% 走行于中线偏左，56.25% 走行于中线偏右。

（2）骶前横静脉：每个骶椎体的表面通常有 1 支横行的骶前横静脉支。骶前横静脉支连接着两侧的骶外侧血管（或直接是髂内静脉）与中线附近的骶正中血管，呈楼梯状（stair-like）。位于第 1 骶椎体表面的称为 S1 横静脉支，依次类推。S1 横静脉支横行于该骶椎体中上 1/3 处前纵韧带的表面，紧邻骶骨岬下缘，较细，且有较多的小属支。S2、S3、S4 横静脉支分别横行于相应骶椎体上 1/3 或上 1/2 的表面。骶外侧静脉在骶前孔内侧缘以及骶交感干的外侧，多为两支型，由骶前孔外出的脊支静脉汇成，并通过骶前横静脉支与骶正中静脉相吻合，斜向上方汇入髂内静脉。

3. 骶前韧带　骶骨岬附近的前纵韧带主要就是骶骨岬上缘 L5、S1 椎间盘前方的前纵韧带。在这个水平，椎间盘随着骶骨岬有一个较明显的前凸。前纵韧带容易暴露和缝合,而且它与椎间盘的纤维环相融合(图 1-15、图 1-16)。

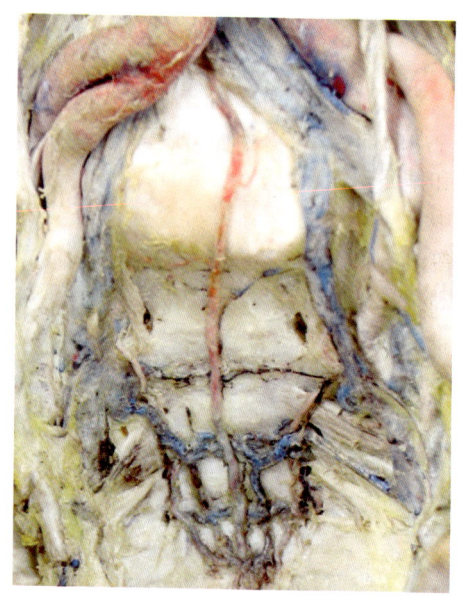

图 1-15 骶骨前解剖(张晓薇供图)

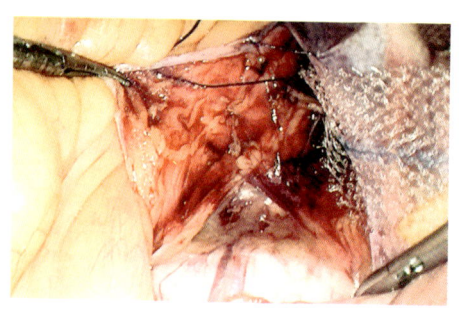

图 1-16 骶正中动、静脉(杨欣供图)

(肖冰冰 方 璇 杨 欣 张卫光)

第三节　下尿路神经支配

下尿路（膀胱和尿道）的功能主要包括储尿功能和排尿功能，受复杂的神经网络控制，主要包括中枢神经系统、外周神经系统、神经递质及受体等共同支配完成。其功能的完成主要依赖于脑桥高级神经中枢和脊髓初级神经中枢调控。这两个神经中枢将排尿神经通路分成脑桥上、骶上（脊髓和脑桥）和骶下（外周神经）三个节段，并通过不同的神经反射实现储尿和排尿的相位性转换[1-2]。其中脑桥上和骶上属于中枢神经系统，骶下属于外周神经系统。

一、中枢神经系统

1. 脑桥上　脑桥上排尿相关区域主要包括大脑皮质、丘脑、基底神经节、边缘系统、小脑和下丘脑等。在解剖结构上，额叶皮质与导水管周围灰质存在直接连接，且静息态功能MRI研究显示在膀胱充盈状态下前额叶、前扣带回、下丘脑、颞叶和左侧尾状核等部位活动有所增强，提示该区域可能与膀胱充盈后的感知及控制相关。

2. 骶上（脊髓和脑桥）　脑桥控尿相关区域主要包括导水管周围灰质（periaque ductal gray，PAG）、脑桥M区和脑桥L区等。PAG接受膀胱感觉传入信号，传递至储尿中枢（L区）和排尿中枢（M区）。L区直接控制包括尿道括约肌在内的盆底肌群的运动神经元,抑制膀胱收缩活动,还可以直接活化骶段脊髓Onuf核,诱导尿道括约肌收缩,达到控尿目的。M区直接兴奋膀胱运动神经元,并通过脊髓中的抑制性神经元间接抑制尿道外括约肌运动神经元,使逼尿肌收缩,尿道平滑肌和括约肌舒张,实现排尿。

二、外周神经系统(骶下)

外周神经系统主要包括交感神经、副交感神经和躯体神经三个系统。

1. 交感神经 起源于T10—L2脊髓中间外侧柱,经下腹神经丛到达盆神经节,分布于膀胱及尿道。

2. 副交感神经 起源于S2—S4脊髓中间外侧柱,经盆神经到达膀胱及后尿道,以膀胱颈及膀胱底分布居多。盆神经节分布于盆腔结缔组织及膀胱壁内,具有胆碱能细胞、肾上腺素能细胞及中间型细胞,可以接收副交感节前纤维的兴奋性冲动和交感纤维的抑制性冲动,起到调节逼尿肌的作用。

3. 躯体神经 支配尿道外括约肌和尿道旁横纹肌的躯体神经为阴部神经,其运动神经元起源于骶髓Onuf核,可以有意识地控制肌肉收缩。另外,也有研究认为尿道括约肌同时接受自主神经支配(图1-17)。

三、神经递质

1. 乙酰胆碱受体 分为毒蕈碱型受体(M受体)和烟碱型受体(N受体)。

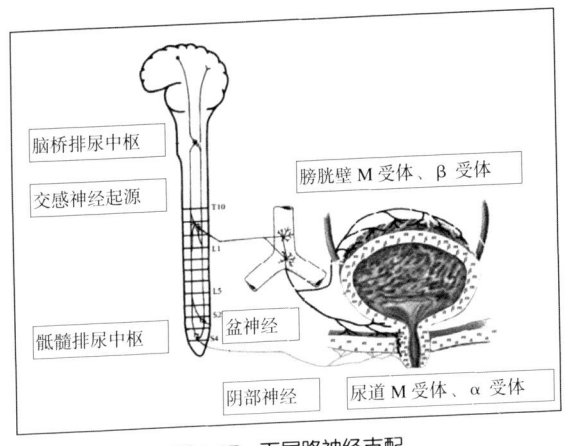

图 1-17 下尿路神经支配

（1）M 受体：作用于神经肌肉接头，分为 5 种（M1~M5）亚型，其中 M2 和 M3 受体主要位于膀胱逼尿肌。M2 受体在分布数量上占优势，但 M3 受体主要介导逼尿肌收缩。

（2）N 受体：分布于胆碱能神经节及尿道括约肌。节前胆碱能纤维通过释放乙酰胆碱激活盆丛或膀胱壁内神经节细胞，保持尿道关闭。

2. 肾上腺素受体　包括 α 受体和 β 受体。

（1）α 受体：分为 $α_1$ 受体和 $α_2$ 受体两种，主要分布于膀胱底、膀胱颈、三角区及近段尿道。$α_1$ 受体是分布在尿道平滑肌的主要受体，受体激活可使膀胱流出道关闭。

（2）β 受体：主要分布于膀胱体和膀胱颈，近段尿道也有分布。其中分布于膀胱的主要是 $β_3$ 受体，可介导膀胱逼尿肌松弛。

3. 其他　5-羟色胺、嘌呤能受体、一氧化氮、血管活性肠肽、神经多肽、γ-氨基丁酸和前列腺素等也通过直接或间接作用参与下尿路神经调控。

四、排尿周期的神经反射

1. 储尿期反射　在膀胱容量到达排尿阈值前,通过交感神经的抑制性反射、阴部神经的兴奋性传出及大脑对副交感至膀胱传出的抑制作用实现安全储尿。储尿期交感神经抑制性反射主要是通过兴奋膀胱体β受体松弛膀胱,兴奋膀胱颈和后尿道α受体以增加膀胱出口阻力以及阻滞盆神经节对副交感兴奋性的传出来实现。储尿期膀胱兴奋性信号传至 Onuf 核,使阴部神经兴奋,实现尿道外括约肌收缩。另外,来自盆腔器官和躯体(直肠、阴道、尿道、阴茎和会阴)的传入冲动也可以通过括约肌-膀胱反射阻止膀胱收缩。

2. 排尿期反射　当膀胱容量超过排尿阈值后,神经反射模式改变,实现储尿与排尿的相位性转换。

(1)脊上-膀胱-膀胱反射:是神经系统完整的正常排尿反射通路。膀胱逼尿肌牵张感受器激活 Aδ 传入纤维,经骶髓二级神经元投射到导水管周围灰质,激活脑桥排尿中枢(pontine micturition center, PMC)神经元,兴奋性冲动下传至 S2—S4 副交感神经,使之释放乙胆碱,通过刺激 M2 和 M3 受体而引起膀胱收缩。脑桥排尿中枢同时下传抑制性信号至阴部神经元,使尿道外括约肌松弛。排尿反射同时伴随交感储尿反射的抑制。

（2）脊髓-膀胱-膀胱反射：在脊髓出现病变的情况下，膀胱逼尿肌牵张信号激活C纤维，到达S2—S4后角，经二级神经元兴奋骶副交感神经，实现膀胱收缩（图1-18）。

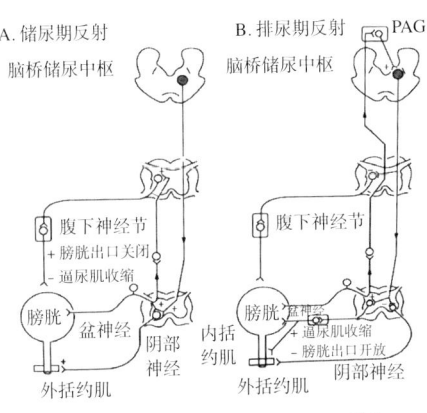

图1-18　储尿期反射及排尿期反射

正常的排尿过程并非单纯地依靠以上神经反射调节，而是受大脑皮质高级中枢的严格控制，可根据周围环境和个人意愿等传出信号至脑桥排尿反射中枢，实现随意启动排尿和意志性中断排尿。

（廖利民　靖华芳）

参考文献

[1] Danziger ZC, Grill WM. Sensory and circuit mechanisms mediating lower uriunary tract reflexes. Auton Neurosci, 2016, 200: 21-28.

[2] 高轶, 廖利民. 健康成人膀胱储尿功能的大脑静息态功能网络连接研究. 临床泌尿外科杂志, 2018, 33(01): 12-15.

第二章
盆腔器官脱垂及尿失禁的评估

第一节 盆腔器官脱垂的整体评估

一、盆腔器官脱垂的常见临床症状

盆腔器官脱垂（pelvic organ prolapse, POP）临床表现复杂，同病异症及同症异病情况常见。常见症状有盆腔器官从阴道脱出、排尿困难、尿失禁、盆腔疼痛、排尿和排便功能障碍以及性功能障碍等。

1. 阴道脱出物 阴道有脱出物是盆腔器官脱垂最特异的症状。患者能看到或感到阴道口有组织膨出。脱垂的程度可以随活动量、体位和负重等而变化。盆腔器官脱垂非特异的症状包括盆腔压迫感和背痛等。通过这些症状不能完全确定是否能通过手术治疗脱垂而缓解，术前可以使用子宫托来鉴别。

（1）子宫脱垂：轻度子宫脱垂患者多无自觉症状。中度以上子宫脱垂患者可有腰骶部酸痛或下坠感，以及阴道内脱出"肿物"感，站立过久或劳累后症状明显，卧床休息后症状减轻或"肿物"消失。重度子宫脱垂常伴有阴道前壁膨出，导致膀胱和直肠的解剖关系改变。因子宫颈或阴道壁长期与内裤摩擦，可有子宫颈或阴道溃疡。

溃疡感染后有脓性或血性分泌物。

患者在绝经前有子宫脱垂时,由于子宫血管走行改变,血液循环障碍,可发生盆腔充血、子宫肥大和月经过多。又由于牵拉腹膜,可引起恶心和上腹部不适等症状。

(2)阴道前壁膨出:经产妇多见,轻者可无症状,重者感下坠和腰酸,久立后加重。自觉有肿物自阴道脱出,向下用力或积尿时肿物增大,卧床休息及排尿后缩小或消失。严重时可出现排尿困难,并常有残余尿,多并发尿路感染。如果有尿道膨出,可出现压力性尿失禁。

(3)阴道后壁膨出:经产妇多见。轻者往往无症状,明显膨出者可有下坠感、腰酸及排便困难。其中排便困难可以表现为出口梗阻性便秘(obstructive defecation),主要表现为排便不尽感、排便费力以及需要手助排便等。尤其在大便干结时更难排出。长期便秘也可导致会阴神经损伤,从而导致会阴区疼痛。

2. 下尿路症状　多数盆腔器官脱垂患者合并有尿频、尿急和排尿困难等下尿路症状。储尿期症状有尿急、尿频和尿失禁。排尿期症状有排尿困难、尿不尽感和尿后滴沥。排尿感觉异常,有疼痛。

排尿困难(dysuria)指膀胱内尿液排出障碍,发生排尿费力和排尿延迟,可表现为尿流变细、尿线不畅、排尿无力,甚至间歇中断或尿后滴沥等不同症状。重者需要增加腹压方能排尿。子宫脱垂等外来压迫可引起机械性排尿困难。脊髓反射弧或皮质功能发生障碍以及女性生殖器官炎症、损伤所致括约肌痉挛等可引起功能性排尿困难,甚至尿潴留。

3. 尿失禁

(1)定义:按照国际尿控学会(International Continence Society, ICS)的定义,尿失禁(urinary incontinence, UI)是指"确定构成社会和卫生问题,且客观上能被证实的不自主的尿液流出"。

(2)分类:目前尿失禁种类的定义尚未能完全统一,较为公认的是六个主要类型,即压力性、急迫性、混合性、充溢性、功能性和结构异常(表2-1)。由于功能性尿失禁主要是由认知或机体功能障碍引起的,结构异常主要指尿瘘和畸形,因此,通常意义上的尿失禁主要指压力性、急迫性、混合性和充溢性四个类型,其分类可按解剖和功能两个方面进行。从生理功能上主要分为储尿和排尿异常,从解剖学上主要分为尿道和膀胱功能异常。

(3)盆腔器官脱垂合并压力性尿失禁(stress urinary incontinence, SUI)的评估对策

① 病史:在发生盆腔器官脱垂前有活动漏尿的症状。

② 体检:脱垂器官复位后,进行压力诱发试验或咳嗽试验,用力或咳嗽后可见漏尿。

③ 尿动力学检查:使用子宫托或棉纱复位膨出器官后进行。

4. 疼痛 急性疼痛通常是组织损伤的一种表现,是一种受到伤害的警告或防御信号;而慢性疼痛本身已经构成一种疾病,即使它的长期存在也同时是某些慢性疾病的症状之一。慢性盆腔

表 2-1 不同类型尿失禁的常见症状和原因分析

基本类型	症状	常见原因
压力性尿失禁	咳嗽、喷嚏、笑、体位改变和重力活动等腹压增加下引起尿失禁	盆底肌松弛,膀胱颈和尿道近端过度下移,尿道内括约肌功能障碍
急迫性尿失禁	以尿急症状为特征的漏尿,常合并尿频和夜尿,排尿间隔<2h;不能拖延和控制排尿	逼尿肌过度兴奋或反射亢进,常合并泌尿系或中枢神经系统疾病,如膀胱炎、尿道炎、肿瘤、结石、憩室、出口梗阻、脑卒中、痴呆、帕金森病和脊髓损伤等。有些患者病因不明
混合性尿失禁	同时存在压力性尿失禁和急迫性尿失禁的症状	膀胱颈尿道高活动性、逼尿肌不稳定和反射亢进共同存在,或合并尿道内括约肌功能障碍
充溢性尿失禁	尿流细弱、中断、淋漓不净、残余尿及排尿困难	糖尿病、脊髓损伤和出口梗阻等导致的膀胱收缩乏力

疼痛(chronic pelvic pain, CPP)是一种临床常见症状。慢性盆腔疼痛的疼痛症状定位于盆腔,但可以起源于盆腔内或盆腔外的器官及周围组织。慢性盆腔疼痛通常是指持续达到或超过6个月的非周期性盆腔疼痛,影响机体功能或导致衰弱。患者可出现躯体症状,甚至产生抑郁症的一些表现,如食欲减退、反应迟钝、失眠健忘、消化不良和便秘等,体力活动日益受限,并逐渐脱离职业、家庭和人际交往。疼痛评估包括基础疼痛评分,以及疼痛加重或减轻的因素等。

5. 盆腔器官脱垂相关的肠道症状

（1）可能与直肠膨出相关的症状：感觉有阴道肿块或膨出，盆腔或直肠压力，性交困难，后背下部疼痛，直肠排空不尽，需要挤压或将手指置于阴道、直肠或会阴部以帮助排便，大便后疼痛，排便后胀满感，以及需要使用缓泻剂。贮存期症状有排便失禁。排空期症状有便秘和排便困难；感觉异常，有疼痛。

（2）可能忽略的症状：排便失禁是指不能在社会可以接受的时间和地点排便或排气，而发生的肛门不自主地排气或排便，并对患者产生不良的心理影响。控制排便需要正常的大便性状和正常的大便运送时间、直肠顺应性、盆底神经支配和肛门括约肌功能，以及盆底肌如耻骨直肠肌与直肠肛门括约肌的相互配合。任何一项功能缺失均可能导致排便失禁。而在女性排便失禁最常见的病因是阴道分娩导致肛门括约肌损伤。由于排便控制是人生自幼就应养成的基本生存能力，而排便失禁会对患者造成不良心理影响，故排便失禁使人自我孤立，自主能力下降，感觉衰老和沮丧。排便失禁可导致患者自尊丧失、认知能力下降和社交活动减少，严重影响患者的身心健康。

6. 性功能障碍　女性性功能障碍（female sexual dysfunction, FSD）是指女性在性反应周期中的一个或几个环节发生障碍，以致不能产生满意的性交所必需的性生理反应和性快感。盆底功能障碍性疾病是各种病因导致的盆底支持薄弱，进而发生盆腔器官的位置和功能异常。盆底肌肉也参与性交过程，对维持正常性功能有着重要的意义。盆底损伤能导致女性性功能障碍,尤其是性高潮障碍。

二、盆腔器官脱垂的体格检查

1. 全身检查

(1)一般评估:注意患者的运动能力、视力、肥胖程度及气味(尿臭味、吸烟和酒精)。注意五官、步态、反应及说话方式。

(2)腹部及其他部位检查:应注意皮肤、切口、疝气及肿块。通过背部和腰骶部检查了解有无骨骼畸形。成簇毛发或腰背部皮肤凹陷提示隐性脊柱裂。应排除肿瘤。

(3)神经系统评估:对于有明显的神经系统疾病史者应做详尽的神经系统检查,应重点检查骶中枢对膀胱和尿道的支配功能,包括运动强度、深肌腱反射及末梢神经的感觉。

2. 妇科检查 妇科检查是了解盆腔器官和盆底功能的重要手段,包括评估会阴部皮肤状况、盆底缺陷(子宫脱垂、阴道穹隆膨出、膀胱膨出、肠疝和直肠膨出)、萎缩性阴道炎、盆底肌张力和功能。

(1)盆底缺陷的评估方法:取膀胱截石位或站立位,嘱患者最大用力屏气。为了评估盆底缺陷,需分开阴道窥器的两叶,在阴道前后壁间相继插入一叶,要求患者尽力咳嗽或用力。当后壁被压下时,前壁膨出,则提示膀胱膨出;反之,当前壁被压下时,后壁膨出,提示直肠膨出或肠膨出。最好在患者仰卧和站立时评估脱垂,因为如仅在仰卧位时评估,可能对脱垂的程度估计不足。必要时也可让患者行走20~30 min后进行检查。

（2）外阴：检查外阴是否有萎缩性阴道炎的体征，如脆性大、糜烂、淤血或毛细血管扩张。发生阴道萎缩时黏膜苍白发亮，伴皱襞丧失。发生阴道萎缩时有炎性反应。

（3）阴裂大小：阴道出口的大小反映了泌尿生殖道的大小。泌尿生殖道变宽提示盆底受损和阴道膨出。阴道口宽大表明会阴浅横肌破裂，阴道下1/3与会阴体分离。

（4）会阴体：正常会阴体长度为2~4 cm，在正常经产妇阴道外口长4~6 cm。对会阴体的厚度也应加以评估。

（5）会阴移动度：将一只手指放在阴道或直肠内，向着检查者的方向轻拉会阴体可检查会阴体的伸展性。移动度若大于1 cm，表明移动性过大，直肠阴道隔膜有裂伤分离。

（6）盆腔器官脱垂程度的评估

① 盆腔器官脱垂的定量化描述：多年以来对盆腔器官脱垂的描述缺乏定量标准，目前国际上采用的是盆腔器官脱垂量化分期（pelvic organ prolapse quantitive examination, POP-Q）。详见第二节。

② 子宫脱垂国内分期标准（1981年"两病"科研协作组见表2-2）。

③ Baden-Walker的半程系统分级法：将处女膜前部到阴道穹隆的距离定义为全程，脱垂的程度以阴道全程的一半以及阴道全程为标志点。

优点为应用方便,易掌握;缺点为不能定量评估脱垂或膨出的程度(表2-3)。

(7)盆底肌张力评估(牛津评分):判定盆底肌的基础张力和自主收缩力,包括肌肉收缩的强度、时程和对称性,可以参考盆底肌力牛津分级系统判定。以手指触诊位于阴道口内约5 cm处5点及7点部位的耻骨直肠肌和耻骨尾骨肌,要求患者收缩盆底肌以对抗检查者的手指,就像收缩肌肉以停止排尿或排便一样。同时,检查者应当将另一只手放在患者的腹部,以检查其在收缩盆底肌时是否缩紧了腹肌,并告知应尽量避免腹直肌收缩。盆底肌收缩持续的时间也反映了盆

表2-2 子宫脱垂国内分期标准

分期	标准
Ⅰ期轻	子宫颈外口距处女膜缘<4 cm,未达处女膜缘
Ⅰ期重	子宫颈外口已达处女膜缘,未超出该缘
Ⅱ期轻	子宫颈已脱出阴道口,子宫体仍在阴道内
Ⅱ期重	子宫颈及部分子宫体已脱出于阴道口
Ⅲ期	子宫颈及子宫体全部脱出至阴道口外

表2-3 Baden-Walker的半程系统分级法

分期	标准
Ⅰ期	阴道前壁、后壁或子宫颈下垂达阴道全程一半处
Ⅱ期	阴道前壁、后壁或子宫颈下垂接近或达到处女膜缘
Ⅲ期	阴道前壁、后壁或子宫颈下垂超出处女膜缘以外

底肌肌力。有少数女性不能自主收缩盆底肌，不一定意味着存在神经损伤。肌力分级见表2-4。

表2-4 盆底肌力牛津分级系统

分级	说明
0级	检测时手指未感觉到阴道肌肉收缩
Ⅰ级	感觉阴道肌肉颤动
Ⅱ级	感觉阴道肌肉不完全收缩，持续2 s，重复2次
Ⅲ级	感觉阴道肌肉完全收缩，持续3 s，重复3次，无对抗
Ⅳ级	感觉阴道肌肉完全收缩，持续4 s，重复4次，有轻微对抗
Ⅴ级	感觉阴道肌肉完全收缩，持续>5 s，重复5次，有持续对抗

（8）耻骨宫颈筋膜评估：如有膀胱膨出，说明存在阴道筋膜撕裂。将卵圆钳放于阴道中部，推向顶部，相当于耻骨宫颈筋膜白线（盆筋膜腱弓，the arcus tendineus fasciae pelvis, fascial white line）的位置。如放置后脱垂消失，则为白线处筋膜损伤，即阴道前壁旁侧缺陷；如膨出仍然存在，说明为中线处筋膜损伤，即阴道前壁中线缺陷。

（9）肛门和直肠评估：评估会阴体的完整及肛门括约肌的张力。直肠膨出是由于直肠阴道隔从会阴体分离所致。触诊方法是将一手的示指置于阴道内，另一手的示指置于直肠内。将两手指对合，并慢慢向会阴体滑出，可以检查直肠膨出。可通过高位触诊法检查小肠膨出。检查均应在患者静止和屏气时进行。还应检查大便嵌塞、肿块和肛门括约肌张力。

会阴陈旧裂伤一般分为三度,也有分为四度(表2-5)。

表2-5 会阴陈旧裂伤的分度

分度	表现
0度	正常或仅有处女膜裂伤
Ⅰ度	裂伤达会阴体肌肉,但不包括肛门括约肌
Ⅱ度	裂伤会阴体,但无肛门括约肌损伤
Ⅲ度	裂伤肛门括约肌(Ⅲ分类法包括直肠黏膜裂伤)
Ⅳ度	裂伤达直肠黏膜

三、盆腔器官脱垂相关症状的问卷评估

对盆腔器官脱垂相关临床症状的研究方法目前主要采用术前及术后的问卷调查工具。在临床上盆腔器官脱垂导致的盆底功能障碍性疾病(pelvic floor dysfunction,pelvic floor disorder,PFD)是一组疾病症状群,其轻重与解剖学改变并不完全呈正相关,故临床上需要一种有效的问卷调查标准化工具来对PFD症状进行量化,以了解其症状的严重程度及对患者生活的影响。同时,也可通过问卷调查工具来了解和评价各种治疗方法前后症状及生活质量的改变,从而间接判断某种治疗方法的效果,甚至可用问卷调查工具来预测某种疾病的存在。详见第三十三章。

(杨 欣 谈 诚)

第二节 盆腔器官脱垂量化分期

对于盆腔器官脱垂的分期,我国一直沿用的是 1981 年全国部分省、市、自治区"两病"协作组制定的分期方法。由于该方法准确性不高,缺乏量化指标,因此,目前国内外越来越多地采用 POP-Q 系统。

一、POP-Q 系统的发展

1993 年国际尿控学会(ICS)、美国妇科泌尿学会(American Urogynecology Society, AUGS)和妇科医师协会(Society of Gynecological Surgeons, SGS)共同制定了 POP-Q 系统草案。因 POP-Q 系统客观、细致,可靠性和重复性好,所以在 1995 年被 ICS 以及 1996 年被 AUGS 和 SGS 所认可、接纳并推荐在临床和科研中使用,现已成为妇科和妇科泌尿医生最广泛使用的评价系统[1]。POP-Q 系统是用来描述和量化女性盆底支持分期的客观和特异性的系统[2]。

二、POP-Q 系统的指标[3]

1. POP-Q 的参照点 POP-Q 以处女膜为参照点(0 点),以阴道前壁、后壁和顶部的六个指示点(前壁 Aa、Ba,后壁 Ap、Bp,顶部 C、D 点)与处女膜之间的距离来描述器官脱垂的程度。指示点位于处女膜缘内侧记为负数,位于处女膜缘外侧记为正数。

2. 六个测量点

（1）阴道前壁 Aa 点：位于阴道前壁中线距尿道外口 3 cm 处，相当于尿道膀胱皱褶处。

（2）阴道前壁 Ba 点：为阴道前穹隆顶端与 Aa 之间膨出的最低点。Ba 点应该大于至少等于 Aa 点。

（3）阴道后壁 Ap 点：位于阴道后壁中线距处女膜缘 3 cm 处。

（4）阴道后壁 Bp 点：为阴道后穹隆顶端与 Ap 之间膨出的最低点。Bp 点应该大于至少等于 Ap 点。

（5）子宫颈或阴道顶端 C 点：位于子宫颈外口或子宫切除者的阴道残端脱垂最远处。

（6）子宫颈或阴道顶端 D 点：为有子宫颈女性的后穹隆顶端，相当于子宫骶韧带附着于子宫颈水平处。在子宫切除后无子宫颈者，则无 D 点（图 2-1）。

3. 其他三个衡量指标

（1）生殖道裂孔（genital hiatus, gh）：从尿道外口中点至阴唇后联合之间的距离。

（2）会阴体（perineal body, pb）：从阴唇后联合到肛门中点的距离。

（3）阴道总长度（total vaginal length, TVL）：指将阴道顶端复位后的阴道深度。除了阴道总长度外，其他指标以用力屏气时为标准。

4. 各个测量点和衡量指标的测量范围见表 2-6。

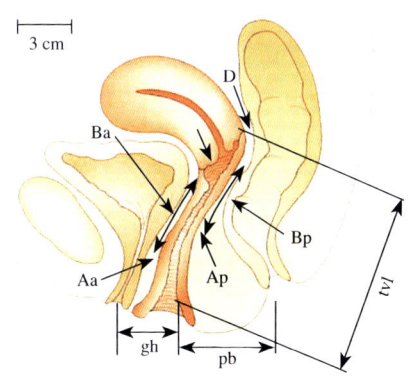

图 2-1 POP-Q 分期的各个测量点和衡量指标

三、POP-Q 系统的记录方法

1. 表格法记录 POP-Q 系统　用 3×3 表格法记录 POP-Q 分期的六个点和三个衡量指标（表 2-7）。

表 2-6　POP-Q 分期各个测量点和衡量指标的范围

参照点	定位范围（cm）
Aa	-3 ~ +3 cm
Ba	-3 cm ~ +tvl
Ap	-3 ~ +3 cm
Bp	-3 cm ~ +tvl
C	-tvl ~ +tvl
D	-tvl ~ +tvl
gh	4 ~ 6 cm
pb	2 ~ 4 cm
tvl	10 ~ 12 cm

表 2-7 3×3 表格法记录 POP-Q 分期

阴道前壁 Aa 点	阴道前壁 Ba 点	子宫颈 C 点
生殖道裂孔 Gh	会阴体长度 Pb	阴道全长 Tvl
阴道后壁 Ap 点	阴道后壁 Bp 点	后穹隆 D 点（若无子宫，则无 D 点）

2. POP-Q 系统分期的标准　POP-Q 分期的标准根据各项量化评估指标，将盆腔器官脱垂程度分为五期（表 2-8）。

表 2-8 POP-Q 系统分期的标准

分期	标准
0 期	没有脱垂，Aa、Ap、Ba、Bp 都是 -3 cm，C 点在 -tvl 和 -(tvl-2 cm) 之间
Ⅰ期	脱垂最远处在处女膜内，距离处女膜 -3~-1 cm（<-1 cm）
Ⅱ期	脱垂最远处距处女膜边缘 -1~+1 cm（≥ -1 cm 但 ≤ 1 cm）
Ⅲ期	脱垂最远处在处女膜外，距处女膜边缘在 +1~+(tvl-2) cm
Ⅳ期	下生殖道完全或几乎完全外翻，脱垂最远处 ≥ +(tvl-2) cm

3. POP-Q 系统的测量　举例说明如何进行 POP-Q 分期，见图 2-2、图 2-3 及图 2-4。

四、POP-Q 系统测量时应注意的问题

POP-Q 系统是通过详细的妇科检查来进行的，所以检查的方法很重要。

1. 检查时的体位　进行检查时患者常使用 45° 截石位，也有采取平卧位者，但进行 POP-Q 系统评分时应让患者处于最大脱垂状态才比较准

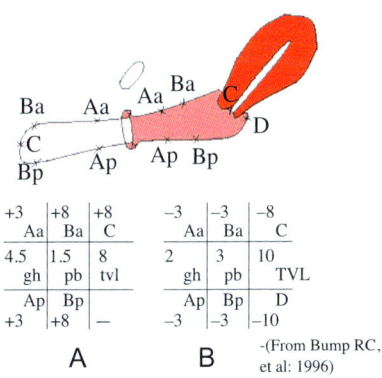

图 2-2 举例说明 POP-Q 分期。图中 A 为阴道穹隆脱垂Ⅳ期、阴道前壁脱垂Ⅳ期及阴道后壁脱垂Ⅳ期。图中 B 为无脱垂

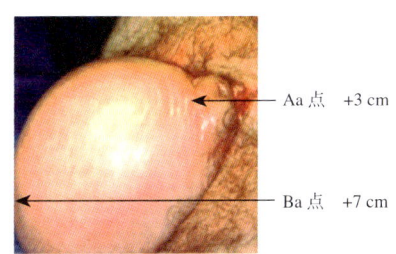

图 2-3 举例说明 POP-Q 分期。图中若阴道全长为 9 cm，则阴道前壁脱垂为Ⅳ期；若阴道全长为 10 cm，则阴道前壁脱垂为Ⅲ期

确。可以让患者用力屏气、行 Valsalva 动作或持续咳嗽等，并让患者描述或触摸一下是否是平时的最大脱垂状态，但这两种体位常不能达到最大脱垂状态，特别是平卧位。有文献指出[4]，让患者处于站立位是最准确的，也最易达到最大脱垂状态。

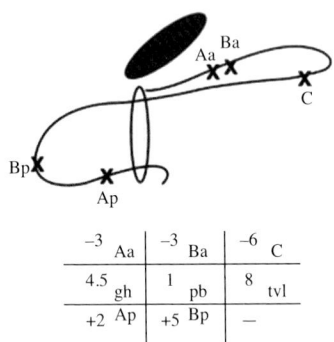

图2-4 举例说明POP-Q分期,图中阴道前壁和穹隆无脱垂,阴道后壁脱垂Ⅲ期

2. 确认处于最大脱垂状态

(1)嘱患者用力屏气后,脱出物无进一步下降,且张力很大。

(2)牵引膨出物并不能导致脱垂的器官进一步下降。

(3)让患者触摸或用小镜子看,以确认为最大脱垂状态以及让患者取屏气站立位等。

3. 检查时使用和不使用窥器对检查结果没有影响[4]。

4. 进行POP-Q系统评分时应注意排空膀胱 Haya N[5]等指出,在充盈膀胱时测量出的POP-Q系统分期小于膀胱空虚状态时(即Aa、Ba、Ap、Bp、C及D点均有显著性差异),只有Tvl、Gh和Pb这几个数值在膀胱充盈和空虚状态无差异,故进行POP-Q分期测量时应排空膀胱。

5. 在临床应用 POP-Q 系统时应注意

（1）Ba 点和 Bp 点不是固定的点，在每个患者均不一样，是在最大脱垂状态下 Aa 点或 Ap 点与穹隆之间的脱垂最低点。

（2）通过 C 点和 D 点可以鉴别主韧带和子宫骶韧带悬吊功能丧失导致的子宫脱垂、阴道穹隆脱垂及子宫颈延长。在子宫脱垂时，C 点与 D 点均有下降；在阴道后穹隆脱垂而子宫脱垂不明显时（后穹隆肠疝），C 点位置基本正常，而 D 点下降明显；在子宫脱垂不明显而子宫颈明显延长时，C 点下降明显，D 点位置基本正常。

五、POP-Q 系统的局限性

1. 检查和测量方法烦琐，不易理解、记忆和掌握。
2. POP-Q 系统不能体现阴道侧旁缺损及阴道侧壁的情况。
3. 处女膜缘可能由于肛提肌的功能变化而移动位置，阴道形状可能影响脱垂情况（如绝经后）。
4. 对阴道后壁评价不足，如难以区分直肠膨出与肠疝。
5. 不同的检查方法细节对分期有一定的影响。
6. 对尿道活动度的评价有局限性。
7. 难以鉴别重度膀胱膨出与肠疝，以及直肠膨出与腹膜疝。

（陆　叶　杨　欣）

参考文献

[1] Muir TW, Stepp KJ, Barber MD. Adoption of the pelvic organ prolapse quantification system in peer-reviewed literature. Am J Obstet Gynecol, 2003, 189(6): 1632-1635.

[2] Bump RC, Mattiasson A, Bo K, et al. The standardization of terminology of female pelvic organ prolapse and pelvic floor dysfunction. Am J Obstet Gynecol, 1996, 175(1): 10-17.

[3] Persu C, Chapple CR, Cauni V et al. Pelvic organ prolapse quantification system(POP-Q)—a new era in pelvic prolapse staging. J Med Life, 2011, 4(1): 75-81.

[4] Visco AG, Wei JT, Mc Clure LA, et al. Effect of examination technique modifications on pelvic organ prolapse quantification (POP-Q) results. Int Urogynecol J Pelvic Floor Dysfunt, 2003, 14(5): 136-140.

[5] Haya N, Seqev E, Younes G, et al. The effect of bladder fullness on evaluation of pelvic organ prolapse. Int J of Gynaecol Obstet, 2012, 118(1): 24-26.

第三节 超声在盆底功能障碍性疾病中的应用

盆底超声影像技术在 20 世纪 80 年代初首次用于评价盆底功能障碍性疾病，随后在欧美国家开展起来。近 10 年国内超声及妇产科医师开始认识盆底超声，因其特有的立体成像功能、三切面以及多平面断层成像模式提供了盆底解剖结构的高质量图像，被广泛用于女性盆底功能解剖的观察，同时具有无辐射、操作简便、费用低廉及重复性好等优势而得到了迅速发展。盆底超声在静息、盆底肌收缩以及最大 Valsalva 状态下获取动态盆底解剖结构的二维及四维图像，评估盆腔各器官的位置、肛提肌裂孔形态大小以及肛提肌和肛门括约肌的损伤。同时，对于植入合成材料的盆底手术后患者，超声可显示合成材料的形状和位置。因此，对于盆底功能障碍性疾病患者，盆底超声可协助临床诊断、术前评估以及术后随访观察。

一、主要适应证

1. 排尿异常 存在反复泌尿系感染，尿频、尿急、夜尿和（或）急迫性尿失禁，以及压力性尿失禁、持续性排尿困难和排空障碍相关症状。
2. 排便异常 排便失禁、便秘和梗阻性排便障碍。
3. 盆腔器官脱垂 临床上检查阴道前后壁膨出，以及子宫或阴道穹窿脱垂。
4. 对盆底功能障碍性疾病进行手术前后盆底解剖结构评估。
5. 妊娠及分娩后盆底功能评估。
6. 尿道及肛周疾病的超声诊断。

二、仪器要求

配有腔内、腹部二维探头或腔内、腹部容积探头的超声诊断仪器均可完成盆底超声检查，但通过容积探头获取的动态容积数据不仅可获得高分辨率的二维图像，同时还可获得具有更多解剖信息的三个正交平面（正中矢状面、冠状面和横切面）图像以及立体渲染轴平面，弥补了二维图像的不足。与 MRI 相比，四维超声成像在盆底结构评价上更具有优势。盆底超声检查方法主要包括经会阴、经阴唇、经阴道以及经肛管检查。目前临床上多采用的是经会阴超声。

三、操作步骤

受检者在检查前尽量排空大小便，膀胱内残余尿量<50 ml。患者取截石位，双膝弯曲，脚跟靠近臀部，使用腔内或腹部容积探头。探头表面涂一层耦合剂，包裹一次性探头套或避孕套，避免探头和探头套之间存留气泡。在探头套外再涂足量的无菌耦合剂。将探头放置在会阴（图2-5）。

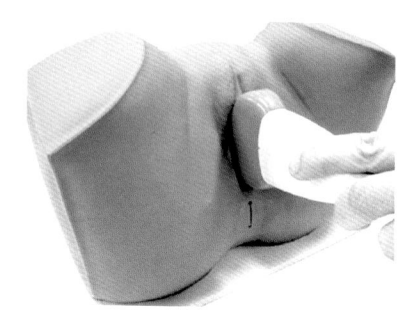

图2-5　经会阴盆底超声示意图

四、检查方法

1. 获得二维盆底图像。将探头垂直放置在会阴体中线，以获取正中矢状平面二维图像，由腹侧到背侧依次显示耻骨联合、耻骨后间隙、尿道、膀胱颈、膀胱后壁、阴道、子宫颈或阴道穹隆最低点、直肠阴道间隙、直肠壶腹部、肛管和会阴体。肛直肠连接处后方的中高回声区为肛提肌板，是肛提肌的中心部分（图2-6）。在此基础上，通过双侧旁矢状切面配合肛提肌收缩动作观察双侧肛提肌有无损伤（图2-7）。回到正中矢状切面，让患者完成最大Valsalva动作，以获取压力状态下的盆底图像。

2. 启动四维超声，以获取肛提肌裂孔的大小及形态。通过正中矢状切面在静息、肛提肌收缩及最大Valsalva状态下获取盆底动态容积数据，经过三维重建后得到立体渲染的盆底轴平面图像显示肛提肌裂孔，其中包括耻骨联合、尿道、阴

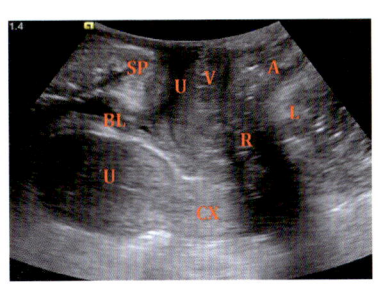

图2-6 经会阴盆底超声（矢状面）。SP：耻骨联合（pubic symphysis）；BL：膀胱（bladder）；U：尿道（urethra）；V：阴道（vagina）；A：肛管（anal）；UT：子宫（uterus）；CX：宫颈（cervix）；R：直肠壶腹（rectum）；L：肛提肌（levator）

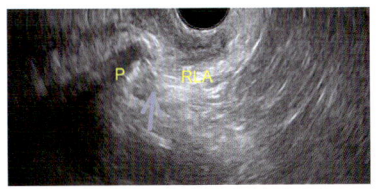

图2-7 经会阴超声旁矢状切面观察右侧肛提肌。P：右侧耻骨支（pubic）；RLA：右侧肛提肌（right levator）。蓝箭头为肛提肌在耻骨支上的附着点

第二章 盆腔器官脱垂及尿失禁的评估

道、直肠以及双侧肛提肌（图2-8）。在肛提肌收缩状态下，通过多平面断层成像模式评估双侧肛提肌损伤（图2-9）。在最大Valsalva状态下获取肛提肌裂孔的大小及形态。

3. 启动四维超声检查肛门内外括约肌。将探头旋转横切放置于阴道口，向肛管处倾斜探头，以获得肛管的横切面。嘱患者收缩肛门以获取肛门内外括约肌全程图像。通过多平面断层成像模式评估肛门内外括约肌有无损伤（图2-10）。

五、常用的测量及观察指标以及临床意义

1. 残余尿量　测量膀胱最大径线（X）及与之垂直的径线（Y），$X \times Y \times 5.6=$ 残余尿量（ml，X和Y的单位是cm）（图2-11）。

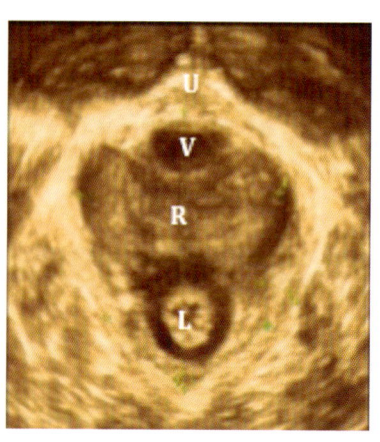

图2-8　经会阴盆底超声，盆膈裂孔三维重建轴平面。SP：耻骨联合；U：尿道；V：阴道；R：直肠（rectum）；L：肛提肌

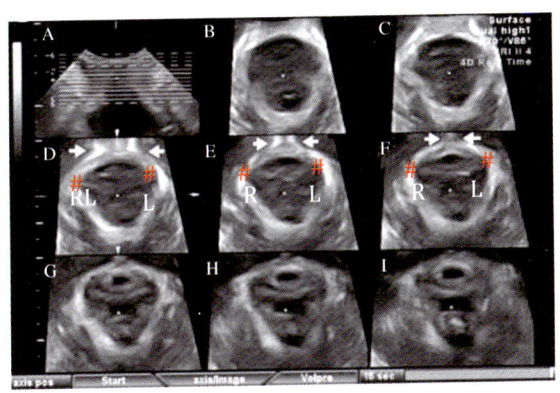

图 2-9 盆膈裂孔三维重建轴平面，超声断层成像（tomography ultrasound imaging, TUI）模式显示正常双侧肛提肌，主要观察 E – G 图。双侧肛提肌附着点；SP：耻骨联合；RL：右侧肛提肌；LL：左侧肛提肌

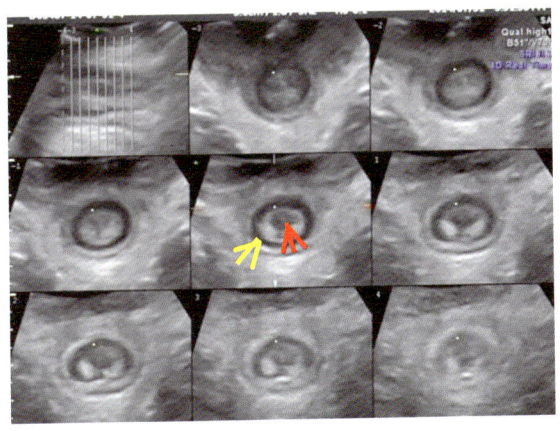

图 2-10 肛门内外括约肌三维重建轴平面，多平面断层成像模式显示正常肛门内外括约肌。红箭头：黏膜层；黄箭头：内括约肌；蓝箭头：外括约肌

2. 逼尿肌厚度 在膀胱顶部，取膀胱中线上的三个位置测量膀胱壁内缘与黏膜表面的垂直距离。测量时膀胱残余尿量应 < 50 ml。正常值一般 <5 mm，逼尿肌增厚与逼尿肌过度活动有关（图 2-11）。

3. 尿道倾斜角度 为近端尿道与人体纵轴之间的夹角，正常值 <30°。

4. 尿道旋转角度 指静息及最大 Valsalva 状态下尿道倾斜角之间的差值，正常值 <45°，用来评价膀胱颈的活动度。文献[1]报道以 45° 作为诊断压力性尿失禁的截断值，其曲线下面积为 0.771，灵敏度为 66.8%，特异度为 85.0%（图 2-12）。

5. 膀胱尿道后角 在静息及 Valsalva 状态下均可测量膀胱后壁（三角区）与近端尿道之间的夹角，正常值为 90°～120°，用来评价膀胱颈的活动度（图 2-12）。

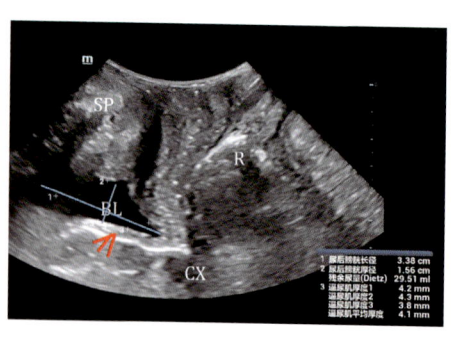

图 2-11 经会阴二维盆底超声：静息状态下测量残余尿量（蓝线）及膀胱逼尿肌厚度（红箭头），观察各器官的位置。SP：耻骨联合；BL：膀胱；CX：宫颈；R：直肠壶腹

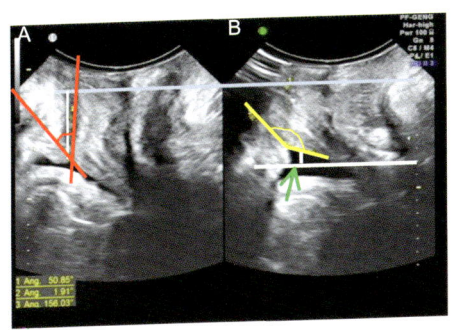

图 2-12 经会阴盆底二维超声。A. 静息状态；B. Valsalva 状态。蓝线：耻骨联合后下缘水平线；测量膀胱颈移动度：白线之间的差距；尿道旋转角度：红线之间的夹角；尿道膀胱后角：黄线之间的夹角；观察尿道内口开大呈漏斗形（绿色箭头）

6. 膀胱颈移动度 即膀胱颈下降距离，以经过耻骨联合后下缘的水平线为参考线，分别在静息和 Valsalva 状态下测量膀胱颈距参考线的距离，其差值为膀胱颈移动度，位于参考线下方（头侧）为负值，位于参考线上方（尾侧）为正值。文献[2]报道以 24 mm 作为截断值，诊断 SUI 曲线下面积为 0.866，灵敏度和特异度分别为 70.0% 和 95.0%（图 2-12）。

7. 尿道内口漏斗形成 在静息及 Valsalva 状态下观察尿道内口是否存在漏斗形成。明显的漏斗形成被认为与尿道闭合压较低有关。文献[3]报道漏斗形成诊断压力性尿失禁的曲线下面积为 0.725，灵敏度、特异度、阳性预测值、阴性预测值和准确度分别为 55.6%、89.5%、66.7%、84.3% 和 80.2%（图 2-12）。

8. 肛直肠角 指在肛直肠连接处肛管与直肠壶腹部之间的夹角,分为前角和后角(图2-13),正常值为90°~120°。当直肠前突时,在Valsalva状态下直肠壶腹部明显下移,并向前突出于阴道内而形成囊袋样结构。肛直肠前角不完整。

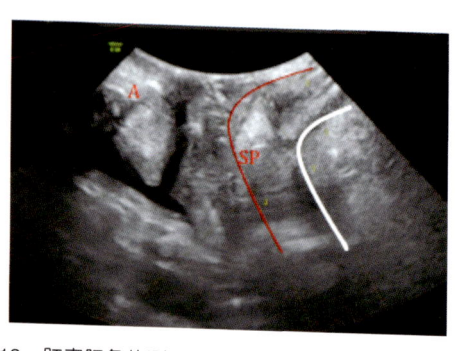

图2-13 肛直肠角的测量:肛管与直肠壶腹之间的夹角,红色为前角,蓝色为后角;SP:耻骨联合;A:肛管;R:直肠壶腹

9. 盆腔器官的位置 在Valsalva状态下,在正中矢状切面上,以耻骨联合后下缘水平线作为参考线,测量膀胱最低点、子宫颈或阴道穹隆最低点以及直肠壶腹部最低点到参考线的距离。参考线上方(尾侧)为正值,参考线下方(头侧)为负值。文献报道[4],当膀胱最低点位于参考线上方0~10 mm时,诊断为膀胱轻度脱垂,此数值≥10 mm时诊断膀胱明显脱垂。当子宫颈最低点位于参考线下方0~15 mm时,诊断为子宫轻度脱垂;而当子宫颈最低点高于参考线上方时,诊断为子宫明显脱垂。直肠壶腹最低点位

于参考线上方 0～15 mm 或直肠膨出高度不超过 15 mm 时,诊断直肠轻度脱垂;当直肠壶腹最低点位于参考线上方 15 mm 以上或直肠膨出高度大于 15 mm,诊断直肠明显脱垂(图 2-14)。

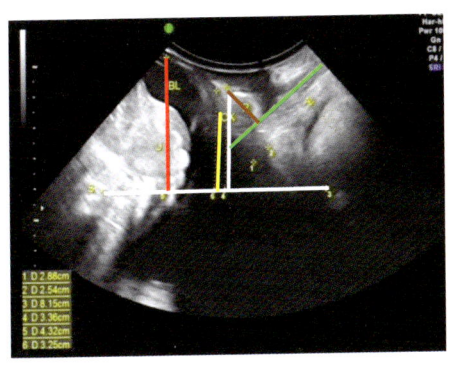

图 2-14 经会阴盆底二维超声 Valsalva 状态,膀胱膨出、子宫脱垂及直肠膨出测量。蓝线:耻骨联合后下缘水平线;红线:膀胱最低点下降距离;黄线:子宫颈最低点下降距离;白线:直肠壶腹部下降距离;绿线:腹侧肛门内括约肌延长线;紫线:直肠壶腹部膨出高度。SP:耻骨联合;U:尿道;BL:膀胱;CX:宫颈;R:直肠壶腹;A:肛管

10. 肛提肌裂孔的面积 通过四维超声在最大 Valsalva 状态下获取肛提肌裂孔轴平面,在肛提肌裂孔的最小平面(耻骨联合后下缘至肛直肠角)测量裂孔面积(图 2-15)。我国未育女性[5]的裂孔面积为 9.0～13.8 cm^2,生育后[6]无盆底功能障碍的女性盆膈裂孔面积为 14.5～20.0 cm^2。Dietz[7] 等提出肛提肌损伤与盆腔器官脱垂显著相关,肛提肌裂孔大小与盆腔器官脱垂的严重程度呈正相关,裂孔面积 <25 cm^2 为正常,25～30 cm^2 为轻

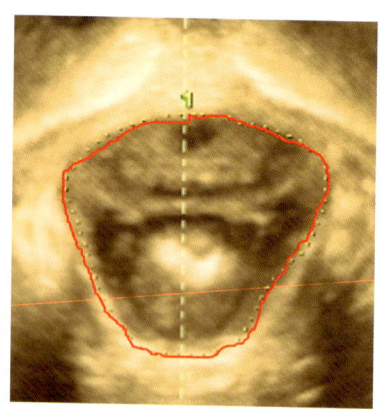

图 2-15 盆膈裂孔三维重建轴平面,正常未育女性盆膈裂孔的面积,测量范围为盆膈裂孔内侧缘(红线)

度扩张,30~35 cm² 为中度扩张,35~40 cm² 为显著扩张,>40 cm² 为严重扩张。

11. 肛提肌损伤评估 通过旁矢状切面初步观察双侧肛提肌走行及附着点有无撕脱伤。四维超声可在盆底肌收缩状态下获取肛提肌裂孔轴平面,以 2.5 mm 层厚多平面显示,然后调整中间三幅图像,使此三幅图中的耻骨联合表现为开放(图 2-7)、闭合中(图 2-8)及闭合(图 2-9)状态。评估此三幅图像中肛提肌的完整性。如均有明显的低回声插入,考虑肛提肌附着处完全撕脱,诊断为肛提肌损伤;如不确定,可测量从尿道至双侧耻骨直肠肌附着点的距离,即肛提肌尿道间隙(图 2-16)。白种人的正常上限值是 2.5 cm,中国人的正常上限值是 2.34 cm。

12. 肛门括约肌损伤 经会阴四维超声多平面观察肛管结构,即可显示肛门括约肌纵轴,亦

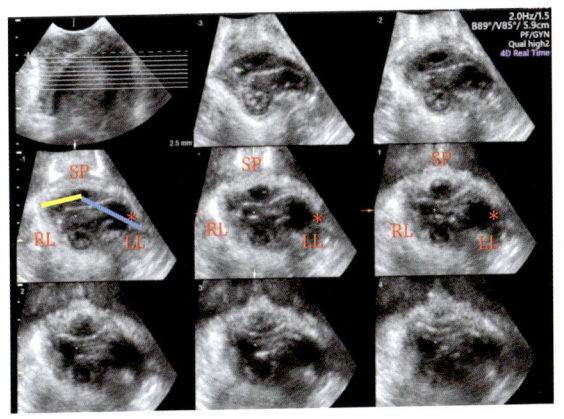

图 2-16 肛提肌裂孔三维重建轴平面,多平面断层成像显示左侧肛提肌连续中断,附着点处低回声插入,提示左侧肛提肌撕脱伤(*)。黄线显示右侧尿道肛提肌间隙,蓝线显示左侧尿道肛提肌间隙,左侧明显增大。SP:耻骨联合;RL:右侧肛提肌;LL:左侧肛提肌

可显示肛门括约肌冠状面,能 360°观察肛门括约肌的完整性。通过多平面超声断层成像,可更好地量化肛门括约肌,将静态和动态相结合,以研究盆底功能障碍所致的排便失禁和便秘。盆底三维超声对肛提肌及肛门括约肌损伤的诊断很有帮助。四维超声可在超声盆底肌收缩状态下获取肛门内、外括约肌轴平面,将肛门内、外括约肌呈断层多平面显示完全以评估损伤,通过测量长度及角度评估损伤范围[8](图 2-17)。

六、盆底超声在盆底功能障碍性疾病术后的应用

经会阴盆底超声检查可以评估压力性尿失禁

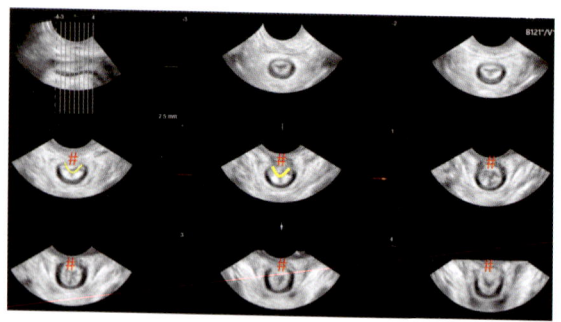

图 2-17 肛门内外括约肌三维重建轴平面，多平面断层成像模式显示肛门内外括约肌 11 – 1 点损伤（#）。层数为 6 层，黄线之间的夹角显示损伤角度

以及盆腔器官脱垂手术中使用的人工合成植入材料，如吊带（图 2-18）和网片（图 2-19）等。这些材料大多表现为高回声，不同吊带和网片的回声不同，在 MRI 和 CT 中难以成像。通过二维正中矢状切面可定位吊带在尿道下的位置以及网片在阴道前后壁的大小、位置、收缩状态及 Valsalva 动作时的移动情况，特别是 Valsalva 状态下有无脱垂复发。三维超声可以观察吊带的位置和功能，甚至可以评估术后体内吊带的生物力学特点，以及植入材料有无断裂、移位、暴露、侵蚀及弯曲折叠等并发症的出现。因此，术后盆底超声的作用除了显示盆底解剖结构，评价手术效果外，对有吊带及补片的患者，要观察植入材料的位置、形状和大小，同时辅助临床发现及时诊断并发症，如近期阴道壁或盆腔血肿，远期吊带或网片折叠、暴露以及侵蚀等，以及辅助诊断脱垂新发和复发，并有可能预测脱垂复发。

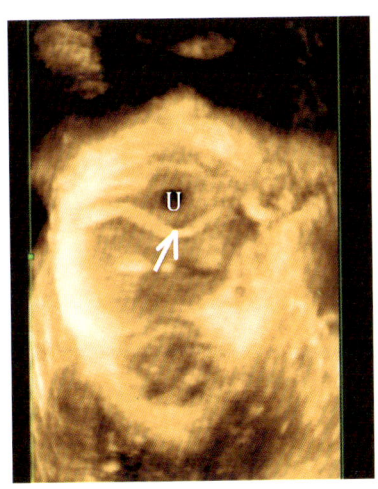

图 2-18 盆膈裂孔三维重建，对压力性尿失禁行经闭孔尿道中段悬吊术，在尿道后方见 V 形强回声吊带。U：尿道；白色箭头：吊带

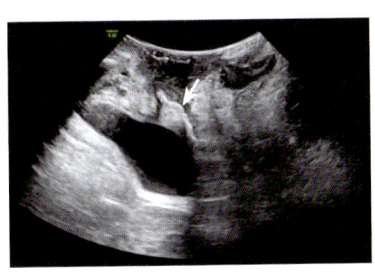

图 2-19 二维经会阴盆底超声，前盆腔重建术后，在阴道前壁、尿道与膀胱后方可见强回声补片。SP：耻骨联合；U：尿道；BL：膀胱；白色箭头：前壁补片

目前高分辨率可实时动态观察的四维超声已经成为研究盆底解剖与功能的主要手段，可以为临床提供更加重要详细的信息，有利于对盆底功

能障碍性疾病进行诊断和制订更加有效的治疗方案,以及术后随访评估手术疗效。但盆底的解剖功能复杂,不能仅靠超声检查,应结合其他成像技术,如 MRI,通过不同途径和不同角度观察盆底的解剖及功能改变,才能更准确地评估盆底功能障碍性疾病。

(耿 京)

参考文献

[1] 肖汀,张新玲,杨丽新,等.超声观察尿道旋转角在女性压力性尿失禁中的应用.中国临床医学影像杂志,2017,28(05): 374-375.

[2] 肖汀,张新玲,杨丽新等.超声观察膀胱颈在压力性尿失禁诊断中的研究.中国超声医学杂志,2016,32(09): 822-825.

[3] 徐净,张新玲,毛永江等.尿道内口漏斗形成对女性压力性尿失禁患者的诊断价值.中国超声医学杂志,2016,32(03): 252-255.

[4] Shek KL, Dietz HP. What is abnormal uterine descent on translabial ultrasound? Int Urogynecol J, 2015, 26(12): 1783-1787.

[5] 应涛,胡兵,李勤,等.未育女性盆膈裂孔的三维超声影像学观察.中国超声医学杂志,2007,23(11): 849-852.

[6] 宋梅,朱建平,江丽.会阴三维超声观察生育后无盆底功能障碍女性盆膈裂孔的形态结构.中华医学超声杂志(电子版),2011,8(1): 117-122.

[7] Dietz HP, Shek C, De Leon J, *et al*. Ballooning of the levator hiatus. Ultrasound Obstet Gynecol, 2008, 31(6): 676-680.

[8] Oom DM, West RL, Schouten WR, *et al*. Detection of anal sphincter defects in female patients with fecal incontinence: a comparison of 3-dimensional transperineal ultrasound and 2-dimensional endoanal ultrasound. Dis Colon Rectum, 2012, 55(6): 646-652.

第四节 磁共振在盆底功能障碍性疾病诊断中的应用

盆腔器官脱垂的再手术率为17%[1],这归咎于缺乏对女性盆腔结构异常全面的术前评估,以及对盆腔器官脱垂的诊断和分期不当。目前临床采用盆腔器官脱垂量化分期(POP-Q)评估脱垂程度,但妇科检查仅能观察到膨出的阴道黏膜表面,不能提示阴道黏膜内在膨出器官(膀胱、子宫和直肠),不能提示筋膜缺损部位和盆底疝,而手术方式的选择需要建立在对盆底缺陷部位的准确评估基础上。由于诊断不明或术式选择不当,可能漏诊某些部位的缺陷,导致手术失败和术后复发,也可能为了减少复发而过度使用网片,从而增加了网片相关的并发症,如疼痛和网片侵蚀等,给患者带来了痛苦。因此,如何准确地识别缺陷部位和类型,个性化地选择合理的重建手术、减少术后复发和再次手术的发生有重要意义。

通过MRI检查可以获得轴位、冠状位和矢状位多层面的图像。由于软组织分辨率高,可以显示全部盆腔器官、骨性结构和盆底肌肉,在反映盆腔器官脱垂上具有更高的灵敏度和特异度。与其他影像学检查相比,MRI的优势有:①无电离辐射。②高分辨率、高对比度的软组织显影能提供盆底组织的解剖细节,多层面成像能通过一次非侵入性检查评估全部的盆腔器官。③可通过盆底静态、动态成像评估盆底器官的运动和关系。静态 MRI 主要用来观察盆腔器官支持系统的组成部分，动态 MRI 主要用于评估盆底松弛和盆腔器官下降。联合动、静态 MRI 评估盆腔器官脱垂，可提供更全面的诊断，识别位点特异性的结构缺陷，对评估多腔室缺陷更准确。缺陷的类型可以分成很多种，仅阴道前壁膨出就可分为中央垂直缺陷、横向阴道旁缺陷、近端横向缺陷和远端横向缺陷等，而这些缺陷单纯依靠临床查体是不可能全面诊断的。由此可见，手术前对盆腔器官脱垂患者进行动、静态 MRI 评估，有利于明确诊断，并指导手术方案的选择。

一、技术要求

可采用 3.0 T 超导型磁共振仪，最大梯度场强为 50 mT/m，最大梯度切换率为 200 mT/(m·s)，患者取平卧位，采用体部相控阵线圈。

1. 常规扫描　横断面 FSE T1WI：TR/TE 600 ms/6.5 ms，FOV 32 cm×32 cm，层厚 4 mm，层间距 0.4 mm，NEX 2。轴位 FRFSE T2WI：TR/TE 5100~6100 ms/100~120 ms，FOV 22 cm×22 cm，层厚 4 mm，层间距 0.4 mm，NEX 2。矢状位 FRFSE T2WI：TR/TE 4800~5500 ms/90~110 ms，FOV 22 cm×22 cm，层厚 4 mm，层间距 0.4 mm，NEX 2。冠状位 FRFSE T2WI：TR/TE 5180~5500 ms/100~120 ms，FOV 30 cm×30 cm，层厚 4 mm，层间距 0.4 mm，NEX 2.5。获得静态 MRI 图像。

2. 动态图像　正中矢状位动态 MRI 检

查采用梯度回波快速稳态序列（fast imaging employing steady-state acquisition, FIESTA）：TR/TE 3.6 ms/1.6 ms，FOV 34 cm×34 cm，层厚 5 mm，层间距 0.5 mm，矩阵 192×272，采集时间 59 s。患者听从指令，于扫描过程中重复 3~5 次"深吸气—屏气—用力排便"动作，获得动态 MRI 影像。

二、检查前的准备

1. 患者宣教准备　对患者进行宣教工作非常重要，需要指导患者学会在屏气时做最大用力排便动作，检查前重复该动作 3 次。

2. 膀胱和阴道准备　检查前 30 min 嘱患者排空膀胱，饮水 300 ml，使在做 MRI 检查时膀胱呈半充盈状态。如有条件，推荐使用阴道及直肠显影剂。阴道显影剂可选用阴道用凝胶或超声耦合剂。将 10~20 ml 阴道用凝胶或超声耦合剂填充于阴道穹隆。直肠显影剂可选用超声耦合剂。将约 100 ml 超声耦合剂填充于直肠，无须做肠道准备。

三、诊断盆底支持结构缺陷

DeLancey 将盆腔内筋膜支持结构分为三个水平[2]：第一水平，阴道上 1/3 和子宫颈；第二水平，阴道中 1/3；第三水平，阴道下 1/3。如图 2-20 所示，正中矢状位 FSE T2 加权 MRI 图像上显示了膀胱（bladder, B）、子宫（uterus, U）和直肠（rectum, R）。

1. 通过 MRI 诊断盆底支持结构第一水平缺

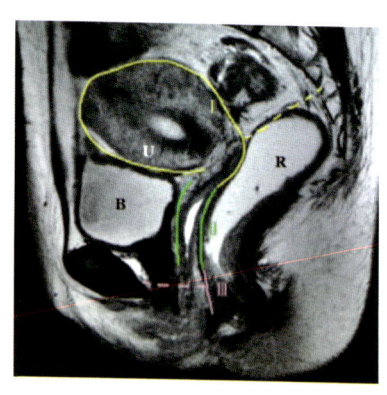

图 2-20 盆腔内筋膜的三个水平。B：膀胱；U：子宫；R：直肠

陷 正常第一水平筋膜对阴道上段的支持，使上段阴道呈轻微弯曲围绕在直肠前壁周围（图 2-21A）。当阴道上段从子宫骶骨韧带游离时（常见于子宫切除术后），第一水平筋膜支撑发生损伤，在 MRI 上表现为轴位像阴道顶端两侧下移形成"V 形肩章征"（chevron sign）。图 2-21B 所示是一位子宫全切术后患会阴下降综合征的女性的轴位 FSE T2 加权 MRI 图像。图中显示了失去支持的阴道上段呈一种典型的扭曲形态，即"V 形肩章征"（成角的虚线所示）[2]。

2. 通过 MRI 诊断盆底支持结构第二水平缺陷 第二水平的盆腔内筋膜在两侧直接融合入盆筋膜腱弓，呈吊床样支撑阴道中段，使阴道在轴位图像上形成典型的 H 形。第二水平的盆腔内筋膜同样支撑膀胱后壁，使其在轴位图像上膀胱后壁呈现平直的状态（图 2-21）。第二水平的盆腔内筋膜包括耻骨宫颈筋膜和直肠阴道筋膜，经常

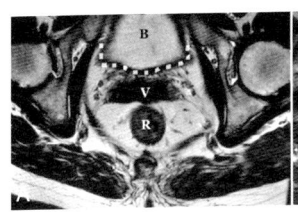
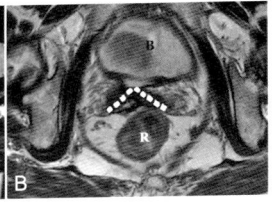

图 2-21 第一水平正常筋膜支持及筋膜损伤的图像。A. 直肠填充凝胶后的轴位 FSE T2 加权 MRI 图像；B. 子宫切除术后会阴下降综合征轴位 FSE T2 加权 MRI 图像。V：阴道；B：膀胱；R：直肠

会发生侧旁和中央断裂。

（1）第二水平的旁缺陷：当发生侧旁的筋膜断裂时，会引起一侧或双侧膀胱后壁向后下垂，在 MRI 上表现为"鞍囊征"（saddlebag sign）。图 2-22A 所示是一例患尿失禁的多产女性的轴位 FSE T2 加权 MRI 图像。图中显示双侧膀胱后壁（虚线）失去支撑，即"鞍囊征"。

（2）第二水平的旁缺陷合并耻骨直肠肌损伤：会引起阴道侧壁扭曲，在 MRI 上表现为一侧或双侧阴道后壁或侧壁下垂。图 2-22B 所示是

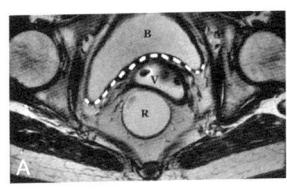
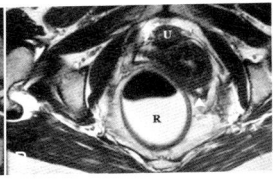

图 2-22 第二水平阴道旁缺陷。A. 尿失禁多产女性轴位 FSE T2 加权 MRI 图像，双侧膀胱后壁（虚线）失去支撑，即"鞍囊征"；B. 压力性尿失禁和生殖器官脱垂女性的轴位 FSE T2 加权 MRI 图像。V：阴道；B：膀胱；R：直肠；U：尿道

一例患有压力性尿失禁和生殖器官脱垂女性的轴位 FSE T2 加权 MRI 图像。图中显示由于筋膜断裂和肌肉损伤所致的阴道扭曲（无尾箭头）。这种联合缺陷会增加阴道膨出的发病率[3]。

（3）第二水平后中央的缺陷（直肠膀胱筋膜）：可导致直肠和阴道间出现缺口，腹膜肠管或脂肪可以从这里疝出，形成腹膜疝或小肠疝。图 2-23 所示是一位患有排便梗阻综合征的女性轴位 FSE T2 加权 MRI 图像。图中显示由于直肠阴道筋膜断裂，导致阴道上 1/3 后方的腹膜脂肪疝。用力时，直肠阴道筋膜的撕裂会引起直肠前壁向阴道后壁的膨出（直肠膨出）。同样，耻骨宫颈筋膜的撕裂会引起膀胱后壁向阴道前壁的膨出（膀胱膨出）[4]。

3. 通过 MRI 诊断盆底支持结构第三水平缺陷 第三水平的筋膜与下 1/3 阴道和尿生殖膈下筋膜融合。尿道悬吊韧带也是第三水平盆内筋膜

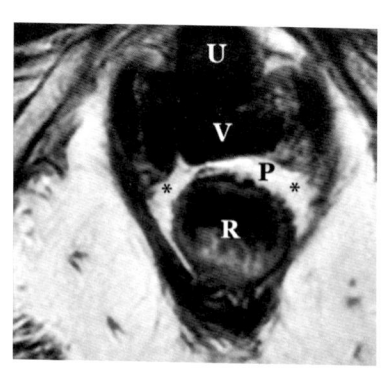

图 2-23 第二水平中央缺陷。V：阴道；R：直肠；U：尿道；P：腹膜疝；*：腹膜脂肪疝

的一部分。图2-24所示为正常的第三水平筋膜支撑。轴位FSE T2加权MRI图像从前至后显示了耻骨尿道支持韧带、尿道周围支持韧带和尿道旁支持韧带（白色箭头）。尿道呈典型的靶样外观，外括约肌呈薄的低信号，内括约肌呈厚的低信号，最内层黏膜呈高信号。第三水平缺陷在MRI图像上表现为尿道悬吊韧带断裂或完全消失，耻骨与尿道之间的耻骨后间隙（Retzius间隙）增大，称为"下垂胡子征"（drooping mustache sign）[5]。图2-24B所示为一例患压力性尿失禁女性的轴位FSE T2加权MRI图像。图中显示尿道支持韧带缺失（完全断裂所致）导致耻骨后间隙（retropubic space, Rp）增大，呈现典型的"下垂胡子征"。

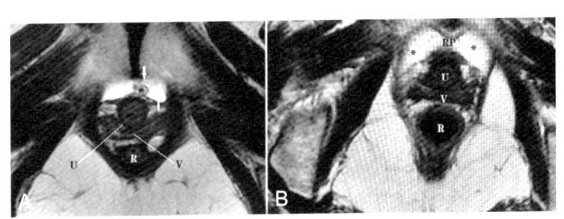

图2-24　正常与损伤的第三水平筋膜。A. 正常的第三水平筋膜支撑；B. 压力性尿失禁轴位FSE T2加权MRI图像。*：耻骨后间隙；V：阴道；R：直肠；U：尿道；Rp：耻骨后间隙

四、评估盆腔器官脱垂程度

MRI对盆腔器官脱垂程度的诊断尚无统一标准。多数研究者应用动态MRI。当患者屏气用力或排便使盆腔器官下降达到最大程度时，在正中矢状位上使用骨性标志线来测量盆腔器官脱垂的

程度。常用的参考线有耻骨尾骨线（pubococcygeal line, PCL）、耻骨中线（mid-pubic line, MPL）、会阴线（perineal line, PL）和 H 线，具体见图 2-25。

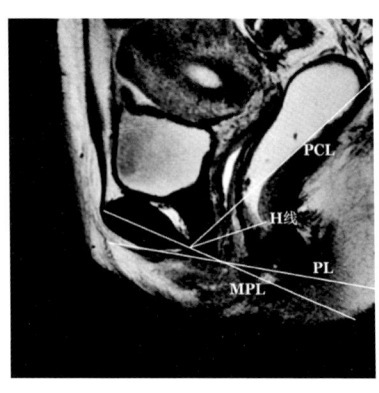

图 2-25　四个最常用的盆底 MRI 参考线。PCL：耻骨尾骨线；MPL：耻骨中线；PL：会阴线

1. PCL　PCL 最初由 Yang 等[6] 提出，是从耻骨联合下缘至最后一节尾骨关节的连线，代表肛提肌平面水平。以 PCL 为参考线，可以对盆腔器官脱垂进行分度。

2. HMO 分度系统　Comiter 等[7] 提出了 HMO 分度系统。其中 H 线是耻骨联合下缘到直肠肛管连接处直肠后壁的连线，代表肛提肌裂孔的宽度，也是测量器官脱垂程度的参考线。M 线是直肠肛管处直肠后壁到 PCL 的距离，代表肛提肌下降的程度。O 代表器官脱垂（organ prolapse）。研究认为，使用 H 线比 PCL 对脱垂的诊断更具有临床相关性，因其更接近处女膜缘。另外，HMO 系统在盆腔器官脱垂和盆底松弛上能使用一致的定义、区分和分度。

3. MPL　Singh 等[8]首次提出了 MPL，是在正中矢状位上沿耻骨长轴绘制，其与妇科检查时所用的处女膜缘水平相一致，以 MPL 为参考线可以对盆腔器官脱垂进行分度。

4. PL　"会阴线"系统的引入是为了更近似地模拟临床上使用的 POP-Q 系统。在做 Valsalva 动作的过程中，处女膜环（临床检查的参考线）随会阴体结构移动，因此，Fauconnier 等[9]提出了会阴线，即耻骨联合下缘到肛门外括约肌末端的切线。

5. PICS 线　Betschart[10]等于 2013 年基于骨性结构和体轴提出了骨盆倾斜校正系统（pelvic inclination correction system，PICS）。该系统能校正由骨盆倾斜度、休息或应力状态带来的变化，并能在器官脱垂的方向上对器官的位移进行标准化测量。

北京大学第三医院对 78 例（术前 57 例，术后 21 例）按照 HMO 分度进行了测量及诊断，并与 POP-Q 分期测量值及诊断结果进行了比较，结果显示：①相关性：Aa 点与膀胱颈、Ba 点与膀胱底、C 点与子宫颈或阴道穹隆测量值的相关性好；Bp 点与直肠子宫陷凹、Ap 点与直肠肛管连接处测量值仅中度相关。②检出率：前盆腔在两种方法检出率上没有显著差异，中盆腔在 POP-Q 系统中的检出率较高，后盆腔在动态 MRI 上的检出率较高。③一致性：这两种方法在诊断前、中、后盆腔器官脱垂程度的一致性上均较差。因此，认为临床检查与动态 MRI 在诊断前、中盆腔的盆腔器官脱垂相关性好。

五、MRI 在脱垂术后中的应用

术后 MRI 的作用可归结为显示盆腔解剖结构、评价手术效果、辅助对并发症和脱垂复发的诊断，并可能预测脱垂复发。Goodrich[11] 等对比了患者术前、术后 MRI 上盆腔解剖结构的变化，发现尽管术后肛提肌裂孔的宽度没有减少，但器官脱垂的程度明显减小了。MRI 可显示骶骨阴道固定术的固定点，观察网片的形态以及评估网片的完整性。Siegmann[12] 等对 15 例患者术前、术后动态 MRI 进行了分析，证实通过前、后入路植入聚丙烯网片能有效地支持前、后盆腔的盆底结构。Schofield[13] 等还将 MRI 用于寻找术后慢性疼痛的原因、证实可疑的网片植入继发感染和脱垂复发再次手术前的评估。但由于术后 MRI 发现的解剖缺陷与患者症状的相关性差，动态 MRI 能否预测盆腔器官脱垂的复发还需要长期的随访研究。

六、展望

2017 年国际妇产科联盟（International Federation of Gynecology and Obstetrics, FIGO）在阴道顶端脱垂管理的工作组报告中指出，MRI 和超声成像已经可以观测盆底的动态过程，并且能够在动态过程中识别出特异位点的组织损伤[14-15]。FIGO 还提出对顶端缺陷的诊断应当基于病史、临床检查及辅助检查三个方面，其中辅助检查包括尿动力学检查、MRI、CT 及超声[16]。尽管目前有大量盆底 MRI 的研究，但 MRI 诊断盆腔器官脱垂程度仍没有金标准。现有的研究多数样本量小，并且因检查和评价的标准不同而难以进行比较。因此，笔者认为，MRI 可以作为辅助诊断盆底结构异常的良好工具，并可以广泛地应用于术前盆腔解剖缺陷的评估及诊断上，有助于制订个性化的盆底修复手术方案，并能够用于术后复发及并发症的研究。但 MRI 发现的解剖缺陷与患者症状的相关性差，不能完全取代临床检查。MRI 应同时结合患者的症状及临床检查，合理地选择手术适应证，避免过度治疗。

MRI 技术的发展使图像在三维模型上重建成为可能。通过 MRI 三维重建技术可测量盆底肌肉的体积和厚度，观察肛提肌肌纤维的走向以及每个平面中肌肉之间的联系，显示肌肉的收缩和紧张运动，从而提高对盆底肌肉形态的认识。将来，盆底功能障碍性疾病的 MRI 将会从简单地显示脱垂，向识别引起脱垂的盆底软组织异常发展。三维重建和腔内成像的新技术可提供目前的标准方法无法获得的信息。对无症状志愿者和盆腔器官脱垂患者 MRI 的进一步研究将有助于了解盆底正常和异常的阈值。这对盆腔器官脱垂发病机制的研究、治疗方案的选择、预后评价及复发风险评估具有重要意义。

（韩劲松　陈永康　王一婷）

参考文献

[1] Denman MA, Gregory WT, Boyles SH, et al. Reoperation

10 years after surgically managed pelvic organ prolapse and urinary incontinence. Am J Obstet Gynecol, 2008, 198(5): 555. e1-5.

[2] 韩劲松, 朱馥丽, 张坤. 女性盆腔器官脱垂手术治疗学. 北京: 北京大学医学出版社, 2016: 7.

[3] Huebner M, Margulies RU, Delancey JOL. Pelvic architectural distortion is associated with pelvic organ Prolapse. Int Urogynecol J Pelvic Floor Dysfunct, 2008, 19(6): 863-867.

[4] Bitti G T, Argiolas GM, Ballicu N, et al. Pelvic floor failure: MR imaging evaluation of anatomic and functional abnormalities. Radio Graphics, 2014, 34(2): 429-448.

[5] Huddleston HT, Dunnihoo DR, Rd HP, et al. Magnetic resonance imaging of defects in DeLancey's vaginal support levels Ⅰ, Ⅱ, and Ⅲ. Am J Obstet Gynecol, 1995, 172(6): 1782-1784.

[6] Yang A, Mostwin JL, Rosenshein NB, et al. Pelvic floor descent in women: dynamic evaluation with fast MR imaging and cinematic display. Radiology, 1991, 179(1): 25-33.

[7] Comiter CV, Vasavada SP, Barbaric ZL, et al. Grading pelvic prolapse and pelvic floor relaxation using dynamic magnetic resonance imaging. Urology, 1999, 54(3): 454-457.

[8] Singh K, Reid W MN, Berger LA. Assessment and grading of pelvic organ prolapse by use of dynamic magnetic resonance imaging. Am J Obstet Gynecol, 2001, 185(1): 71-77.

[9] Fauconnier A, Zareski E, Abichedid J, et al. Dynamic magnetic resonance imaging for grading pelvic organ prolapse according to the international continence society classification: which line should be used? Neurourol Urodyn, 2008, 27(3): 191-197.

[10] Betschart C, Chen L, Ashton-Miller JA, et al. On pelvic reference lines and the MR evaluation of genital prolapse: a proposal for standardization using the pelvic inclination correction system. Int Urogynecol J, 2013, 24(9): 1421-1428.

[11] Goodrich MA, Webb MJ, King BF, et al. Magnetic resonance imaging of pelvic floor relaxation: dynamic analysis and evaluation of patients before and after surgical

repair. Obstet Gynecol, 1993, 82(6): 883-891.
[12] Schofield ML, Higgs P, Hawnaur JM. MRI Findings following laparoscopic sacrocolpopexy. Clin Radiol, 2005, 60(3): 333-339.
[13] Siegmann KC, Reisenauer C, Speck S, et al. Dynamic magnetic resonance imaging for assessment of minimally invasive pelvic floor reconstruction with polypropylene implant. Eur J Radiol, 2011, 80(2): 182-187.
[14] García del Salto L, de Miguel Criado J, Aguilera del Hoyo LF, et al. MR imaging-based assessment of the female pelvic floor. Radiographics, 2014, 34(5): 1417-1439.
[15] Shek KL, Dietz HP. Pelvic floor ultrasonography: an update. Minerva Ginecol, 2013, 65(1): 1-20.
[16] Betschart C, Cervigni M, Contreras Ortiz O, et al. management of apical compartment prolapse (uterine and vault prolapse): A FIGO Working Group report. Neurourol Urodyn, 2017, 36(2): 507-513.

第五节　直肠测压

一、概述

直肠测压是将压力测定装置置入直肠内，使肛门收缩与放松，检查内外括约肌、盆底以及直肠功能与协调情况，对分辨出口梗阻性便秘的类型提供帮助的一种检查方法。

二、测压系统的分类

根据测压导管与压力换能器之间的位置不同，基本分为三类：

1. 气囊法（封闭式）　顶端气囊为直肠充气气囊，用于引起直肠肛管的抑制反射。下端气囊为肛管气囊（或肛门内、外括约肌气囊），用来测定肛管（内、外括约肌）的压力，通过肛管和直肠收缩压迫气囊产生压力变化。

2. 灌注法　将测压探头做成多个感受孔和多腔道式，故可同时测量直肠和肛管不同平面或同一平面不同象限的压力值，特别适合于直肠肛管的生理学研究。它的结构和技术要求较为复杂，但精确性和灵敏度好，目前绝大多数直肠肛管测压研究是用这种原理的测压系统进行的。

3. 直接传感器法　将 2 mm 大小的微型传感器固定在探头上进行测压，可直接感受肛管的压力，无须经过任何转换系统，使测压的指标更加准确，但微型传感器用于测压的缺点与气囊法类似。微型传感器因工艺要求严格、价格昂贵及易损坏，国内尚未广泛应用。

三、测压前的准备及要求

1. 肠道准备　清洁肠道，应于检测前 2~4 h 排尽大便。严重便秘者可用开塞露通便或清洁灌肠。

2. 体位　取左侧卧位或仰卧位，体位不影响测压结果。

3. 仪器准备　每次测压前应进行基线调整。灌注式测压基线位于零点附近，以避免误差。

四、测量指标及参考值

1. 肛管静息压（resting anal pressure）　指安静状态下所测得的肛管内压力，是肛门内括约肌和肛门外括约肌作用的结果，主要是由肛门内括约肌产生的。肛管静息压值的范围很大，成人为 15~98.3 mmHg。

2. 肛管收缩压（anal squeeze pressure）和收缩时间　受检者尽力收缩肛门时所产生的最大肛管压力为肛管收缩压，其压力升高持续的时间为收缩时间，是外括约肌收缩所产生的压力，用于判断外括约肌的功能，通常是静息压的 2~3 倍。

3. 主动收缩压　为肛管最大收缩压减去肛管静息压的差值，代表肛门外括约肌及盆底肌收缩净增压。

4. 直肠感觉阈值（sensation threshold）　直肠感觉阈值大致上可分为 4 级。0 级：气体充盈后直肠无感觉；1 级：引起直肠短暂感觉的最大充气量为直肠感觉阈值的感觉容量；2 级：使直肠感觉持续存在时的充气量为直肠持续性感觉容量；3 级：引起便意或不适的充气量为直肠最大耐受量。Farthing 等报道正常人的直肠感觉阈值为 44 ± 6.7 ml，直肠恒定感觉阈值为 87 ± 12 ml，直肠最大耐受量为 258 ± 42 ml。

5. 直肠肛门抑制反射（rectal anal inhibitory reflex，RAIR）　由肠内容物或人工气囊扩张所引起的肛管压力下降是内括约肌松弛所造成的，这种反射现象被称为直肠肛门抑制反射。检查方法为：正常情况下，当直肠扩张后，肛管压力由静息压力水平陡峭下降，之后缓慢上升并恢复到原来的静息压力水平，此时为直肠肛门抑制反射阳性。

五、常见疾病的直肠测压特点

1. 先天性巨结肠 直肠肛门抑制反射消失,直肠顺应性明显下降。肛管节律性收缩明显减少(正常值 12～16 次/分),直肠静息压和肛管静息压高于正常。

2. 耻骨直肠肌痉挛综合征 肛管静息压和收缩压升高,肛管高压区延长,直肠肛门抑制反射松弛波幅度降低。

3. 盆底痉挛综合征 直肠感觉阈值异常升高,做排便动作时肛管压力不降反升。

第六节 排便造影

一、概述

排便造影是在患者排便时对其肛门直肠部做静态和动态观察的检查方法,能显示该部分的器质性病变和功能异常[1]。

二、检查方法

1. 清洁肠道 可在检查前口服缓泻药物,排便 2～3 次,或进行灌肠一次。

2. 灌肠 用 400 ml 75% 硫酸钡悬液灌肠。在透视下进行选择性摄片,分别摄取静坐、提肛、力排充盈相和力排黏膜相。必要时加做强忍相(忍耐强烈便意时摄取)。

三、正常值 [2-3]

1. 肛直角　静息时为 85°～110°，用力排便时为 100°～130°。
2. 肛上距　指肛管上部中点至耻尾线的垂直距离。正常值 < 30 mm，经产妇 ≤ 35 mm。

四、常见疾病 [4]

1. 直肠前突　直肠壶腹部形成向前的憩室，深度 ≥ 6 mm 即可诊断。
2. 直肠内套叠或脱垂　当增粗、松弛的直肠黏膜脱垂在直肠内形成环状套叠时即为直肠内套叠。完全性直肠脱垂指直肠脱出肛门外，≤ 15 mm 为轻度，16～30 mm 为中度，≥ 31 mm 为重度。
3. 盆底痉挛综合征　盆底痉挛综合征（spastic pelvic floor syndrome）是排便造影力排时盆底肌肉收缩而不能松弛的功能性疾病。临床特征是在排便过程中盆底和肛门不舒张、不开放，反而收缩痉挛，使肛门关闭，造成大便滞留和便秘，引起排便困难或大便梗阻。本病是由多种因素牵拉或损伤盆底神经、骶神经和盆底肌肉群引起的。

对盆底痉挛综合征患者进行排便造影，用力排便时如肛直角不增大，仍保持在 90°左右或更小，且多在肛管直肠结合部后缘出现耻骨直肠肌痉挛切迹，即可诊断。

4. 耻骨直肠肌综合征　耻骨直肠肌综合征（puborectal muscle syndrome）是一种以耻骨直肠肌痉挛性肥大，致使盆底出口处梗阻为特征的排便障碍性疾病。肛直角变小，肛管变长，钡剂排出很少，且出现搁架征（即静坐、提肛和力排时耻骨直肠肌部均平直不变或少变呈搁架状），即可诊断。

（谈诚 杨欣）

参考文献

[1] Agachan F, Pfeifer J, Wexner SD. Defecography and proctography. Dis Colon Rectum, 1996, 39(8): 899-905.
[2] Kelvin FM, Maglinte DD, Hornback JA, et al. Pelvic prolapse: assessment with evacuation proctography (Defecography). Radiology, 1992, 184(2): 547-551.
[3] Rao SS, Azpiroz F, Diamant N, et al. Minimum standards of anorectal manometry. Neurogastroenterol Motil, 2002, 14(5): 553-559.
[4] Jorge JM, Wexner SD. Anorectal manometry: techniques and clinical applications. South Med J, 1993, 86(8): 924-93.

第七节　尿动力学检查

我国的尿动力学研究起步于20世纪50年代，发展于80年代。随着科学技术的发展，21世纪尿动力学检查已被广泛用于临床疾病的诊疗。它通过监测储尿期流体静压力及排尿期动态流体学改变，结合生物电生理及传感器技术，了解排送尿液的功能、机制以及排尿功能障碍性疾病的病理生理学变化。它能够在检查过程中再现患者的症状，用客观数据还原主观症状，为下尿路症状和（或）功能障碍提供病理生理学依据，帮助临床医师找到确切的病因，有利于疾病的诊断、治疗及随访，是评估下尿路功能的金标准。普通尿动力学检查仪器以及影像尿动力学检查设备分别见图 2-26 和图 2-27。

一、适应证

1. 有尿失禁，特别是年龄较大或手术前。
2. 有尿频、尿急且排除感染者。
3. 以上两种症状均有者。
4. 存在排尿困难者。
5. 残余尿量异常者。

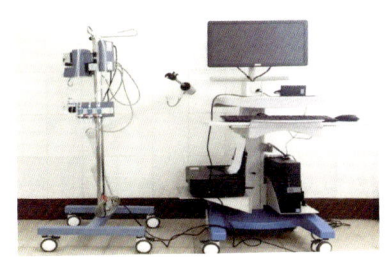

图 2-26　普通尿动力学检查仪器

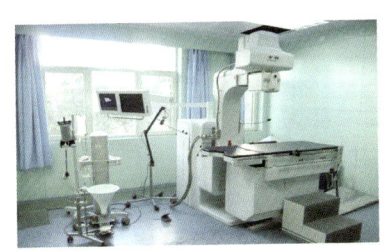

图 2-27　影像尿动力学检查设备

6. 抗尿失禁手术疗效不佳，需要再次手术者。
7. 怀疑神经源性膀胱者。
8. 子宫脱垂或阴道前壁膨出者，建议将脱垂还纳后行尿动力检查（图2-28）。

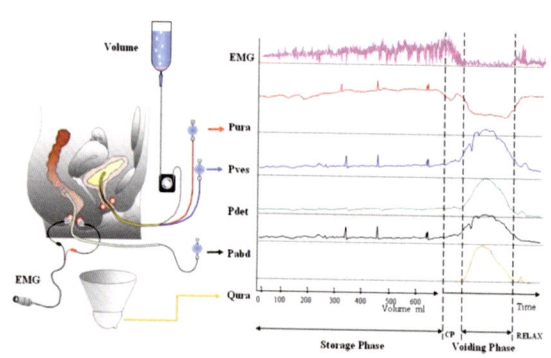

图2-28　尿动力学检查示意图

二、影像尿动力学和普通尿动力学的检查方法

1. 检查设备（见图2-26、图2-27）　Laborie尿动力学检查仪和Toshiba放射检查床（普通尿动力学检查仅需要尿动力检查仪）。

2. 灌注液及灌注速度　灌注液为用生理盐水稀释后浓度为15%的泛影葡胺，灌注速度通常为10～20 ml/min。

3. 检查方法
（1）首先测定自由尿流率，用导尿法排空膀胱并记录残余尿量。

（2）取截石位，在无菌条件下将三腔测压导管经尿道插入膀胱。在肛门内放置气囊测压管，深度为 10~15 cm，将表面电极贴于肛门旁 1 cm，测定肛门括约肌肌电图。

（3）对体外传感器进行调零，然后将灌注和测压管道系统的远端与三腔测压导管相连。瞩患者咳嗽，以检查信号传导是否正常。

（4）以 2 ml/min 的灌注速度、2 mm/s 的牵拉速度进行静态尿道压力描记（resting urethral pressure profile, RUPP）。

（5）膀胱压力容积测定：记录膀胱感觉（初始排尿感、正常排尿感以及强烈排尿感时的膀胱容量及逼尿肌压）。嘱患者做 Valsalva 动作和咳嗽，诱导漏尿，记录漏尿点压力。患者感到强烈尿意时停止灌注，记录膀胱容量。嘱患者排尿，再次记录尿流曲线。实时观察膀胱压、直肠压、逼尿肌压和肌电图的变化。

（6）在充盈前摄片，以了解测压导管位置及膀胱内有无结石和异物等情况。充盈过程中定期进行透视监视，以了解有无膀胱输尿管反流，记录出现反流时的膀胱容量和压力，并在刚出现反流时摄片。在排尿期取 45° 斜坐位，以便于显示后尿道，了解梗阻的水平以及有无逼尿肌括约肌协同失调。最好在最大尿流率时或逼尿肌反射收缩压力接近最大时进行摄片。排尿后进行摄片，以了解残余尿量。

若进行普通尿动力学检查而非影像尿动力学检查，则将膀胱灌注液改成生理盐水即可，以上操作步骤中（6）无须做。

三、指标及临床意义

1. 尿道压力测定（urethral pressure profile, UPP）用于评估尿道控制尿液的能力。包括静态尿道压力描记和压力尿道压力描记（stress urethral pressure profile, SUPP）。常用指标有最大尿道压（maximum urethral pressure, MUP）、最大尿道闭合压（maximum urethral closure pressure, MUCP）和功能尿道长度（functional profile length, FPL）等。

2. 充盈期膀胱压力-容积测定指标主要为：

（1）膀胱感觉：初始排尿感、正常排尿感和强烈排尿感分别在最大膀胱测压容积的50%、75%和90%时出现则为感觉正常。初始排尿感提前出现则为感觉过敏，延迟则为感觉减退，完全丧失膀胱感觉则为感觉消失。

（2）膀胱稳定性：充盈过程中如出现自发或诱发的逼尿肌无抑制性收缩则为逼尿肌过度活动，反之则为逼尿肌稳定。

（3）膀胱顺应性：指膀胱充盈过程中压力改变所致的容积改变，正常值大于30 ml/cmH$_2$O 甚至40 ml/cmH$_2$O。

（4）漏尿点压力测定：腹压漏尿点压（abdominal leak point pressure, ALPP）指在增加腹压的动作过程中出现漏尿时的膀胱压，可分为Valsalva漏尿点压（Valsalva leak point pressure, VLPP）和咳嗽诱导漏尿点压。逼尿肌漏尿点压（detrusor leak point pressure, DLPP）指在无增高腹压的动作及无逼尿肌收缩的膀胱充盈过程中出现漏尿时的最小逼尿肌压力。

3. 排尿期压力-流率测定主要指标为：

（1）排尿期逼尿肌收缩为有反射。如未出现，则为逼尿肌无反射。

（2）排尿期同步摄 X 线片。正常逼尿肌在收缩的同时膀胱颈后尿道开放，有造影剂通过，为逼尿肌括约肌协调。如造影提示逼尿肌收缩的同时膀胱颈未开放，则为逼尿肌内括约肌协同失调；如造影提示逼尿肌收缩的同时膀胱颈开放，但外括约肌未开放，则为逼尿肌外括约肌协同失调。

四、尿失禁患者的影像尿动力学评估[2]

从尿动力学角度来讲，当膀胱压大于尿道压，尿道闭合压为负值时，破坏了控尿平衡机制，即出现尿失禁症状。尿失禁的病因十分复杂，可能为膀胱压过高、尿道压过低或两者同时存在。根据国际尿控学会（ICS）标准化定义，主要分为以下几类：

1. 压力性尿失禁（图 2-29） 通过静息尿道压力测定[最大尿道压（maximum urethral pressure, MUP）和最大尿道闭合压（maximum urethral closure pressure, MUCP）降低，功能性尿道长度（FPL）缩短]，及充盈期膀胱压力-容积测定（正常为膀胱压力、容积、顺应性及感觉正常，逼尿肌稳定，膀胱颈部分或完全开放）进行评估。

量化分型：

（1）根据腹腔漏尿点压分为三型。

① I 型：腹腔漏尿点压 ≥ 90 cmH_2O，说明

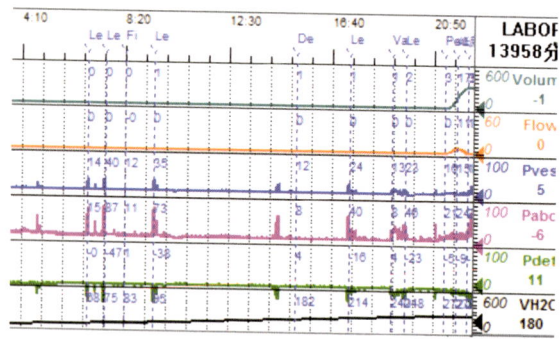

图 2-29 子宫全切术后患者 VLPP、CILPP（cough-induced leak point pressure，咳嗽诱导的漏尿点压力）的测定

尿道固有括约肌正常。

② Ⅱ 型：腹腔漏尿点压在 60～90 cmH$_2$O，说明尿道固有括约肌缺陷。

③ Ⅲ 型：腹腔漏尿点压 ≤ 60 cmH$_2$O，说明尿道固有括约肌严重缺陷。

（2）根据最大尿道闭合压分为两型。

① 尿道高活动型：最大尿道闭合压 > 20 cmH$_2$O。

② 尿道固有括约肌缺陷型（intrinsic sphincter deficiency，ISD）：最大尿道闭合压 ≤ 20 cmH$_2$O）。

患者，女，65 岁，子宫全切术后 12 年，自主排尿伴漏尿。尿动力学图谱分析示：储尿期，逼尿肌压力曲线稳定，做咳嗽和 Valsalva 动作时腹压出现典型正向波，导致膀胱压力增高，出现漏尿。

2. 急迫性尿失禁

（1）运动急迫性尿失禁：以自发或诱发出现

逼尿肌无抑制性收缩为主，出现大于 15 cm H_2O 的收缩波。

（2）感觉急迫性尿失禁：以膀胱感觉过敏为主，尿道压力测定正常。

患者，女，24岁。5年前因车祸致 T6—T7 骨折脱位，行内固定术后压腹排尿，伴有漏尿。尿动力学图谱分析：储尿期腹压曲线稳定，逼尿肌出现无抑制性收缩，引起漏尿（图2-30）。

3. 混合性尿失禁（图2-31） 同时存在压力性尿失禁和急迫性尿失禁的症状，则为混合性尿失禁。分为三种类型：①以压力性尿失禁为主合并不稳定膀胱，主要特征是功能性尿道长度和 ALPP 低于正常，膀胱测压提示膀胱低顺应性。②运动型急迫性尿失禁为主的混合性尿失禁，主要特征是功能性尿道长度和 ALPP 正常，膀胱测压提示膀胱低顺应性。③压力性尿失禁合并感觉

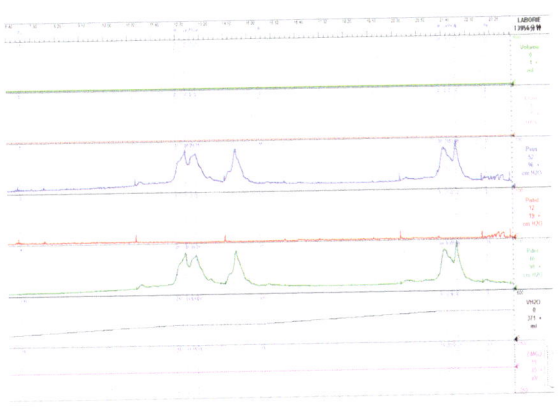

图2-30 脊髓损伤患者逼尿肌漏尿点压（detrusor leak point pressure，DLPP）测定

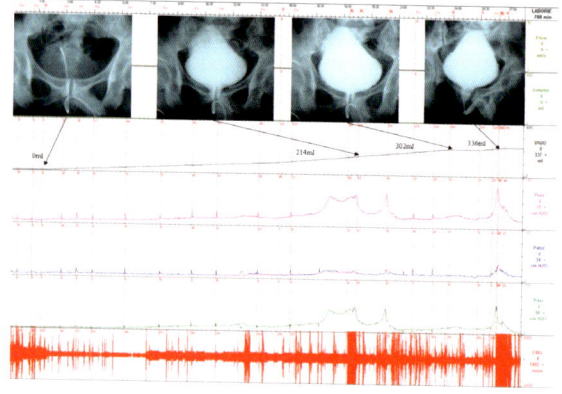

图 2-31 脊髓损伤后 DLPP+ 逼尿肌外括约肌协同失调
（detrusor external sphincter dyssynergia，DESD）

型急迫性尿失禁，尿动力学特征为 ALPP 降低，合并膀胱容量减少，膀胱感觉过敏。

患者，女，44 岁，15 年前因高处坠楼致 T12 脊髓损伤（完全性），间歇导尿 4 次 / 日，每次尿量 200～300 ml，有漏尿。尿动力学图谱分析示储尿期逼尿肌出现无抑制性收缩，同时膀胱颈开放，逼尿肌外括约肌协同失调，出现混合性尿失禁。

4. 充溢性尿失禁（图 2-32） 指膀胱内尿液过度充盈，致使膀胱内压力超过尿道关闭能力而发生的尿失禁。尿动力学检查多表现为膀胱感觉减退或消失以及初始排尿感，最大膀胱测压容积、残余尿量和膀胱顺应性均升高。

患者，女，32 岁，排尿困难 8 年，近期加重，每次排尿时间延长，有尿不尽感，每次排尿量约 100 ml。尿动力学图谱分析示储尿期逼尿肌稳定，

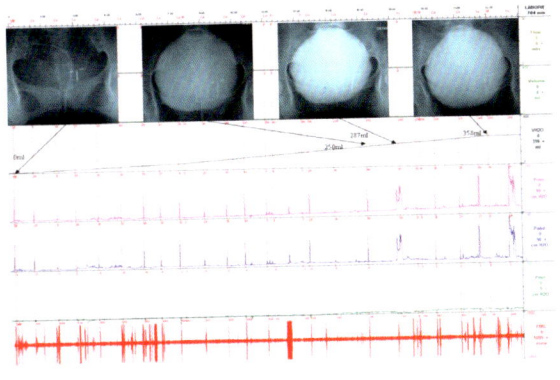

图 2-32 进行性排尿困难伴漏尿

感觉减退,膀胱顺应性增高,排尿期逼尿肌无反射,膀胱颈松弛障碍,残余尿量逐渐增多,导致充溢性尿失禁。

五、盆腔器官脱垂的影像尿动力学检查

盆腔器官脱垂不仅是解剖学形态及位置异常,更是下尿路功能性障碍,通过单纯的妇科检查很难全面、准确地评估病情。影像尿动力学检查可在功能学和影像学方面提供临床依据,对疾病的诊断、鉴别诊断、治疗方案选择和术后并发症的预防有重要的临床意义。盆腔器官脱垂患者的临床症状轻重不一,可表现为尿频、尿急、尿失禁、排尿困难和尿潴留等。是否所有的患者都必须行影像尿动力学检查仍存在争议。

对盆腔器官脱垂患者行影像尿动力学检查时应注意以下几点:

1. 是否存在假性膀胱出口梗阻　如盆腔器

官脱垂患者存在尿道折叠和移位，影像尿动力学检查呈现膀胱出口梗阻，子宫托复位后复查尿动力见尿道梗阻解除，则提示为脱垂导致的假性膀胱出口梗阻。

2. 是否存在隐匿性压力性尿失禁　部分盆腔器官脱垂患者无压力性尿失禁的临床症状。如复位后出现新发的压力性尿失禁，则提示存在隐匿性压力性尿失禁的可能。影像尿动力学检查有助于发现隐匿性尿失禁，指导医师是否行盆底重建联合抗尿失禁同步手术，以减少术后新发尿失禁，利于提高患者满意度。

（廖利民　靖华芳　陆　叶）

参考文献

[1] 廖利民. 尿动力学技术规范(GUP). 中华腔镜泌尿外科杂志(电子版), 2008, 2(4): 1-11.
[2] 廖利民, 付光. 尿失禁诊断治疗学. 北京：人民军医出版社, 2012: 96.

第三章
盆腔器官脱垂患者的围术期处理

一、术前

1. 术前评估　包括患者既往病史、躯体健康及合并存在的疾病，精神、认知健康和功能评估。手术前辅助检查评估应包括血、尿常规，空腹血糖，肝、肾功能，胸部 X 线片和心电图检查。

（1）心血管系统评估

① 心电图。

② 休息时左心室功能评估：可采用放射性核素血管造影术、超声心动图和对比剂心室造影。常用的方法为超声心动图。

（2）认知功能评估：老年女性是术后发生谵妄的高风险人群。谵妄可延长术后康复时间。术前应对老年患者进行认知缺陷和抑郁等的评估。

（3）呼吸系统评估：术前常规行胸部 X 线检查，必要时行肺功能检查。

（4）血糖监测：空腹血糖应 < 6.1 mmol/L，最高血糖不应 > 10 mmol/L，必要时采用胰岛素控制血糖[1]。

（5）肾功能检测评估：需要检测肌酐清除率与血清肌酐。对严重的盆腔器官脱垂患者，术前影像学检查可发现已经存在的肾积水和输尿管梗阻，可以与术中医源性输尿管损伤相区别。

（6）血液系统评估：进行血细胞分析及血型

检测，红细胞压积<0.28 与血管外科手术术后合并症有关。术前轻度贫血，红细胞压积<0.39，红细胞增多症，以及红细胞压积>0.51，均增加老年患者术后 30 天的死亡率和心脏事件[2]。术前红细胞增多症和血小板增多症等可增加血液黏稠度和血栓栓塞的风险[3]。

2. 评估及处理各种合并症。

3. 术前雌激素的应用　如脱垂部位黏膜处有溃疡形成，在除外恶性疾病后用药物治疗（可包括溃疡散剂和雌激素软膏等）后方可手术。合并有明显生殖道萎缩的患者，一般选择阴道局部雌激素乳膏或栓剂，建议在术前 1 个月应用至手术。常用药物有：

（1）雌三醇栓剂，每天 1 粒（0.5 mg）。

（2）结合雌激素软膏，每克含 0.625 mg 活性成分，每天 1 次，每次 1 g。

（3）普罗雌烯胶囊，每天 1 粒（10 mg）。

4. 术前准备

（1）会阴部备皮。

（2）肠道准备：术前可不行肠道准备。研究显示术前口服泻药的肠道准备对术野的清洁与无肠道准备相比并无益处，并增加了患者肠道准备的不适。对多数盆腔器官脱垂的患者不行肠道准备进行盆底重建及修复手术是安全可行的。合并便秘的患者酌情行肠道准备。

（3）饮食控制

①术前：早、中餐均正常进普食或糖尿病普食，晚餐进清淡、易消化食物，如面条或米粥等。

②手术当天：术前 6 h 可进清流质饮食，如

米汤、脉动或术能。术前2 h停止饮水。

（4）佩戴子宫托：对特别严重的脱垂患者，术前至少1周佩戴子宫托，可利于阴道黏膜溃疡的愈合，减少术中出血，判断手术对于相关症状的缓解情况。

二、术中注意事项

1. 体位——截石位

（1）术前可提前穿上弹力袜。

（2）将双小腿逐个放于托腿架上，将治疗巾或小海绵垫放于小腿肚下并固定。

（3）使患者的臀部超出床缘10 cm。

（4）大腿与躯干的纵轴应成90°~100°。此角度过小会不利于腹部手术操作，过大则会加重腿托的负荷。

（5）大腿与小腿的纵轴应成90°~100°。此角度过小会使腘窝受压，过大则不符合生理条件，还会加到小腿远端所受的力。

（6）双下肢之间的角度应为80°~90°。此角过小会不利于手术操作，过大易导致腓骨小头压在腿托上，应防止腓总神经损伤。

（7）足部应尽量外展，以防止腓骨小头与腿托紧密接触。

2. 皮肤接触面　注意腰部接触面、截石位腿架与下肢接触面应为柔软面。如为塑料或皮革制品，表面应铺垫治疗巾或中单。

3. 注意保暖　注意患者的体温，确保与患者身体的接触面为柔软面，必要时用暖风机。

4. 预防血栓　血栓高危患者可穿弹力袜入

手术室。

三、术后管理

1. 饮食

（1）清醒后即可饮水。

（2）术后 6 h 可进流食，如米汤或菜汤等。应少食多餐，未排气前不建议服牛奶、豆浆或甜品等食物。

（3）排气后改普食或糖尿病普食。

（4）每次排便后建议冲洗会阴。

（5）对存在长期便秘的患者，应积极处理便秘，给予通便药物，甚至轻柔地使用灌肠剂，避免患者过早地用力加腹压。

2. 尿管保留

（1）TVT-E、TVT-O、TOT 或单纯阴道后壁修补者，尿管可保留 12～48 h。

（2）阴道闭合手术者，尿管可保留 2～5 天。

（3）阴道前壁修补者，尿管可保留 3～7 天。

（4）术中膀胱损伤者，尿管可保留 10～14 天，或根据情况延长为 2～4 周。

（5）对保留尿管的患者，每日行会阴擦洗 2 次。

（6）一般拔除尿管的时间为早上 7 点。拔尿管之前无须常规行夹闭和开放尿管的膀胱功能训练。拔尿管当日鼓励患者饮水，勤排尿。如开始排尿不畅，可让患者听水声、耻骨上热敷或肌内注射新斯的明。如感觉排尿情况良好，可行残余尿测定。拔尿管当日住院医师对排尿的指导工作很重要。

（7）如残余尿量反复 >300 ml，需要插尿管。需要及时向上级医师请示并与之沟通。

3. 抗生素的使用

（1）对单纯前后壁修补或其他传统手术，可常规使用抗生素。

（2）使用网片或吊带的手术一般使用较高级的抗生素。

4. 术后局部雌激素的应用　术后即可使用，用至术后 2 个月或可终身应用。

5. 血栓的预防

（1）一般预防措施：含有医疗与护理两个方面，如适当维持血容量和避免血液浓缩，减少侵入性操作和制动措施，床上主动和被动活动，早下地和早离床活动等。Solomon 等[4]通过对 1104 例泌尿妇科手术患者的静脉血栓栓塞形成（venous thromboembolism event, VTE）和肺栓塞发生情况进行了回顾分析，认为尿失禁和盆底重建术发生 VTE 的风险低，术后连续使用弹力袜足以预防 VTE 的发生。

（2）药物预防：包括低剂量肝素、低分子肝素、磺达肝癸钠及口服直接凝血酶抑制剂，如达比加群，口服直接因子 Xa 抑制剂，如利伐沙班、阿哌沙班和艾多沙班等。

1）药物应用

① 普通肝素：在我国每支剂量为 12 500 IU，一般预防剂量为 6250 IU，每日 2 次皮下注射，无须监测，对肾功能不全者更为安全，VTE 中危患者可用，高危或极高危患者应该使用低分子肝素或戊糖。

② 低分子肝素：如速碧林，预防剂量为 0.4～0.6 ml 皮下注射，每天一次给药即可，按体重给药。一般于术后 12 h 开始应用（应不小于 6 h，在确实止血后方可应用）。使用时间应考虑危险因素的多少、严重程度以及危险因素是否已经消除。对于长期存在的危险因素，如短期内无法消除，可以继续用华法林。

③ 磺达肝癸钠：半衰期长达 18 h，预防剂量一般为 2.5 mg 每日一次皮下注射，应持续到 VTE 风险消失以后，通常到患者可以下床活动，至少在手术后 5～9 天。磺达肝癸钠主要经肾原形排除。在肌酐清除率 <20 ml/min 时禁用，在 20～30 ml/min 时不使用或减量使用，剂量为 1.5 mg，每日一次皮下注射。

④ 新型口服抗凝药：如利伐沙班的预防剂量为 10 mg，每日一次，预防时间应根据危险因素多少、强度和持续时间综合考量。

2）药物预防禁忌

① 肝素类药物：存在活动性出血、活动性消化道溃疡、凝血功能障碍、恶性高血压、细菌性心内膜炎、严重肝和肾功能损害、既往有肝素诱发的血小板减少症（heparin-induced thrombocytopenia，HIT）以及对肝素过敏者禁用。

② 磺达肝癸钠：对磺达肝癸钠过敏、肌酐清除率 <20 ml/min 者禁用，其余禁忌证同肝素，但可用于有肝素诱发的血小板减少症史的患者。

（3）机械预防：单用机械预防只适用于轻、中度危险的患者，与药物联合用于高危或极高危患者。出血高危患者可以单独应用，出血风险降低后应根据情况加用药物。

1）机械预防措施

① 分级加压弹力袜：脚踝水平的压力建议在 18～23 mmHg。过膝弹力袜优于膝下弹力袜。

② 间歇充气加压泵：可以加强下肢血液循环，建议每天使用时间至少 18 h。

2）机械预防的禁忌证

① 分级加压弹力袜：腿部局部情况异常（如皮炎、坏疽或近期接受皮肤移植手术）、下肢严重的动脉硬化或其他缺血性血管病、腿部严重畸形、患肢有较大的开放或引流伤口、心力衰竭、安装心脏起搏器、肺水肿及腿部严重水肿。

② 间歇充气加压泵：下肢深静脉血栓形成、血栓性静脉炎或肺栓塞，其他禁忌同弹力袜。

（李晓伟　杨　欣）

参考文献

[1] 杨欣. 老年妇女盆底手术耐受状况的评估. 现代妇产科进展, 2011, 20(07): 515-518.

[2] Wu WC, Schifftner TL, Henderson WG, *et al*. Preoperative hematocrit levels and postoperative outcomes in older patients undergoing noncardiac surgery. JAMA, 2007, 297(3): 2481-2488.

[3] Fleisher LA, Beckman JA, Brown KA, *et al*. ACC/AHA 2007 guidelines on perioperative cardiovascular evaluation and care for noncardiac surgery: a report of the American College of Cardiology/American Heart Association task force on practice guidelines (Writing committee to revise the 2002 guidelines on perioperative cardiovascular evaluation for noncardiac surgery). J Am Coll Cardiol, 2007, 50(17): 1702-1731.

[4] Solomon ER, Frick AC, Paraiso MFR, et al. Risk of deep venous thrombosis and pulmonary embolism in urogynecologic surgical patients. Am J Obstet Gynecol, 2010, 203(5): 510.e1-e4.

第四章
阴道前壁膨出

一、定义

前盆腔脱垂主要是指阴道前壁膨出,同时合并或不合并尿道及膀胱膨出。

二、高危因素及类型

1. 高危因素
（1）遗传。
（2）阴道分娩。
（3）绝经。
（4）高龄。
（5）既往盆腔手术史。
2. 类型
（1）中线或中央缺陷（central defect）：阴道前壁缺陷发生在阴道肌层的中线位置。

（2）阴道旁或侧方缺陷（paravaginal defect）：阴道从筋膜白线（盆筋膜腱弓）（the arcus tendineus fasciae pelvis, fascial white line, ATFP）的一侧或两侧分离。

（3）横向缺陷（transverse defect）：子宫完整，阴道从子宫颈周围结缔组织环分离。子宫切除后，顶部的前部肌肉与子宫骶主韧带复合体后面之间缺乏连续性。

（4）远端缺陷（distal defect）：尿道膨出指

的是阴道前壁远端支持结构缺陷,而尿道支持是通过耻骨尿道韧带来维系的。耻骨尿道韧带是盆腱弓筋膜的终止点,耻骨直肠肌的附着点。尿道膨出与膀胱膨出的本质只是阴道前壁不同水平支撑结构缺陷造成,MRI有助于了解这些缺陷。

三、诊断

1. 症状

(1)前壁膨出的相关症状:能看到或感到阴道口有膨出物,脱垂的程度可以随活动量的增加而加重,并随体位和负重而变化。

(2)一般症状:腰酸和下坠感。

(3)泌尿系症状:阴道前壁膨出可有排尿困难以及不能完全排空膀胱的症状,但尿急、尿频或急迫性尿失禁症状与脱垂的严重性无关。患者随着病情的加重,压力性尿失禁症状可逐渐减轻甚至完全缓解。

2. 体检

(1)患者应采取膀胱截石位。

(2)检查前盆腔缺陷时,将窥阴器后叶向下顶住阴道后壁组织。视诊时阴道口宽阔,阴道口突出物在屏气时可能增大。触诊时突出的包块为前阴道壁,柔软而边界不清。但是1.6%的阴道前壁脱垂女性在体检时,小肠向前膨出可能会混淆膀胱膨出[1]。

(3)使用盆腔器官脱垂量化分期(POP-Q)进行脱垂程度的分度。

(4)阴道前壁膨出常伴发膀胱脱垂,伴或不伴尿道高活动性。

（5）判断阴道前壁膨出的类型：将卵圆钳置于阴道前壁侧沟，将其抬向坐骨棘方向，可以通过阴道旁沟的分离来确定阴道旁缺陷。这两个钳叶之间的中线部位的阴道前壁膨出提示存在中线缺陷。如任一侧的阴道穹隆变钝或下降伴有张力，提示阴道旁缺陷。严重的阴道前壁膨出常合并中线和旁侧缺陷。Whiteside 等研究证实，临床检查对检测阴道前壁缺陷的可重复性较差[2]。因此，确定中线、顶端和阴道旁缺陷的临床价值还不完全清楚。

（6）让患者在膀胱充盈后，用手或棉纱复位脱垂，做咳嗽或压力试验，了解有无合并压力性尿失禁。

3. 辅助检查

（1）尿常规及尿培养。

（2）尿动力学检查：可行脱垂复位后尿动力学检查，有利于发现隐匿性压力性尿失禁。

（3）盆腔影像学评估：包括盆腔超声及盆腔 MRI 检查，可较准确地诊断前盆腔缺陷的类型。

四、非手术治疗

1. 子宫托（pessary） 适用于不同程度的阴道前壁膨出。详见第二十八章。

2. 盆底肌（肛提肌）锻炼 适用于轻度阴道脱垂者，可使用生物反馈指导正确的盆底训练。一旦患者学会正确地选择性收缩与放松盆底肌，则应确定每日锻炼计划。每日需要锻炼 3 次，每次 20~30 次，以达到较好的效果。体位为仰卧位、站立位及坐卧位，收缩持续时间为 2~10 s。

3. 改善全身情况，治疗咳嗽或便秘等使腹压增高的慢性疾病。已绝经者可补充雌激素，避免过度疲劳，休息后能改善阴道脱垂程度。

五、手术治疗的原则

1. 适应证选择　非手术治疗失败或者不愿意非手术治疗的有阴道前壁膨出相关症状的患者。

2. 手术原则

（1）修补缺陷组织，恢复解剖结构，适当、合理地应用网片替代材料，体现微创化和个体化。

（2）注意顶端修复：前壁支持系统与顶端支持系统关系密切，在前壁修补术中都要注意顶部支持系统的恢复。

3. 手术途径　首选经阴道途径，也可选择开腹和腹腔镜途径，必要时可联合手术。

六、常见手术方式

1. 阴道前壁修补术

（1）手术适应证

① 中至重度的阴道前壁膨出。

② 有症状的阴道前壁膨出。

（2）手术步骤

① 导尿或留置 Foley 导尿管。

② 需要切除子宫者，可先行经阴道子宫全切术。

③ 在阴道前壁尿道口下 1.5 cm 处及阴道前壁最膨隆处黏膜下注射生理盐水或 1/20 万肾上腺素生理盐水做水分离。

④ 纵行切开阴道前壁黏膜至尿道下沟,显露尿道后壁。

⑤ 分离阴道前壁与膀胱间的组织,予2-0可吸收缝线或4号丝线荷包缝合膀胱筋膜(耻骨宫颈筋膜),或横向间断折叠缝合膀胱筋膜,对缝阴道筋膜并与阴道旁组织连接(图4-1)。

⑥ 对合并尿失禁的患者,以2-0可吸收缝线于尿道旁筋膜U形或平行褥式缝合2针(图4-2),或行抗尿失禁尿道中段悬吊术。

⑦ 用0号或2-0号薇乔线关闭阴道前壁全层。

⑧ 查创面有无出血或渗血。若有,则阴道置碘仿或碘伏纱布1~2块。

2. 经阴道的阴道旁修补术 阴道旁缺陷修补术的目的是使已分离的阴道侧方组织回复到它

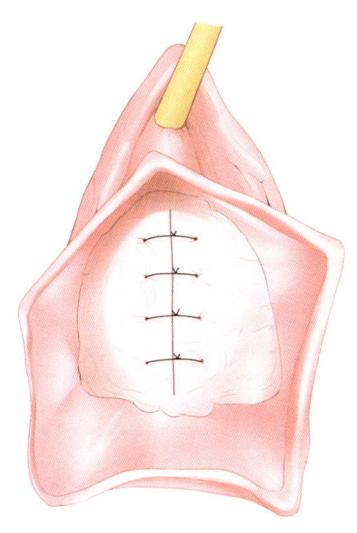

图4-1 阴道前壁折叠缝合修补

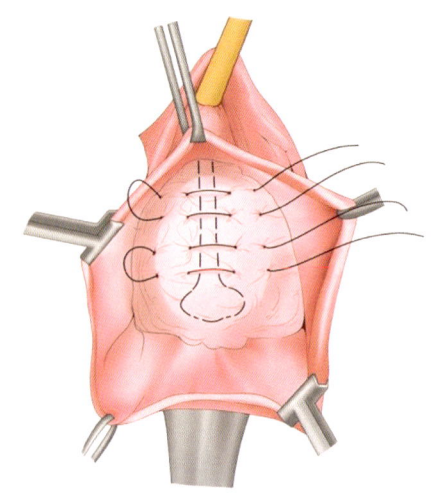

图 4-2 阴道前壁修补:平行褥式缝合

的正常位置,即白线水平。可经阴道、经腹及腹腔镜下进行修补。

(1)手术适应证:合并阴道旁缺陷的阴道前壁膨出。

(2)手术步骤:①、②、③同上。

④ 将阴道壁自中线切开,向两侧分离阴道与膀胱间隙,直到阴道壁和耻骨后分离出足够的间隙。

⑤ 术者使用示指钝性分离,沿坐骨耻骨支扩大前间隙,向中部达耻骨联合,两侧达坐骨棘。

⑥ 沿着起自坐骨棘的盆筋膜腱弓,可以找到耻骨联合后方。用 0 号不吸收缝线沿着白线加固自坐骨棘到尿道膀胱连接处的组织,总共 4~6 针,最后一针接近坐骨棘和阴道顶端(图 4-3)。

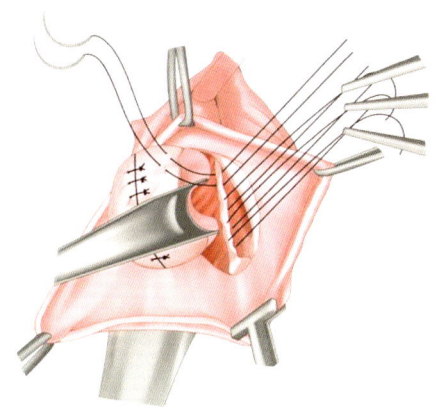

图 4-3 阴道旁修补

3. 使用合成网片的前盆底重建手术

(1) 适应证

① 自体组织过于薄弱。

② 持续存在盆底高压力(慢性负重、慢性阻塞性肺部病、慢性便秘及肥胖)的患者。

③ 前次阴道修补手术复发。

④ Ⅲ—Ⅳ度重度阴道前壁膨出。

(2) 不带导针的阴道前壁网片修补术:可将网片裁剪成梯形,在盆筋膜腱弓两侧缝合成"吊床"样结构。将网片上缘固定于阴道顶端或子宫颈前唇,下缘缝合固定尿道下沟,应保持网片无张力放置。

(3) 带导针的阴道前壁网片放置术(以套盒为例)

①至⑤同阴道旁修补。

⑥ 穿刺路径共有 2 对（4 个）

- 第一对

皮肤上穿刺点：从平尿道口水平摸到耻骨下支粗隆外 1 cm 处。

盆底内悬吊点：肌白线（肛提肌腱弓）上距离耻骨弓下缘 1cm 处。

- 第二对

皮肤上穿刺点：在第一个穿刺点外 1 cm，下 2 cm 处。

盆底内悬吊点：肌白线（肛提肌腱弓）上距离坐骨棘 1 cm 处。

⑦ 解剖定位标志：坐骨棘是盆底内部悬吊点的骨性指示标志。肌白线（肛提肌腱弓）是坐骨棘和耻骨弓下缘之间的连线，为肛提肌和闭孔内肌之间的腱性组织。患者取截石位时大约呈垂直走行。

⑧ 穿刺前路的第一点时穿刺针呈水平弧度向内直进针，指向导引手手指。到位后将穿刺针手柄以内旋顺弧度从白线上穿出。第一点的解剖层次依次为皮肤、皮下、阔筋膜、短收肌、大收肌、闭孔外肌、闭孔膜、闭孔内肌及肌白线（肛提肌腱弓）。

⑨ 穿刺前路的第二点时穿刺针也是以弧度向下直进针，指向导引手手指，穿到闭孔内肌后将手柄向内侧旋转，让穿刺器弧度与骨盆弧度相贴合，导引手指引穿刺器到位后从白线上穿出。第二点的解剖层次依次为皮肤、皮下、阔筋膜、大收肌、闭孔外肌、闭孔膜、闭孔内肌及肌白线（肛提肌腱弓）。

⑩ 通过导针将网片臂引出调整,确认网片无张力。

⑪ 用0号或2-0可吸收缝线连续缝合关闭阴道前壁切口(图4-4)。

4. 阴道前壁修补加阴道顶端悬吊　阴道前壁修补对多数前壁膨出而言是有效的治疗方法,但多数阴道前壁膨出同时有顶端缺陷,在对阴道前壁修补时应同时行顶端修补,以恢复阴道顶端

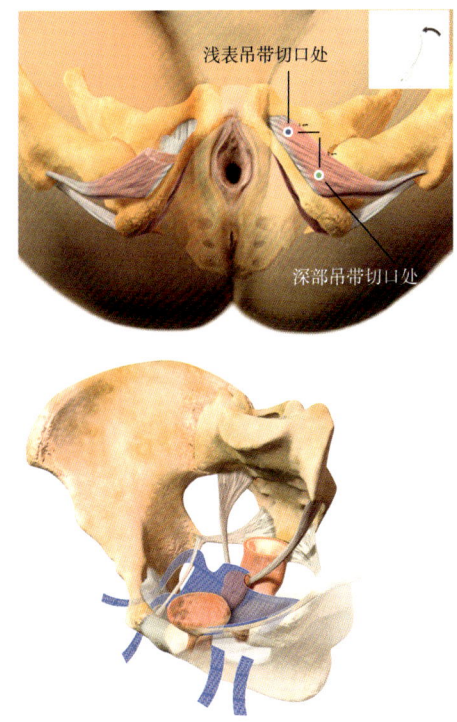

图4-4　阴道前壁修补网片植入(图片由强生公司授权提供)

第四章　阴道前壁膨出

支持，可明显降低术后复发率。最常见的顶端悬吊方法为高位子宫骶韧带或骶棘韧带固定术。

七、并发症及处理

1. 膀胱损伤　在分离或穿刺过程中可能造成膀胱损伤。精确的水分离是预防膀胱损伤的关键。建议术中行膀胱镜检查。如果术中发现膀胱损伤严重，应行膀胱修补术。术后开放保留导尿管 7~10 天。

2. 术中出血　在行阴道前壁修补术时，出血过多的原因为分离阴道与膀胱间隙时阴道组织分离太薄。同时可能因为解剖层次不正确，过度分离耻骨后及坐骨棘侧方，以及行阴道后壁修补术时过度分离了尾骨肌上方或坐骨棘侧方，而损伤了臀下血管、髂内静脉丛及阴部内血管，可导致严重出血。首先建议直接压迫止血，放置引流管。如止血困难，可行动脉栓塞治疗。

3. 腿痛、臀部疼痛及大腿内侧疼痛　一般无须处理，多自行缓解，可给予心理安慰和口服止痛药物治疗。

4. 补片暴露和侵蚀　补片发生阴道暴露和侵蚀的概率为 2%~20%[3]。减少补片暴露和侵蚀的措施有阴道全层分离（术者必须确认分离到真正的膀胱阴道间隙和直肠阴道间隙）；阴道壁切口尽量小（3~5 cm），避免阴道顶端切口，避免补片折叠及张力，避免修剪阴道壁。

尽量避免同时做阴式子宫全切术。文献报道，阴道切口为倒 T 形切口在阴道前后壁修补的同时行子宫全切术时，补片的暴露率较高。围术期应预防感染,并在术后阴道局部使用雌激素等。

5.阴道疼痛及性生活困难　阴式和腹式手术后的性交困难发生率为21%~25%。以下危险因素可能给经阴道放置补片的患者带来新发的性生活困难:有盆腔内永久性缝线和(或)放置植入物的手术史;对年轻患者进行阴道修剪时去除了过多的阴道壁组织。植入补片时应保持无张力状态,以预防和处理疼痛及性交困难。

6.术后新发症状　术后如新发生膀胱过度活动、尿急、尿频及尿急后漏尿症状,建议使用抗胆碱能药物,如托特罗定及索利那新。

(谢红斌　杨　欣)

参考文献

[1] Maher C. Anterior vaginal compartment surgery. Int Urogynecol J, 2013, 24(11): 1791-1802.

[2] Behnia-Willison F, Seman EI, Cook JR, *et al*. Laparoscopic paravaginal repair of anterior compartment prolapse. J Minim Invasive Gynecol, 2007, 14(4): 475-480.

[3] Achtari C, Hiscock R, O'Reilly BA, *et al*. Risk factors for mesh erosion after transvaginal surgery using polypropylene (atrium) or composite polypropylene/polyglactin 910 (Vypro II) mesh. Int Urogynecol J Pelvic Floor Dysfunct, 2005, 16(5): 389-394.

第五章
经阴道高位子宫骶韧带悬吊术

阴道顶端悬吊是盆底重建手术中的关键技术已成共识，其中高位子宫骶韧带悬吊术（high uterosacral ligament suspension, HUS）、骶棘韧带固定术和骶骨穹窿固定术是阴道顶端悬吊的三种标准术式。HUS 的定义为：在坐骨棘水平以上 1~3 cm 缝合子宫骶韧带（uterosacral ligament, USL），悬吊阴道穹窿，并重建耻骨子宫颈和阴道直肠筋膜（阴道前后壁肌肉纤维组织）。

一、概述

1. 术式的由来　高位子宫骶韧带悬吊术是自后陷凹成形术以及改良的 Mayo 后陷凹成形术演变而来的。前者是由 McCall 1938 年发明、1957 年报告以后得到推广，故又称 McCall 后陷凹成形术。此术式自报告以后经历过多种改良，应用较广泛的为 Mayo 后陷凹成形术。其设计是在缝合子宫骶韧带、关闭直肠子宫陷凹后，再将阴道穹窿悬吊于其上，又称阴道子宫骶韧带悬吊术。自 2000 年来，Shull 和 Karram 等为了进一步巩固手术效果，改善性生活，提出了高位子宫骶韧带悬吊术[1]。

2. 子宫骶韧带的解剖生理　高位子宫骶韧带悬吊术是指在坐骨棘水平高度或子宫骶韧带

的中段（坐骨棘水平以上 1~3 cm）缝合子宫骶韧带、悬吊阴道穹隆以及重建耻骨子宫颈和阴道直肠筋膜。

子宫骶韧带长 12~14 cm，分为三部分[2-3]：

（1）宫颈部远端：长 2~3 cm，厚 5~20 mm，附着子宫颈和阴道上段，侧方与主韧带融合，距输尿管 $0.8 ± 0.5$ cm。

（2）中段：长 5 cm，相对游离，宽，在有张力时易于辨认，距输尿管 $2.4 ± 0.8$ cm。

（3）骶尾部近端：长 5~6 cm，较薄，散开附着于骶骨，距输尿管 $4.0 ± 0.7$ cm。

3. 作用机制　根据 DeLancey 对盆腔支持解剖的研究结果，子宫与阴道穹隆脱垂属于第一水平的支持缺陷，而担负女性盆腔器官第一水平的支持结构主要是主韧带和子宫骶韧带，故采用子宫骶韧带悬吊穹隆是符合恢复解剖生理的手术设计。体外试验表明，子宫骶韧带的子宫颈部分的最大承载重量为 17 kg。有人曾对在重度脱垂者中使用子宫骶韧带悬吊穹隆表示质疑。他们认为此时子宫骶韧带多已薄弱，难以利用。Shull 等研究认为，即使在严重盆腔器官脱垂的患者中，子宫骶韧带仍是耐用、可用的结构[1]。脱垂组与未脱垂组相比，子宫骶韧带中起主要支撑稳定作用的平滑肌细胞及 Ⅰ 型胶原蛋白含量并未减少，因而认为子宫骶韧带在子宫和穹隆脱垂中是可利用的悬吊位点。

二、适应证

高位子宫骶韧带悬吊术主要用于中盆腔缺

陷,即子宫和阴道穹隆脱垂。高位子宫骶韧带悬吊术基本不改变阴道的轴向及容积,可与阴道前后壁修补同时进行,因此,几乎适用于所有类型的盆腔器官脱垂。而骶棘韧带固定术因将阴道拉向后方,而且需要有足够的阴道黏膜,因而不适于重度膀胱、尿道膨出及阴道不够宽敞者。高位子宫骶韧带悬吊术的适应证有:

1. 保留阴道功能的中盆腔脱垂。
2. 轻到中度的阴道前后壁膨出。
3. 有网片并发症高危因素。
4. 需同时经阴道行其他修补手术。

国际妇科泌尿学会(IUGA)不推荐子宫骶韧带悬吊术作为预防性手术。

三、手术方法

1. 术前准备　视需要给予阴道雌激素软膏或口服雌激素 5～30 天,同时用子宫托或油纱卷还纳子宫,并每日坐浴或冲洗准备阴道。

2. 麻醉　采用硬膜外 + 腰麻联合针麻醉,或全麻。麻醉前半小时预防性应用抗生素。

3. 手术步骤

(1)体位:采取膀胱截石位,按阴道手术常规消毒和铺巾。

(2)暴露子宫骶韧带:切除子宫及双附件后,用数把 Allis 钳提起阴道残端,置湿纱垫于直肠子宫陷凹和骶凹处,排垫肠管。用 S 形和 Briesky 拉钩(图 5-1)拉开阴道前壁、侧壁及后壁,分别暴露出直肠旁以及向骶骨方向走行的子宫骶韧带。手术的难点在于缝合位置深,操作不

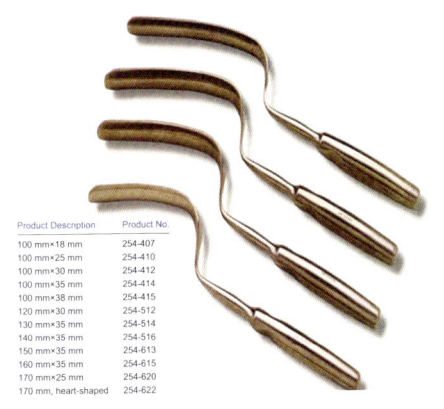

图 5-1 不同规格的 Briesky-Navratil 阴道拉钩

便。为了良好暴露及避免肠损伤,缝合前配以合适的阴道拉钩、照明及足够长度、粗壮的针持可有助于手术操作。

(3)钳夹子宫骶韧带(图 5-2):经阴道正确识别子宫骶韧带对实施高位子宫骶韧带悬吊术至关重要。采用子宫骶韧带钳或长组织钳在后腹膜5点和7点直肠旁钳夹子宫骶韧带残端,同时向上及尾侧牵拉使其伸张。如钳夹正确,即可看到向骶骨侧延伸有一定张力样的、增厚的韧带样组织,即子宫骶韧带。也可在切除子宫时单独处理子宫骶韧带并留线以识别。对美国 Marina 医疗器械公司的子宫骶韧带残端抓钳来说(图 5-3),因钳尖有一定的弯度,长度适当,因而有助于经阴道对子宫骶韧带的钳夹。

(4)缝合子宫骶韧带:经典的缝合方法为三针缝合法,即用长、弯针持夹小胖圆针连7号丝线

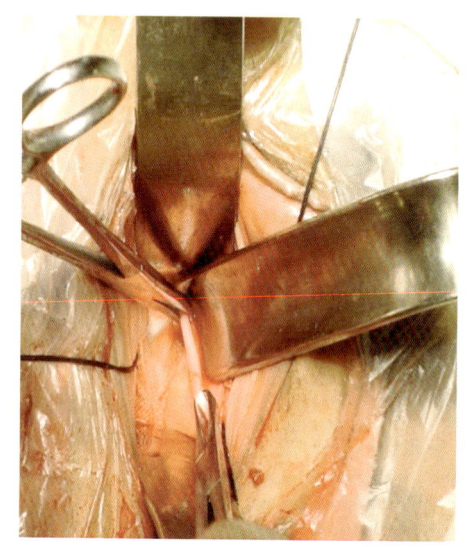

图 5-2 钳夹子宫骶韧带

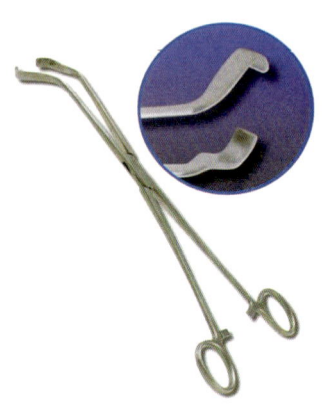

图 5-3 McCall USL 残端抓钳

（或1-0爱惜康或2-0 Prolene不吸收缝线），于坐骨棘水平上分3针缝合两侧子宫骶韧带及其间的直肠子宫陷凹腹膜。将子宫骶韧带缝合打结后留线。

为了简化手术步骤，也可采用两针螺旋缝合法（图5-4）或单针双侧子宫骶韧带螺旋法缝合。

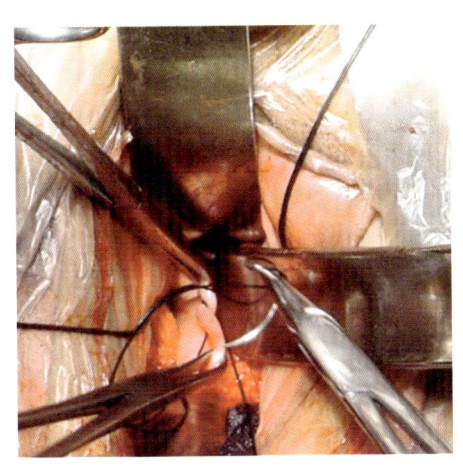

图5-4 两针螺旋缝合法

（5）膀胱镜检查：辨认三角区及两侧输尿管口，见到输尿管喷尿正常，确认双侧输尿管无损伤后，将子宫骶韧带预留线一一缝合至阴道前后壁残端的黏膜下筋膜上，边打结边上推阴道穹隆至高位子宫骶韧带缝合处。用子宫骶韧带缝线缝合阴道前后壁黏膜下组织时需够深、够宽，以保证穹隆悬吊的牢靠度。子宫骶韧带缝线应在盆底重建其他步骤完成后再与阴道筋膜打结，可有利于操作。对合并直肠上段和肠膨出者，同时缝合子宫骶韧带间腹膜，关闭直肠子宫陷凹，可预防以后的肠膨出。

4. 术后处理　留置尿管3~5天,有前壁修补者适当延长,卧床5~7天。3个月内避免提重物(>5 kg),避免重体力劳动、慢性咳嗽和便秘等增加腹压的运动。

四、并发症及其处理

1. 输尿管损伤　是高位子宫骶韧带悬吊术最常见的副损伤,发生率为0~10.9%。由于输尿管紧邻子宫骶韧带,距离子宫骶韧带侧缘的距离变异大,因而易受到损伤,多为缝合子宫骶韧带时缝扎或输尿管扭曲造成的。膀胱镜检查发现输尿管口喷尿异常后,应及时拆除子宫骶韧带缝线,多可立即缓解,偶有报道需行输尿管吻合及输尿管膀胱再植术者[4-5]。中国人民解放军总医院第四医学中心已行上千例高位子宫骶韧带悬吊术,输尿管梗阻均于术中发现,拆除缝线后梗阻均立即缓解,在偏内侧重新缝合子宫骶韧带后未再见到梗阻[6-7]。

行高位子宫骶韧带悬吊术时避免输尿管损伤的经验总结如下[4]:

(1)熟知输尿管与子宫骶韧带的解剖关系:子宫骶韧带自子宫颈向骶凹方向延伸的过程中逐渐远离输尿管,两者的距离在阴道穹隆水平为1.4 cm,在直肠旁中段为4.1 cm,在近骶凹段为8.1 cm。在高位子宫骶韧带悬吊术修补穹隆脱垂时,子宫骶韧带直肠旁中段是缝合固定部位,过低容易损伤输尿管,过高有损伤子宫骶神经的风险。

（2）膀胱截石位时输尿管走行的变异：膀胱截石位将导致盆腔一定程度的旋转，使输尿管与子宫骶韧带的位置发生改变，后者更趋向于背侧骶骨。故缝合子宫骶韧带时应尽量向后内侧骶骨方向，可远离输尿管，可使损伤率降低至原来的1/5。若行高位子宫骶韧带悬吊术时尽量靠近患者头端的高位缝合，则易使之损伤。

（3）输尿管触摸法：也可采用在子宫骶韧带外上方触摸的方法。如果在距离子宫骶韧带钳尖2 cm内不能触及输尿管，则可确保钳尖周围2 cm组织内无输尿管。

（4）子宫骶韧带进针的深度和针距：针距不宜过宽和过深。

（5）膀胱镜的应用：膀胱镜在输尿管损伤的鉴别中有不可替代的地位。妇科医生应该熟练掌握，学会识别各种形状的输尿管开口及喷尿状态。

2. 神经损伤 神经损伤的发生率为1.1%~6.9%。在子宫骶韧带悬吊术中易受到损伤的是骶丛的S1—S4神经干和下腹下神经丛，尤其是S3神经。Maldanado采用10具女性新鲜尸体的骨盆骨性标志（坐骨棘、耻骨联合下方和尾骨尖）来界定子宫骶韧带缝线可能发生损伤的范围，结论得出：以坐骨棘作为参考点，如缝合位置超出4.6 cm，则神经损伤的风险逐步增加。对骶神经损伤的预测和预防有一定难度，影响因素包括韧带的紧张度、缝线的角度、深度及方向、牵拉的力度和术中的参考点等（图5-5）。

3. 线头暴露问题 高位子宫骶韧带悬吊术因阴道残端有4~6根不吸收缝线的缝合，故术

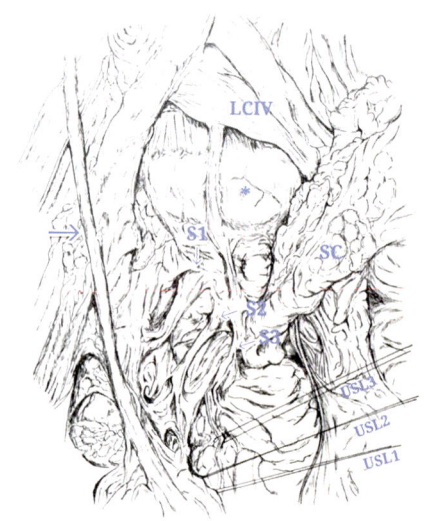

图 5-5　缝线位置与骶神经的关系

后存在线头暴露问题。在大部分患者，线头可随时间自行脱落而无临床症状，在部分线头暴露者伴有局部肉芽生长，表现为阴道持续点滴出血。由于无法判断暴露的线头是顶端悬吊丝线还是子宫切除宫旁结扎时残留的线头，故我们对已游离脱落的线头予以摘除，而对线头牢固无法摘除者暂予以保留，留待术后半年左右再对有持续性线头问题的患者进行残端线头拆除。

4. 其他少见并发症　包括肠损伤（0.2%）、膀胱损伤（0.1%）、盆腔感染、脓肿及尿路感染等。

总之，经阴道高位子宫骶韧带悬吊术利用自身组织悬吊穹隆，符合生理，微创、安全、经济、有效,能同时修补多个部位缺陷,越来越受到临床重视。

(沈文洁 鲁永鲜)

参考文献

[1] Shull BL, Bachofen C, Coates KW, et al. A transvaginal approach to repair of apical and other associated sites of pelvic organ prolapse with uterosacral ligaments. Am J Obstet Gynecol, 2000, 183(6): 1365-1373.

[2] Buller JL, Thompson JR, Cundiff GW, et al. Uterosacral ligament: description of anatomic relationships to optimize surgical safety. Obstet Gynecol, 2001, 97(6): 873-879.

[3] Wieslander CK, Roshanravan SM, Wai CY, et al. Uterosacral ligament suspension sutures: anatomic relationships in unembalmed female cadavers. Am J Obstet Gynecol, 2007, 197(6): 672. e1-e6.

[4] Aronson MP, Aronson PK, Howard AE, et al. Low risk of ureteral obstruction with "deep"(dorsal/posterior) uterosacral ligament suture placement for transvaginal apical suspension. Am J Obstet Gynecol, 2005, 192(5): 1530-1536.

[5] Vallabh-Patel V, Saiz C, Salamon C. Subjective and objective outcomes of robotic and vaginal high uterosacral ligament suspension. Female Pelvic Med Reconstr Surg, 2016, 22(6): 420-424.

[6] 鲁永鲜,沈文洁,刘昕,等.经阴道子宫骶骨韧带高位悬吊术治疗子宫脱垂的临床探讨.中华妇产科杂志,2007,42(12): 797-801.

[7] 段磊,鲁永鲜,沈文洁,等.经阴道宫骶韧带高位悬吊术的远期疗效研究.中华妇产科杂志,2017(6): 363-368.

第六章
腹腔镜下高位子宫骶韧带悬吊术

高位子宫骶韧带悬吊术是通过缝合缩短子宫骶韧带中下段,将脱垂的子宫颈或阴道断端向上牵拉,达到治疗以中盆腔为主的盆腔器官脱垂的一种盆底重建手术。

此手术可以通过开腹、腹腔镜和经阴道途径实施。随着手术技术的改进,目前经开腹途径实施者较少,多通过腹腔镜下或经阴道实施,经腹腔镜高位子宫骶韧带悬吊术具有微创和术野清晰的特点,在保留该术式疗效的同时可降低并发症的发生。

一、子宫骶韧带的解剖学基础

1. 子宫骶韧带的分部 子宫骶韧带从子宫颈和子宫体的两侧向后,经直肠的两侧附着到骶骨。其表面覆以腹膜,形成骶子宫襞,其中大部分与 S1 — S3 相连,与 S4 多不相连。子宫骶韧带分为宫颈部(远端)、中间部(中段)和骶骨部(近端)。在子宫骶韧带的三部分中,根据厚度和附着,子宫骶韧带中间部是比较坚固的悬吊点,离输尿管的距离相对安全[1]。因此,中段是最适合做阴道顶支持的手术部位。临床中选择高位子宫骶韧带悬吊的操作点,也主要在子宫骶韧带的中间部。

2. 子宫骶韧带的相邻解剖　子宫骶韧带的深方为骶神经。子宫骶韧带与其侧方的神经关系，若以坐骨棘为起点，以子宫骶韧带为轴心测量，则骶丛 S1 在子宫骶韧带下方 3.9 cm 处经过，S2 在子宫骶韧带下方 2.6 cm 处经过，S3 在子宫骶韧带下方 1.5 cm 处经过，S4 在子宫骶韧带下方 0.9 cm 处经过，因此，高位子宫骶韧带悬吊术也建议在坐骨棘水平以下的子宫骶韧带中间部固定悬吊，以避免对神经的损伤。

二、手术适应证

手术适应证为以中盆腔缺陷为主的盆腔器官脱垂，表现为以子宫脱垂为主，可同时合并阴道前后壁上段的轻度膨出。

三、手术禁忌证

1. 盆腔粘连严重，无法分离出子宫骶韧带解剖结构。
2. 伴有明显的前盆腔及后盆腔缺陷。
3. 保留子宫者，若合并有子宫颈延长，需同时做子宫颈部分切除。

四、手术步骤

1. 腹腔镜下高位子宫骶韧带悬吊术（laparoscopic high uterosacral ligament suspension, LHUS）

（1）同侧缝合

① 提拉阴道断端右侧缘，将右侧子宫骶韧带牵拉出张力。向前上方牵拉子宫颈断端，辨认

腹膜后的右侧输尿管走行（图6-1）。

② 在右侧输尿管和子宫骶韧带之间打开后腹膜。将输尿管向外侧推开，充分显露右侧子宫骶韧带中下段（图6-2）。

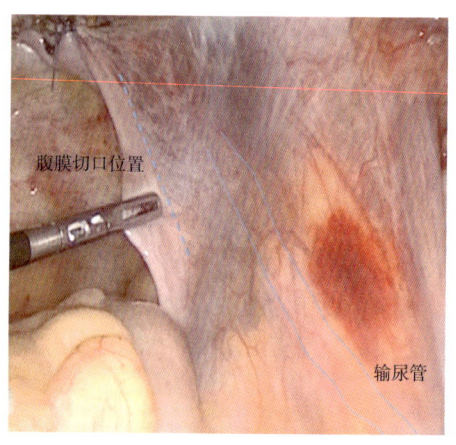

图6-1 辨认输尿管走行

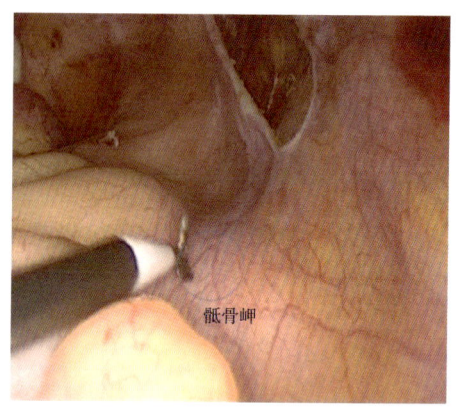

图6-2 在右侧输尿管和子宫骶韧带之间打开后腹膜

③ 在腹膜后找到骶骨岬，作为判定高位子宫骶韧带悬吊的参照点。一般高位子宫骶韧带悬吊的起始点在骶骨岬下方 4 cm 处。

④ 向上牵拉阴道顶端右侧，感受阴道顶牵拉后的子宫骶韧带张力。

⑤ 用不可吸收缝线连续缝合子宫骶韧带中下段至阴道顶端右侧，应使缝线不穿透至阴道黏膜（图 6-3）。

⑥ 拉紧缝线并结扎（图 6-4）。

⑦ 采用相同的方法做左侧高位子宫骶韧带悬吊。

⑧ 若同时发现存在直肠子宫陷凹明显，可用可吸收缝线缝合直肠前壁腹膜、两侧腹膜及阴道后方腹膜，关闭直肠子宫陷凹，以避免手术后发生直肠疝。

（2）对缝两侧子宫骶韧带：还有学者选择分

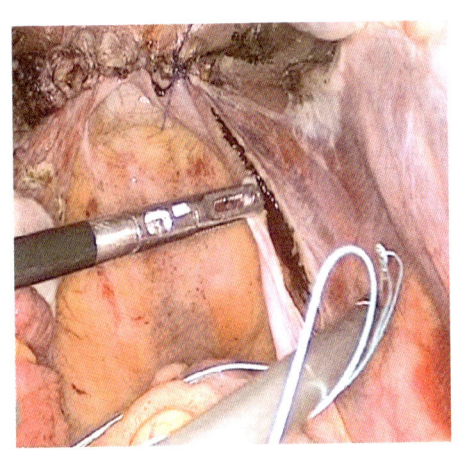

图 6-3　用不可吸收缝线连续缝合子宫骶韧带中下段至阴道顶端右侧

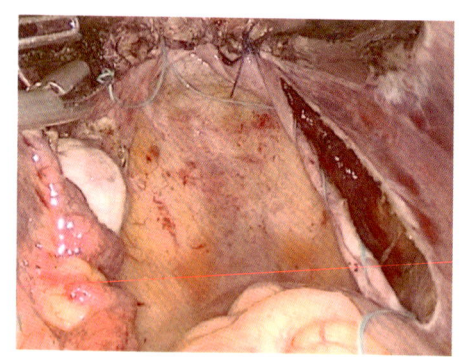

图 6-4 拉紧缝线并结扎

离双侧子宫骶韧带后对缝两侧子宫骶韧带，分次并与阴道断端缝合固定，对远离阴道顶端的高位子宫骶韧带在阴道断端中部缝合，也起到悬吊阴道顶的作用。

2. 腹腔镜下高位子宫骶韧带子宫颈悬吊术 若实施保留子宫的高位子宫骶韧带悬吊术[2]，需将子宫骶韧带缝线固定在子宫颈后壁，使缝线不穿透子宫颈。腹腔镜下高位子宫骶韧带子宫颈悬吊术的手术步骤如下：

（1）同高位子宫骶韧带阴道悬吊术，游离子宫骶韧带后，用不可吸收缝线连续缝合子宫骶韧带。

（2）缝合子宫颈后壁。

（3）拉紧和结扎缝线（图 6-5）。

五、手术效果

在高位子宫骶韧带悬吊手术中，采用患者的自身组织进行盆底重建，尤其适用于相对年轻的

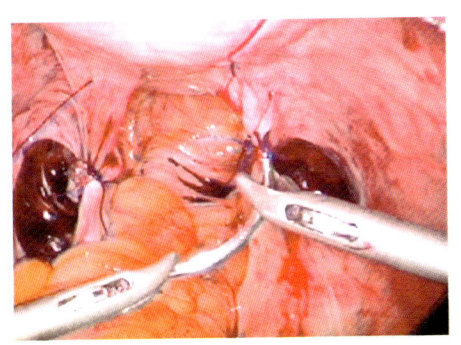

图 6-5 保留子宫的高位子宫骶韧带悬吊手术

患者。对于其治疗效果,文献报道,随访时间 6 个月到 5 年,成功率达 82%~96%[3]。

高位子宫骶韧带悬吊术可以是切除子宫后的阴道断端的悬吊,也可以是保留子宫的子宫颈悬吊,而且后者还可以保留患者的生育功能,已经有高位子宫骶韧带悬吊术术后妊娠,最终选择性剖宫产分娩的报道[2]。对于有性生活需求的患者,由于阴道穹隆悬吊的位置高,不仅解决了脱垂问题,而且术后能获得足够的阴道深度和宽度,与其他盆底重建手术相比,高位子宫骶韧带悬吊术是最少改变阴道生理状况的手术之一。高位子宫骶韧带悬吊术对子宫脱垂的治疗效果满意,主观感觉上术后性生活质量优于术前[4]。

与骶棘韧带固定术(sacrospinous ligment fixation,SSLF)比较,两者对于悬吊阴道顶端均有良好的作用,成功率相似,但高位子宫骶韧带悬吊术术后阴道前壁膨出程度低于骶棘韧带固定术[5]。国外文献报道高位子宫骶韧带悬吊术和骶棘韧带固定术后前壁膨出的发生率分别为6%和21%,原因在于高位子宫骶韧带悬吊术可以更好地保持阴道的自然轴向,潜在预防了阴道其他部位的继发膨出。

与各种添加补片的盆底重建手术相比,高位子宫骶韧带悬吊术无补片导致的阴道壁僵硬、弹性下降和侵蚀等副作用。

六、术后并发症的预防

1. 输尿管损伤　除感染和出血等常见并发症外,高位子宫骶韧带悬吊术最常见的并发症为输尿管损伤。在Lin[6]报道的133例手术中,因正确分离输尿管,因此,无输尿管损伤发生。由此可见,术中根据解剖关系对输尿管进行正确分离,可以很好地保护输尿管免于术中损伤。术中缝合虽然不直接影响输尿管,但可能牵拉或使输尿管附着的组织移位,引起一侧或者双侧输尿管扭曲,进而发生梗阻。手术中打开侧腹膜,将输尿管向外侧推,可以进一步降低输尿管术中损伤的风险[7]。

2. 宫颈延长导致的手术失败　子宫骶韧带悬吊术后子宫一般会被悬吊至坐骨棘水平。如果子宫颈过长,术后延长的宫颈在阴道内会引起阴道异物的感觉,使手术效果不佳,是导致手术失败的原因之一。在宫颈延长患者,术中可同时截除部分子宫颈组织。

3. 下肢感觉异常　下肢感觉神经损伤也是经阴道高位子宫骶韧带悬吊术的并发症。对于腹腔镜高位子宫骶韧带阴道断端悬吊术,目前无神经损伤的相关报道，在这一方面更显优势。

4. 术式局限　高位子宫骶韧带悬吊术主要是改善中路的盆腔器官脱垂，以子宫脱垂或者子宫切除术后穹隆脱垂为主要的手术适应证，可同时合并有轻度的阴道前后壁膨出。为了保证手术治疗的效果，需要严格掌握手术适应证，避免扩大手术适应证导致的盆腔器官脱垂复发。若同时合并有阴道前后壁膨出，可以考虑联合其他术式进行盆底重建术。

相对而言，高位子宫骶韧带悬吊术的术式简单，手术学习曲线短，易于掌握，适应证明确，可结合其他盆底重建手术实施。手术中涉及的解剖关系明晰，发生并发症的风险低，是易于开展的手术方案。

（张　坤　韩劲松）

参考文献

[1] 周秀华, 欧阳四新. 子宫骶韧带的应用解剖. 解剖学杂志, 2007, 3(4): 480-482.
[2] Maher CF, Carey MP, Murray CJ. Laparoscopic suture hysteropexy for uterine prolapsed. Obstet Gynecol, 2001, 97(6): 1010-1014.
[3] 鲁永鲜, 沈文洁, 刘昕, 等. 经阴道子宫骶骨韧带高位悬吊术治疗子宫脱垂的临床探讨. 中华妇产科杂志, 2007, 42(12): 197-201.
[4] 孙之星, 朱兰, 胡惠英, 等. 腹腔镜高位宫骶韧带悬吊术联合子宫颈截除术治疗生育期子宫脱垂的长期疗效及性功能评价. 中华妇产科杂志, 2014, 49(3): 167-171.
[5] 鲁永鲜, 刘昕, 周宁, 等. 阴式子宫切除同时行骶棘韧带固定术治疗盆腔器官脱垂. 中华妇产科杂志, 2004, 39(9): 627-628.

[6] Lin LL, Phelps JY, Liu CY. Laparoscopic vaginal vault suspension using uterosaeral ligaments: a review of 133 cases. J Minim Invasive Gynecol, 2005, 12: 216-220.
[7] 张坤, 韩劲松. 腹腔镜下高位骶韧带悬吊术治疗子宫脱垂的疗效探讨. 中国妇产科临床杂志, 2013, 14(2): 106-109.

第七章
骶骨阴道固定术

骶骨阴道固定术（sacrocolpopexy, SC）是治疗子宫或阴道穹隆脱垂的金标准术式之一，可选择经腹、腹腔镜下及机器人辅助腹腔镜途径。

一、手术发展史及现况

1957 年 Arthure 和 Savage 首次报道了经腹切口将阴道穹隆后部直接固定于骶骨前纵韧带上，称之为骶骨阴道固定术。随后 Embrey 应用腹部筋膜作为悬吊物，将穹隆固定于骶骨。1962 年 Lane 进一步指出悬吊物强度的重要性，以人工合成网片将阴道残端与骶前纵韧带连接。其后更多的报道证实了经腹骶骨阴道固定术（abdominal sacrocolpopexy, ASC）是纠正阴道穹隆脱垂最有效及最持久的方法之一。1991 年 Snyder 和 Krantz 将移植物延长至整个直肠阴道隔，以解决低位直肠膨出。1994 年 Nezhat 等首次报道了腹腔镜下骶骨阴道固定术（laparoscopic sacrocolpopexy, LSC），2004 年 Marco 采用机器人辅助腹腔镜下骶骨阴道固定术（robotic assisted laparoscopic sacrocolpopexy, RSC），解决了腹腔镜下缝合困难的问题，大大缩短了手术时间。其后逐渐发展出保留子宫的骶骨固定术。

二、骶前区解剖

从骶骨阴道固定术发展至今,最具争议的问题之一是骶骨缝合固定的位点。1973 年 Birncf 对阴道轴向的正常解剖位置进行了描述,认为阴道顶端的正常解剖位于 S3 — S4 水平,提出了固定点应位于 S3 — S4 的骶骨上。此时阴道轴向最符合生理,但该部位术中出血率高。1981 年 Sutton 对该术式进行了改进,提出将网片固定在 S1 — S2 骶骨水平,认为该平面容易避开骶正中动脉及骶前静脉丛,以减少术中出血性损伤的风险。

1. 前纵韧带　前纵韧带位于脊柱椎体的前面,纵贯脊柱全长,是椎体前面延伸的一束坚固的纤维束,是人体内最长而又坚韧的韧带,有防止脊柱过度后伸和椎间盘向前脱出的作用。骶骨由 5 块骶椎融合而成。随着骶椎体往下,该韧带逐渐变薄,即骶前纵韧带 S1 — S5 逐渐变薄,韧带的强度与刚度逐渐变小。国外学者及国内张晓薇等的研究表明,S1 处的前纵韧带最厚,强度及刚度也最大,从力学角度来讲 S1 是阴道骶前固定术最佳的缝合固定部位(图 7-1)。

2. 骶前区血管网　骶前区血管网主要由骶正中血管及骶前静脉丛组成,其前方为骶前筋膜,背侧紧贴前纵韧带或骶骨骨膜(图 7-2)。

(1)骶正中血管:包括一支骶正中动脉及 1~2 支骶正中静脉。骶正中动脉较细,自腹主动脉后壁发出,沿 L4 — L5 椎体的前面,经骶岬向下至尾骨尖,行走于骶骨骨盆面。骶正中静脉与骶正中动脉伴行,汇入左髂总静脉或左、右

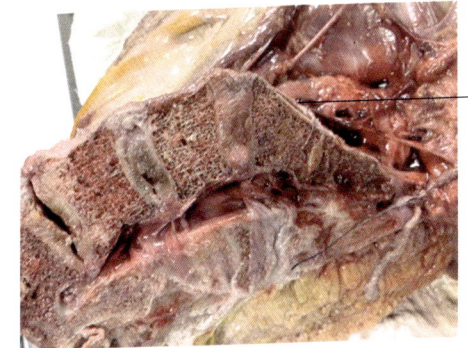

图 7-1 骶骨前纵韧带 — 缝合固定的位置

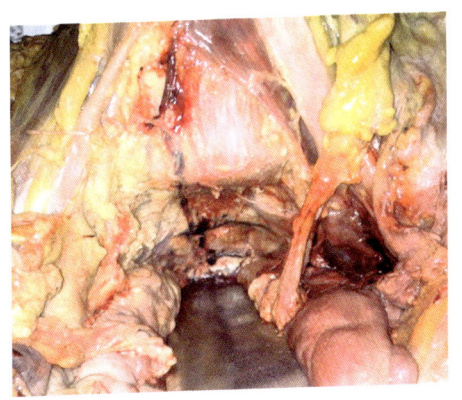

图 7-2 骶前血管网（新鲜尸检标本）

髂总静脉（图 7-3）。

（2）骶前静脉丛：骶前静脉丛主要是由骶正中静脉、骶外侧静脉干、横干静脉以及相互的交通静脉组成的一网状静脉丛。骶外侧静脉在骶前孔内侧缘，骶交感干的外侧，多为两支型，由骶

第七章 骶骨阴道固定术 129

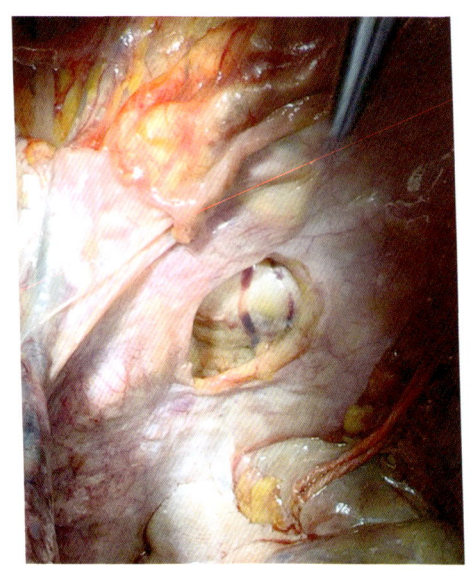

图 7-3 骶正中血管（新鲜尸检标本）

前孔外出的脊支静脉汇成，并通过骶前横静脉支与骶正中静脉相吻合，斜向上方汇入髂内静脉。

每个骶椎体的表面通常有一支横行的骶前横静脉支，通常位于骶椎的中上 1/3 处，由其连接着两侧的骶外侧血管（或直接是髂内静脉）与中线附近的骶正中血管，呈"楼梯"状[1-2]。由于椎静脉系统和腔静脉系统均无静脉瓣膜，故两者的血液可相互流通。一旦骶前区静脉发生损伤，下腔静脉系统的血液也参与大出血过程。当骶前区血管损伤时，血液迅速灌满后盆腔，造成术中处理困难，可引起致命性的大出血。

（3）骶前区域血管的解剖特点：由于骶前

区动脉及静脉的变异度大，因此，有必要充分了解骶前区域血管解剖的特点，对骶前区手术的安全区域进行评估，以降低手术中骶前区出血性损伤。2004年Baque等[1]对10具新鲜尸体标本骶前静脉丛进行了研究，发现大部分尸体的骶前血管区分布有规律可循：位于骶前区中线上、距离骶骨岬3 cm、边长也是3 cm的正方形的四个顶点附近为相对无血管区（或无重要血管的区域）。2009年张晓薇等的研究也发现第一骶椎体盆腔面无血管区域最大，是阴道骶骨固定术相对安全的缝合固定区域。相对安全区域的上界为骶岬下10 mm，下界为骶岬下方40 mm，宽度为15 mm，即30 mm×15 mm的矩形区域。但上述的研究例数较少，尽管存在一定的规律，但每个个体之间仍存在较大的解剖学变异。因而术中应仔细辨认骶正中血管，可在直视下避开该血管，而骶前静脉丛在术中难以辨认，应尽量在安全区内进行缝合。S3－S4骶椎水平的骶前静脉丛丰富，变化多，更容易损伤而引起出血，所以尽量不要选用。

三、手术适应证与禁忌证

1. 适应证　适用于阴道穹隆中重度膨出患者（≥Ⅱ期）或子宫重度脱垂患者。尤其适用于以下几种情况：

（1）年轻患者以及因生活习惯或职业而需要体力活动者。

（2）其他如慢性腹内压增高的情况（哮喘、慢性支气管炎及慢性便秘）。

（3）复发性阴道脱垂伴有阴道缩短以及以往瘢痕形成者，由于骶骨阴道固定术不受阴道长度和宽度的限制，所以，对于阴道明显狭窄或变短的患者也可以施行该术式。

（4）多发性疝或结缔组织薄弱者。

2. 禁忌证

（1）阴道炎和阴道溃疡等生殖道急性感染者。

（2）有严重内科合并症而不能耐受手术者。

3. 相对禁忌证

（1）腹部疝修补术后腹壁有网片者。

（2）有肠梗阻病史者。

（3）未完成生育者，应完成生育后再行重建手术。

四、手术步骤

1. 经腹骶骨阴道固定术

（1）麻醉方式及体位：全身或硬膜外麻醉后，患者取低位膀胱截石位，左侧略倾斜，常规腹及会阴联合消毒、铺单，放置导尿管。

（2）切口：取下腹部纵切口或耻骨上横切口（耻骨上 2~3 横指）。用大纱垫排垫肠管。

（3）子宫全切：有子宫者先行子宫全切术，酌情行双附件切除术。在切除子宫过程中，打开膀胱子宫腹膜反折，下推膀胱，视前壁的脱垂程度打开膀胱阴道间隙。一般长约 3 cm，宽约 3 cm，原则上不超过尿道横沟。打开后腹膜，向下分离直肠阴道间隙。一般长约 3 cm，宽约 3 cm，视后壁脱垂程度，最深可达耻骨直肠肌筋膜近会阴体处。充分止血。常规切除子宫，缝合阴道残端。

（4）暴露右侧结肠旁及骶前区域：将乙状结肠推向左侧，暴露右侧结肠旁区域，在右侧输尿管内侧沿右侧子宫骶韧带打开后腹膜至骶前区，也可分别打开骶前区域腹膜和后穹窿处腹膜。在两者之间分离腹膜，形成隧道。在骶岬下方 1~4 cm 处分离骶前区域，暴露出白色的骶前纵韧带。

（5）网片放置：应用成品 Y 形网片，或将人工合成聚丙烯网片（10 cm×15 cm）剪为两片宽 2.5~3.5 cm 的长条形。用不可吸收缝线（7号丝线或 0 号爱惜康线）或延迟吸收缝线分三排（每排间隔约 1 cm）、每排三针间断固定缝合两片网片于分离后的阴道前后壁上。注意不可吸收缝线不能穿透阴道黏膜。如为自行裁剪网片，在阴道穹窿处将前后壁网片间断缝合和固定在一起。

助手将塑料阴道模型放置在阴道内，上举阴道穹窿。根据穹窿至骶骨岬所需的长度将网片修剪至合适长度，用不可吸收的爱惜邦缝线将网片另一端无张力的间断缝合固定于 S1—S2 无血管区的前纵韧带上，一般固定 2~3 针。用 2/0 号可吸收缝线缝合后腹膜，将网片包埋于腹膜后。

（6）为了减少网片侵蚀问题，部分术者采用子宫次全切术，将网片固定于子宫颈前后唇，但术后面临残存子宫颈病变而再次手术的问题。

（7）对年轻的、有保留子宫要求的患者，可采用保留子宫的子宫骶骨固定术。不同之处在于需要在两侧阔韧带打孔，贯通阔韧带的前后叶，将网片前后叶自子宫颈后方向前方牵出，分别缝合固定于阴道前壁和后壁。

(8)术后患者留置导尿管3~7天。

2. 腹腔镜下辅助骶骨阴道固定术　本手术与经腹手术的不同之处在于[3-4]：

(1)体位取头低脚高、左低右高位。

(2)需要全麻。

(3)微创。

(4)其余步骤同前。为了缩短手术时间，更多的术者采用了经阴道联合腹腔镜手术。首先经阴道切除脱垂子宫及双侧附件，并分离膀胱阴道间隙及直肠阴道间隙，经阴道放置前后壁网片并缝合固定，最后在腹腔镜下将网片悬吊在S1前纵韧带上。该术式明显缩短了手术时间，但因阴道前后壁存在伤口，故增加了阴道网片的暴露机会（图7-4）。

五、并发症的处理和预防

1. 术中并发症

(1)出血：最严重的并发症就是骶前静脉破

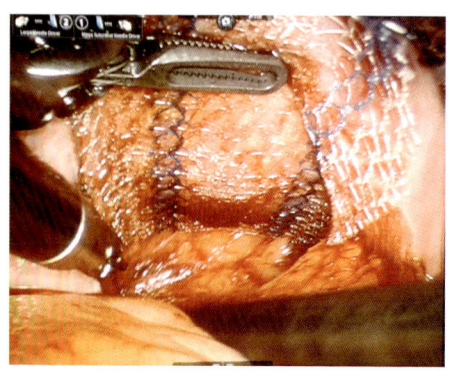

图7-4　腹腔镜下放置后叶网片

裂引起的大出血。出血量可高达数千毫升，甚至是致命性出血。由于骶前区域血管交通支丰富，因此止血困难。可试行局部喷涂蛋白凝胶并压迫止血，可能见效。如继续出血或出血过多，可试行缝合、银夹夹闭、烧灼、骨腊和不锈钢止血钉等方法止血。手术应在充分分离的情况下选择无血管区进行缝合，以避免引起大出血或损伤骶神经。应充分了解骶前区血管解剖，在骶前区缝合网片时应在无血管区进行缝合，以防止骶前静脉丛的损伤。

（2）肠道和泌尿系损伤：与本术式关系密切的结构包括右侧输尿管和乙状结肠。术中应注意辨识清楚两者的走行，并将其游离后拉向侧方以避免损伤。

2. 术后并发症

（1）网片暴露和侵蚀：与经阴道网片修补比较，经腹骶骨阴道固定术无阴道壁切口，因而阴道网片的暴露机会明显降低。为了减少暴露，对于无子宫颈延长的患者，有些术者选用保留子宫颈的次全子宫切除术，使阴道穹隆处网片暴露的风险进一步降低。但是该术式存在残留子宫颈病变再次手术的风险。对于经阴道联合机器人辅助经腹腔镜下骶骨阴道固定术，因为存在阴道前后壁切口，因而网片经阴道的暴露率较经腹骶骨阴道固定术升高。手术时强调阴道端网片需充分展平，无张力放置，分离阴道壁时不应过薄，减少血肿及感染，以减少网片侵蚀的发生。近期有网片肠道侵蚀的个案报道。肠道侵蚀症状可以发生在手术数年后，通常表现为急性下腹痛和血便，个别病例可以完全没有症状，只是在直肠镜检查时发现网片侵蚀。注意腹腔内的网片必须完全腹膜化，以减少网片侵蚀肠管的机会。

（2）肠梗阻：肠梗阻的发生率约为3.6%（1.1%~9.3%），其中小肠梗阻的发生率约为1.1%。主要原因有网片表面未充分腹膜化，肠管嵌顿于网片下方空间导致的机械性肠梗阻。其次，分离缝合骶前区域时损伤骶前神经丛，而导致术后出现麻痹性肠梗阻。因此，腹腔内的网片必须完全腹膜化，以避免肠梗阻等相关并发症的发生。

六、疗效评价及复发

目前普遍认为骶骨阴道固定术是一种治疗阴道顶端脱垂疗效肯定的、临床常用的手术方式。骶骨阴道固定术中长期疗效显示客观治愈率为83.3%~90%，主观治愈率为95%~95.3%。由于在经腹骶骨阴道固定术中阴道无切口，避免了纤维瘢痕组织增生和手术切口感染等，因此，与阴道途径相比，性生活满意度提高。总复发率为7%~16%，复发的部位多在Aa点和Ap点。多数学者认为，复发的原因可能与阴道端网片放置部位过浅有关。顶端复发率为1.5%~3%。

综上所述，阴道骶骨固定术具有成功率高、术后复发率低、对性生活质量影响少以及网片侵蚀率低等优点，是治疗阴道穹隆脱垂和子宫脱垂的标准术式之一。

（沈文洁　鲁永鲜）

参考文献

[1] Baqu P, Karim d jee B, Iannelli A, *et al*. Anatomy of the presacral venous plexus: implications for rectal surgery. Surg Radiol Anat, 2004, 26 (5): 355-358.

[2] Wieslander CK, Rahn DD, McIntire DD, *et al*. Vascular anatomy of the presacral space in unembalmed female cadavers. Am J Obstet Gynecol, 2006, 195 (6): 1736-1741.

[3] Addison WA, Livengood CH, Sutton GP, *et al*. Abdominal sacral colpopexy with Mersilene mesh in the retroperitoneal position of posthysterectomy vaginal vault prolapse and enterocele. Am J Obstet Gynecol, 1985, 153: 140-146.

[4] Agarwala N, Hasiak N, Shade M. Laparoscopic sacral colpopexy with gynemesh as graft material——experience and results. J Minim Invas Gynecol, 2007, 14(5): 577-583.

第八章
骶棘韧带固定术

一、概述

子宫位于中盆腔的顶端,是前、中、后盆腔的枢纽。子宫颈环是主韧带和子宫骶骨韧带的附着点,同时还与几乎所有的盆筋膜和韧带相连(如耻骨子宫颈筋膜和直肠阴道筋膜等)。因此,理论上讲,子宫不仅为膀胱和直肠等盆底器官提供了支撑锚定点,在盆底功能恢复中也具有重要意义。

二、历史回顾

1958年,德国的Sederl首次提出骶棘韧带固定术(sacrospinous ligament fixation, SSLF)。1967年,Richter首次在美国报道了该术式。1971年,Randall和Nichols报道了18例SSLF治疗阴道顶端脱垂的临床总结,进一步推动了该术式在美国及欧洲的开展。手术方式是将脱垂的阴道顶端悬吊至一侧或双侧的骶棘韧带上。一般缝合至一侧骶棘韧带的力量已经足够。若患者的阴道顶端组织宽,也可行双侧缝合,但风险会相应增加。临床实践证明,骶棘韧带固定术治疗阴道顶端脱垂的效果已无任何争议。骶棘韧带固定术经阴道操作,手术简单、方便、易掌握,得到了广泛应用。

三、术前评估

中盆腔器官脱垂主要指阴道顶端脱垂,包括子宫脱垂和阴道穹隆脱垂。主骶韧带的损伤拉长或撕裂均可导致子宫脱垂。尤其切除子宫时,主韧带和子宫骶韧带复合体和耻骨宫颈筋膜都被切断。如果没有将阴道残端与韧带端进行缝合悬吊,术后易发生阴道穹隆脱垂。

1. 症状 轻者无明显症状。重者自觉下坠和腰酸,并有块状物从阴道脱出,实际上是子宫颈或阴道顶端。休息后,部分患者的脱出物能够自行回纳阴道内。严重者不能自行回纳,甚至嵌顿于阴道口。多数患者合并阴道前壁膨出,部分合并阴道前后壁膨出。对脱出物长期在阴道外的患者,因长期摩擦,可导致子宫颈局部、阴道壁破溃及出血,甚至继发感染,形成溃疡。

2. 阴道检查

(1)阴道顶端缺陷

1)穹隆脱垂为发生在子宫切除后阴道残端脱垂。将窥器放入阴道后,嘱患者向下用力,并缓慢地向外抽出窥器,阴道顶端下降 >2 cm 以上。

2)用卵圆钳将阴道顶端送至正常位置。嘱患者用力,脱垂程度减轻,即确定阴道顶端脱垂。用 C 点判断脱垂的分度,无 D 点测量值(图 8-1)。

(2)子宫脱垂:子宫脱出,进行阴道检查时,可见子宫骶韧带松弛、拉长。

(3)宫颈延长

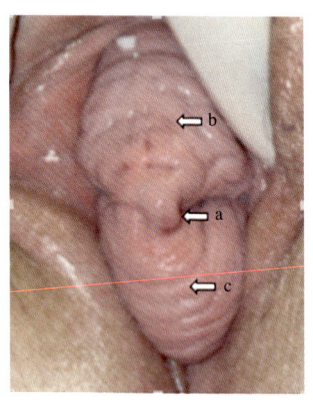

图8-1 阴道穹隆脱垂。a：阴道穹；b：阴道前壁；c：阴道后壁

1）定义：宫颈延长不一定都合并子宫体的脱垂，可能只是宫颈长度增加，宫颈外口下降至脱出阴道口外。一般认为宫颈长度≥5 cm可诊断为宫颈延长。

2）宫颈长度的检查方法

① POP-Q 测量，中盆腔器官脱垂的分期，以 C、D 点作为标志点。患者取截石位，屏气做 Valsalva 动作，观察测量 C 值。C 值 <-1 cm 为Ⅰ期；C 值为 -1～+1cm，为Ⅱ期；C 值为 +1～[tvl-2] cm，为Ⅲ期；C 值 >[tvl-2] cm，为Ⅳ期。通过 D 点判断子宫骶韧带附着部（子宫颈内口水平）情况。如 C、D 两点量化值差值 >4 cm，提示可能存在宫颈延长（图8-2）。

② 通过超声检查确定宫颈长度（图8-2）。对于单纯宫颈延长仅需切除部分宫颈，可不行中盆腔重建手术。如合并子宫脱垂，需要同时行中

盆腔重建手术。

③探针测量宫颈长度(图8-3)。

3. 辅助检查

(1)白带常规：排除阴道炎症。

(2)盆腔超声检查：确定子宫双附件是否正常，决定手术是否保留子宫。

(3)盆腔 MRI 检查：必要时进行。

4. 其他检查

(1)确定是否合并耻骨宫颈筋膜及直肠阴道

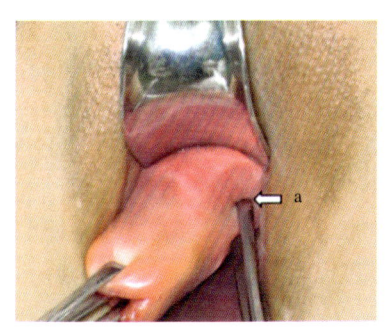

图 8-2　测量宫颈长度。a：骶主韧带附着点

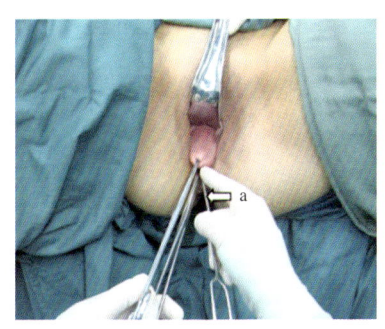

图 8-3　用探针测量宫颈长度

筋膜顶端缺陷:阴道顶端脱垂即子宫脱垂和穹隆脱垂。单纯的阴道顶端脱垂少见,多数情况下会合并前盆腔或后盆腔器官脱垂。体检时应全面评估各腔室的缺陷部位及程度。尤其是易忽略耻骨宫颈筋膜和直肠阴道筋膜顶端缺陷,导致术后远期前盆腔及后盆腔器官脱垂。如确定合并有耻骨宫颈筋膜及直肠阴道筋膜顶端缺陷,则手术时必须同时进行相应位点缺陷的重建,可预防或降低手术后前后盆腔器官脱垂发生。

(2)隐匿性尿失禁筛查:对于顶端脱垂的患者,缺陷复位后 13%~65% 的患者会新发压力性尿失禁。所以,要仔细询问患者在患病过程中是否有压力性尿失禁的病史,记录排尿日记及回纳脱垂后的 1 h 尿垫试验。对年老、情况复杂的患者应行残余尿量测定。有急迫性尿失禁、膀胱过度活动症状及有残余尿者,应行尿动力学检查。对合并中度以上的压力性尿失禁,建议同时行抗 SUI 手术。

四、手术适应证与禁忌证

1. 适应证
(1)POP-Q 分期Ⅲ~Ⅳ期患者。
(2)子宫切除后阴道穹隆脱垂 POP-Q 分期Ⅲ~Ⅳ期患者。
(3)有症状的中盆腔脱垂的 POP-Q 分期Ⅱ期以上患者。
(4)严重阴道前壁脱垂Ⅲ~Ⅳ期患者。
2. 禁忌证
(1)有严重的内科合并症,不能耐受手术。

（2）有凝血功能障碍。

（3）有生育要求。

（4）盆腔炎症性疾病和阴道炎的急性发作期。

（5）严重的阴道溃疡。

（6）阴道长度短于6 cm。

五、手术方法

经阴道骶棘韧带固定术通常用Deschamps针带不吸收缝线缝合，也可使用特殊器械如Miyazaki缝合器（图8-4）。近年来为了方便操作，发明了以Capio缝合器为代表的各种一次性缝合器，使骶棘韧带的操作更简单，损伤更少，在美国和加拿大等发达国家已是临床常规使用的深部缝合器械（图8-5）。图8-6为骶棘韧带缝合的相

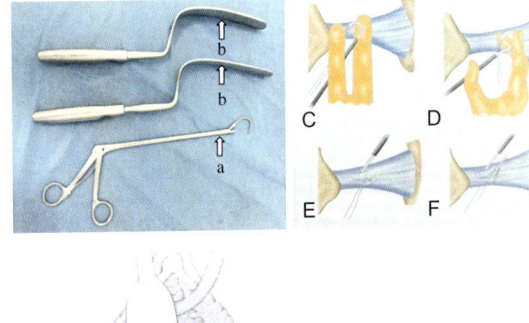

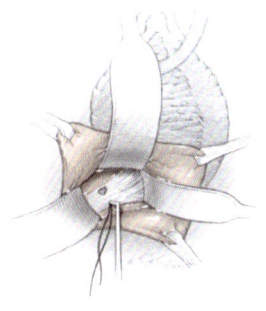

图8-4 专用器械。a：Miyazaki缝合器；b：长阴道侧壁拉钩

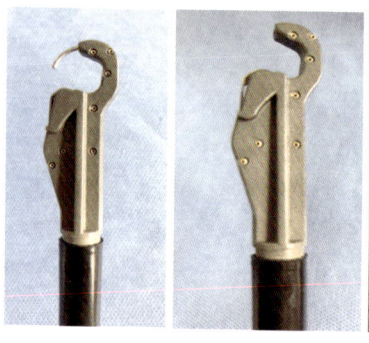
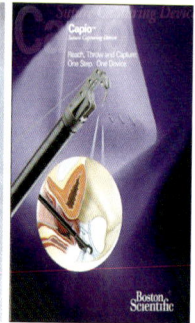

图 8-5　Capio 缝合器

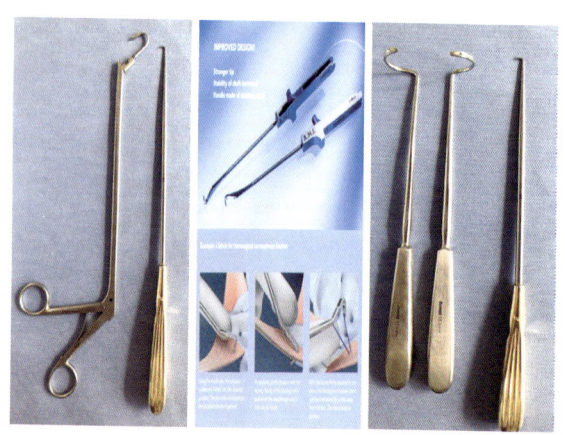

图 8-6　骶棘韧带其他缝合器

关器械。

多数医生选择右侧骶棘韧带缝合,现以左侧缝合为例。

1. 患者取膀胱截石位,手术野消毒,铺无菌巾,留置导尿管,持续导尿。

2. 暴露阴道穹隆后部(图 8-7)　①保留子

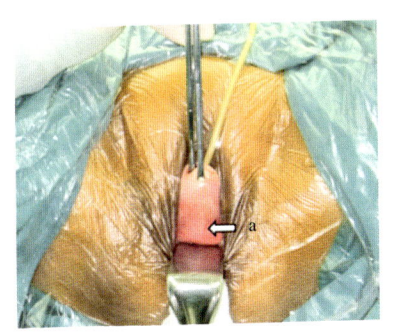

图 8-7 暴露阴道穹隆后部。a：阴道穹隆后部

宫者：用 2 把 Allice 钳钳夹宫颈前后唇，向阴道口牵拉，暴露出阴道后穹隆。②需同时切除子宫者：缝合关闭阴道壁。用一把 Allice 钳钳夹阴道断端缝合的中间部牵拉，暴露出阴道穹隆后部。③已切除子宫者：找到切除子宫后的阴道切口瘢痕，用 3 把 Allice 钳钳夹瘢痕的两端及中间，向阴道口牵拉，暴露出阴道穹隆后部。

3. 阴道直肠间隙形成水垫　用 2~3 把 Allice 钳钳夹宫颈后穹隆至距阴道口内 3 cm 处的阴道后壁正中。术者检查阴道壁下方空虚处，即阴道直肠间隙。向此间隙注入生理盐水至阴道壁产生张力形成水垫，并沿此间隙向缝合悬吊骶棘韧带侧的坐骨直肠窝间隙注水分离（图 8-8）。

4. 切开阴道后壁　于钳夹阴道两端的 Allice 钳之间纵行切开阴道壁全层至阴道直肠间隙的水垫处，长度为 4~5 cm（图 8-9）。

5. 分离阴道直肠间隙　自阴道壁内侧向左侧锐性分离阴道直肠间隙（图 8-10、图 8-11），分离在水垫中进行。分离至侧方间隙时，改用长

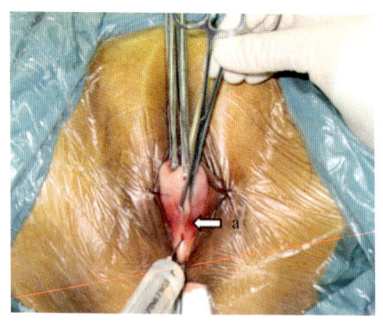

图 8-8 阴道直肠间隙形成水垫。a：阴道穹隆后部

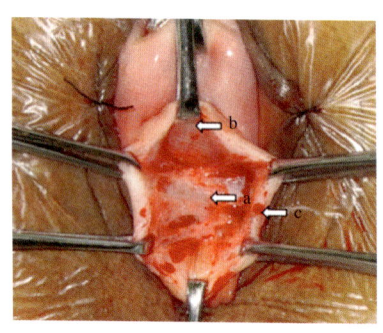

图 8-9 切开阴道后壁。a：直肠阴道间隙水垫；b：宫颈；c：阴道壁全层

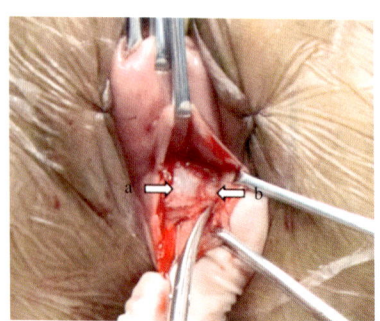

图 8-10 锐性分离阴道后壁间隙。a：直肠阴道间隙水垫；b：直肠阴道间隙

弯大剪刀沿左侧坐骨棘方向钝性进入左侧坐骨直肠侧窝后，钝性扩张分离（图8-12）。在分离过程中，如在直肠阴道间隙和坐骨直肠窝看到脂肪组织，即表明分离间隙正确。

6. 分离出骶棘韧带　术者将示、中指向坐骨棘方向、与阴道切口呈45°进入已分离间隙，在盆侧壁触及突起的坐骨棘（图8-13、图8-14）。转向骶尾骨方向继续钝性分离至骶尾骨侧缘（图8-15）。此时，自坐骨棘至骶尾骨侧缘可触及扇

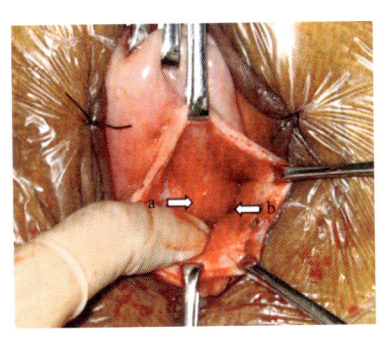

图8-11　分离阴道直肠间隙。a：直肠阴道间隙水垫；b：直肠阴道间隙

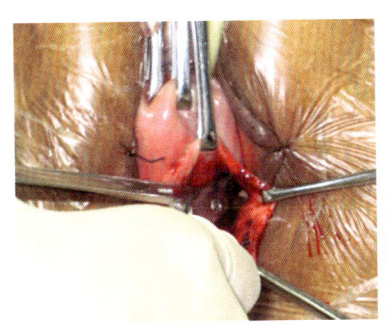

图8-12　钝性扩张分离进入左侧坐骨直肠侧窝

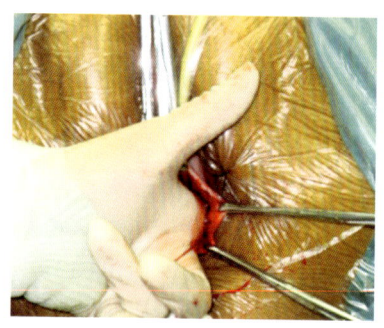

图 8-13 分离骶棘韧带

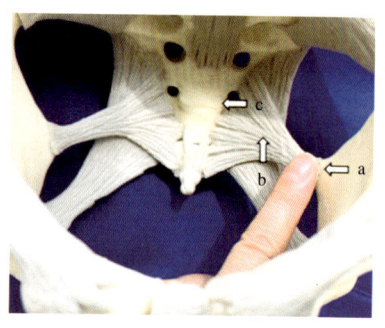

图 8-14 分离骶棘韧带。a：坐骨棘；b：骶棘韧带；c：骶骨

形坚韧的骶棘韧带。推开疏松结缔组织及脂肪组织，分离出骶棘韧带。

7. 确定骶棘韧带的缝合位置　术者将示、中指放入骶棘韧带处，评估其长度和厚度。缝合部位以骶棘韧带的中间部为宜，或坐骨棘向内侧 1~2 指（图 8-15、图 8-16）。

8. 缝合骶棘韧带　将两端带针的 1-0 不可吸收 Proline 线放入 Miyazaki 钳前端针孔（图

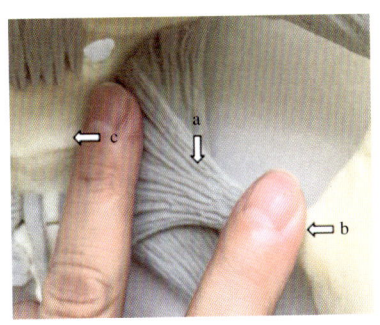

图 8-15 评估骶棘韧带。a：骶棘韧带；b：坐骨棘；c：骶骨

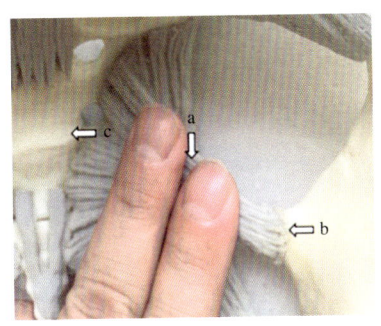

图 8-16 确定骶棘韧带缝合位置。a：骶棘韧带缝合位置；b：坐骨棘；c：骶骨

8-17）。将 Miyazaki 钳前端沿术者的示、中指间送至骶棘韧带的中间部（图 8-18、图 8-19）。用示指按压穿刺钩，从骶棘韧带上缘下方穿入后，提拉起 Miyazaki 钳后端柄，使前端钩穿过骶棘韧带并从骶棘韧带下缘上方穿出（图 8-20），深度为骶棘韧带厚度的 1/2～2/3，不穿透骶棘韧带（图 8-21）。

9. 拉出缝合线　将两叶阴道侧拉钩分别

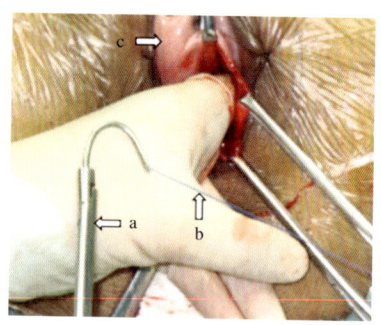

图 8-17 将 Proline 线放入 Miyazaki 钳针孔。a：Miyazaki 钳；b：缝线；c：子宫颈

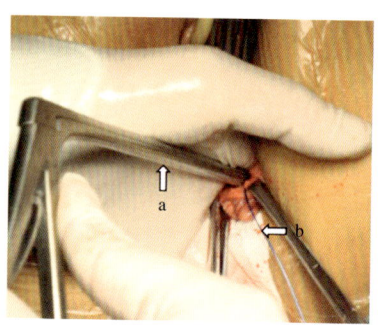

图 8-18 将 Miyazaki 钳放至骶棘韧带。a：Miyazaki 钳；b：缝线

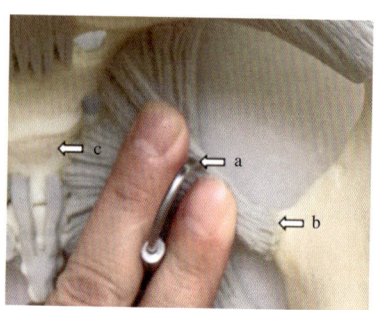

图 8-19 缝合骶棘韧带的位置。a：Miyazaki 钳缝合位置；b：坐骨棘；c：骶骨

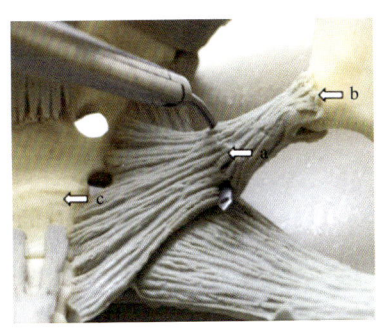

图 8-20 缝合骶棘韧带。a：缝合处；b：坐骨棘；c：骶骨

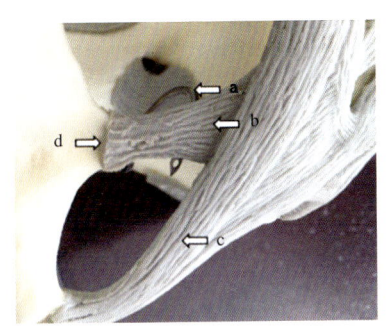

图 8-21 缝合骶棘韧带位置（后面观）。a：Miyazaki 钳前端；b：骶棘韧带；c：骶结节韧带；d：坐骨棘

放入 Miyazaki 钳钩的下方和内侧方，暴露出 Miyazaki 钳钩和缝合的骶棘韧带（图 8-22）。将 Miyazaki 钳前端针孔的缝线自针孔拉出（图 8-23）。原路退出 Miyazaki 钳，取出阴道拉钩（图 8-24）。将拉出缝线的中间剪断，此缝线相当于两根缝线（图 8-25）。

10. 缝合固定阴道顶端　①保留子宫者：将 2 根骶棘韧带的缝线分别在距离子宫颈外口 1～

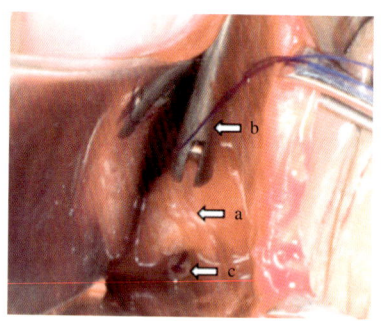

图 8-22 缝合骶棘韧带。a：骶棘韧带；b：Miyazaki 钳；c：Miyazaki 钳前端针孔及缝线

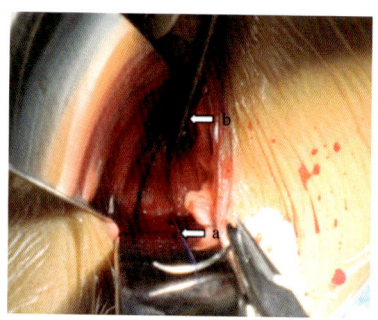

图 8-23 拉出缝线。a：缝线；b：Miyazaki 钳

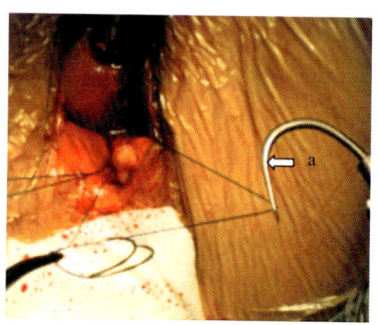

图 8-24 退出 Miyazaki 钳。a：Miyazaki 钳

2 cm 缝合子宫颈后唇（图 8-26、图 8-27）。②无子宫者：将 2 根缝合骶棘韧带的缝线从阴道壁内直肠间隙缝合到子宫骶骨韧带的残端部位（图 8-28）。

11. **悬吊阴道顶端，关闭阴道后壁** 用 2-0 可吸收缝线自阴道切口顶端连续锁边缝合阴道壁至阴道中部后（图 8-29），将缝合阴道顶端的滑线打结并向骶棘韧带方向上推，达到坐骨棘水平，打 5~8 个结固定，剪线。继续将阴道壁全

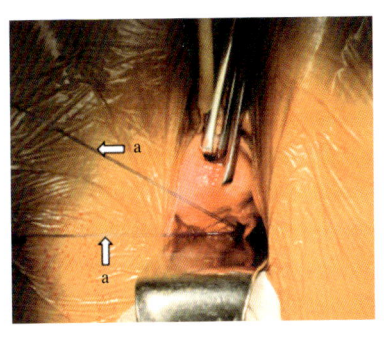

图 8-25 缝合骶棘韧带后。a：缝线的两端

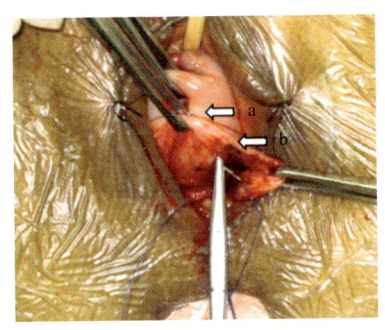

图 8-26 缝合子宫颈。a：子宫颈；b：阴道壁切口

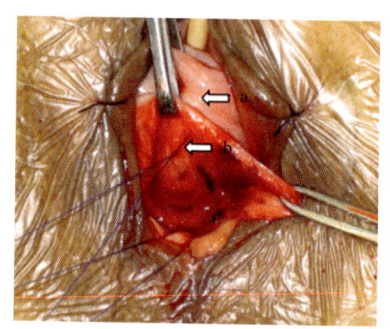

图 8-27 缝合子宫颈。a：子宫颈；b：子宫颈缝线

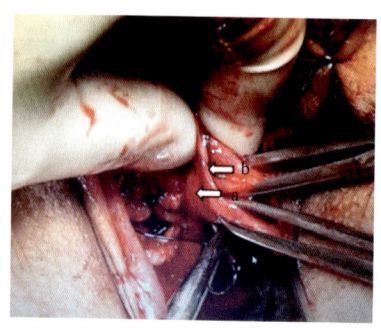

图 8-28 缝合子宫骶骨韧带残端。a：子宫骶骨韧带残端；b：阴道壁切口

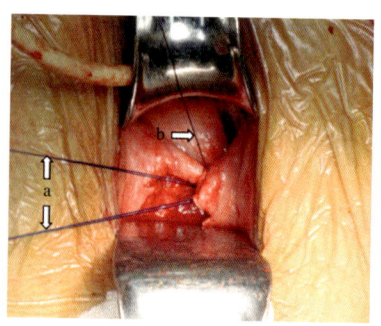

图 8-29 关闭阴道后壁切口顶端。a：骶棘韧带缝线；b：阴道壁缝线

部缝合关闭（图 8-30）。手术结束（图 8-31）。

六、手术要点

1. 使用水分离正确形成阴道直肠间隙

（1）在向阴道直肠间隙注入生理盐水或 1/20 万肾上腺素盐水形成水垫时，如推注顺利，阴道壁隆起，但阴道壁黏膜不变色，即为正确间隙；如推注阻力大，且阴道黏膜变白，即为过浅，未达到阴道直肠间隙。

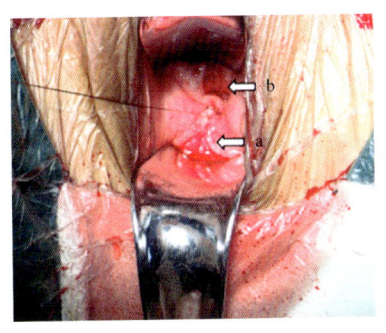

图 8-30　关闭阴道后壁切口。a：阴道壁切口；b：子宫颈

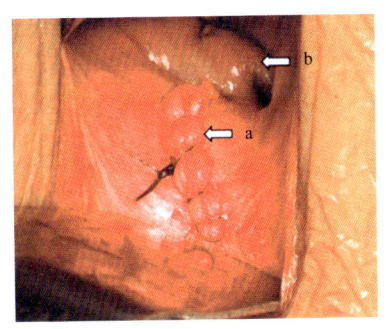

图 8-31　手术结束。a：阴道壁切口；b：子宫颈

（2）注入间隙的液体以达到阴道壁隆起产生张力为宜，多在 20~60 ml 以上。形成水垫的优势为分离间隙，且减少局部渗出。

2. 骶棘韧带的缝合

（1）单侧或双侧缝合：通常缝合一侧骶棘韧带已能够提供脱垂组织修复所需的足够拉力。目前尚无证据表明双侧缝合比单侧缝合更有效，且理论上讲双侧缝合较单侧缝合的并发症增高。

（2）左侧或右侧缝合：目前也无相关的证据证明哪一侧更适合缝合或效果更佳，因此，可以根据术者的个人习惯进行选择。多数术者因便利而选择右侧。

（3）缝合部位：骶棘韧带的长短和厚薄因人而异，在骶棘韧带的后方及内侧有血管或神经走行，以骶棘韧带中间部缝合比较安全，且更易判断和掌握[1]。

（4）判断是否缝合到骶棘韧带的方法：牵拉已缝合骶棘韧带的缝合器及缝线很有固定感，并可将患者拉动。

3. 避免仅缝合到尾骨肌：尾骨肌位于骶棘韧带表面，形成尾骨肌 - 骶棘韧带复合体（coccygeus-sacrospinous ligament, C-SSL）。尾骨肌为肌性组织，而骶棘韧带质坚韧，应确定缝合在骶棘韧带上。

4. 骶棘韧带缝合器械材料的应用

（1）骶棘韧带缝合也可在直视下用常规针持或应用 Deschamps 缝合器进行缝合。前者操作困难，后者价格较昂贵，还没有进入中国市场。Miyazaki 钳穿刺缝合确切、方法简便且经济适用。

（2）对于不吸收缝线需要在阴道黏膜下缝合，对于延迟吸收缝线可在阴道黏膜层缝合。

5. 悬吊缝合宫颈的位置

（1）保留子宫者，缝合固定宫颈的位置应在距离宫颈外口 1 cm 处，深至宫颈组织。

（2）对于宫颈延长的患者，应切除部分宫颈后再缝合固定。

七、手术结局

骶棘韧带固定术对阴道顶端脱垂总的治愈率为 84.6%（69%~100%）。临床试验观察表明，骶棘韧带固定术后阴道顶端脱垂的复发不常见（2.4%~19%），但术后阴道前壁脱垂是较常见的问题（6.0%~28.5%），认为是骶棘韧带固定术使阴道轴向偏向悬吊侧且向后，从而增加了前盆腔缺陷的风险。骶棘韧带固定术严重的并发症包括臀部疼痛以及骶神经或阴部神经血管损伤[1-2]。总的输血率为 2%，臀部疼痛发生率为 3%，神经损伤发生率为 7.4%（0~36%），尿潴留发生率为 13.4%（0~75%），尿路感染发生率为 5.6%（0~8%），膀胱或直肠损伤发生率为 1.1%（0~2%）。

八、并发症的预防及处理

由于经阴道骶棘韧带固定术历史悠久、疗效确切，已成为中盆腔脱垂的经典术式。因此，对骶棘韧带周围解剖研究得较为透彻。如果术者熟悉其周围解剖，严重的并发症如神经和血管损伤等是可以避免的。其他并发症较轻，且发生率较低。

1. **膀胱膨出** 骶棘韧带固定术常见的术后远期并发症是膀胱膨出，发生率为21.3%~58%。尽管阴道前壁膨出在Ⅱ期，但大多数患者无症状，只有3%~5%接受骶棘韧带固定术的患者因膀胱膨出而需要进一步治疗。对于双侧骶棘韧带固定术，由于阴道两侧部分固定，留下阴道顶端中央部没有支持，更易受到来自盆腔内的压力作用。

2. **出血及血肿形成** 是最常见的术中并发症，多是由于阴部内血管、骶静脉及静脉丛损伤所致。阴部内血管在坐骨棘内侧骶棘韧带后方走行，坐骨棘上方有臀下血管及髂内静脉丛等丰富的血管网。这些血管网如果受到损伤，可能出现较严重的出血。并且由于骶棘韧带位于盆腔深部，经阴道手术视野有限，止血相对困难，因此术中应尽量避免损伤。如果出现出血，缝扎困难，可采用局部压迫止血。若损伤较大血管，可在压迫的基础上行血管造影栓塞止血。罕有报道行开腹止血。

3. **直肠损伤** 术中直肠损伤的发生率非常低，为0.6%~0.8%。术中切开阴道后壁前，在阴道直肠间隙内打水垫进行水分离，可有效地避免切开后壁黏膜时对直肠前壁的损伤。向外分离直肠阴道间隙，暴露骶棘韧带时，也可进行水分离，以避免损伤直肠侧壁浆膜。缝合前应再次确认缝合部位已将直肠完全推离，避免缝线穿透直肠。若术中发现损伤，应及时修补，术后应予无渣饮食，多无严重并发症发生。

4. **膀胱损伤** 通常发生在同时行阴道前壁

修补手术患者,而不是发生在骶棘韧带固定术的本身。

5. 神经损伤　骶棘韧带邻近阴部内神经及坐骨神经,因此缝合时可能使神经受到损伤[3]。坐骨神经及阴部内神经在坐骨棘内侧的骶棘韧带下方穿过,因此,缝合时应远离坐骨棘或内侧 2~2.5 cm(即1指半左右)处或在骶棘韧带中间。缝合不宜过深,可以避免损伤。如术后即出现持续性较严重的反射至大腿的疼痛,患者的下肢不能落地行走,应手术拆除缝线,且越早越好。

6. 术后并发症　发生率为4.1%。出血所致者为1.9%[4]。给予对症处理多可治愈。

7. 会阴、臀部和下肢疼痛及麻木　发生率很高,但罕见严重的疼痛。臀部或大腿后侧的疼痛是该手术特有的并发症,发生率为6.1%~13.7%,大多自限性恢复,多在6周内自愈。可能是由于支配髂尾肌和肛提肌小神经分支分布于骶棘韧带表面,阴部神经紧邻骶棘韧带上方,缝合骶棘韧带时有损伤的危险,应在骶棘韧带中1/3区缝合[1]。如患者术后持续存在疼痛,给予镇痛等对症处理即可,多能完全治愈。

8. 直肠功能　患者手术后,7%的患者出现新发排便失禁,但88%的术前即有排便失禁的患者完全缓解,考虑为阴道前后壁存在结缔组织损伤所致的特发性排便失禁[5]。

9. 性功能改变　多数患者性功能改善,5%左右的患者出现新发性交疼痛,有时需要剪除缝线。

(王　彦)

参考文献

[1] Florian-Rodriguez ME, Hamner J, Corton MM. First sacral nerve and anterior longitudinal ligament anatomy: clinical applications during sacrocolpopexy. Am J Obstet Gynecol, 2017, 215(7): 607.

[2] Katrikh AZ, Ettarh R, Kahn MA. Cadaveric nerve and artery proximity to sacrospinous ligament fixation sutures placed by a suture-capturing device. Obstet Gynecol, 2017, 130(5): 1033-1038.

[3] Roshanravan SM, Wieslander CK, Schaffer JI, et al. Neurovascular anatomy of the sacrospinous ligament region in female cadavers: implications in sacrospinous ligament fixation. Am J Obstet Gynecol, 2007, 197(6): 660-661.

[4] Hibner M, Cornella JL, Magrina JF, et al. Ischiorectal abscess after sacrospinous ligament suspension. Am J Obstet Gynecol, 2005, 193(5): 1740-1742.

[5] Coolen AWM, van IJsselmuiden MN, van Oudheusden AMJ, et al. Laparoscopic sacrocolpopexy versus vaginal sacrospinous fixation for vaginal vault prolapse, a randomized controlled trial: SALTO-2 trial, study protocol. BMC Womens Health, 2017, 17(1): 52.

第九章
阴道封闭术

一、概述

早在 1823 年,Geradin 就提出了阴道封闭术[1]。他设想剥离位于阴道口的阴道前后壁黏膜,然后将其缝合,但最终他并未亲自实施这一手术。1867 年,Neugebauer 成功剥离了近阴道口处前后壁黏膜(约 3 cm×6 cm),然后将剥离后的创面与阴道近端缝合。但直到 1881 年,这种手术方式才被正式报道。现在较为成形的阴道封闭术是在 1877 年在 LeFort 提出的阴道半封闭术的基础上发展而来的[2]。LeFort 假设将阴道前后壁对合缝合形成阴道"纵隔",可以阻挡子宫和阴道前后壁向阴道口外脱出。随着 LeFort 阴道半封闭术的广泛开展,一些改良术式也逐渐出现,主要改进有:减小两侧孔道,尽可能使前后壁对合面扩大,以有助于减少脱垂复发;改良缝线材料;在实施会阴修补术时在中线折叠肛提肌及筋膜组织;在行阴道半封闭术的同时行宫颈截除术。1951 年,Conill 在 LeFort 术式的基础上改良了阴道半封闭术,并提出了阴道全封闭的想法[3]。

二、术前检查及评估

1. 脱垂程度评估　　建议使用盆腔器官脱垂量化分期法(POP-Q)正确评估患者的脱垂程度,

即评估脱垂的最大程度。由于盆腔器官脱垂患者多数年老体弱,无法充分做 Valsalva 动作配合评估,因此,可让患者下地活动,直至脱垂已达最重程度时再做检查。

2. 症状评估　盆腔器官脱垂的症状主要包括下尿道、下生殖道和下消化道三个方面。目前我国临床上常用的盆腔器官脱垂问卷为 PFDI-20 短表(见第三十三章)。对于有严重尿失禁症状的患者,术前需要行排尿日记和尿垫试验,查体时进行尿失禁诱发试验和指压试验。如有条件,术前行尿动力检查、残余尿测定及尿流率检查,以评估尿失禁的类型。

3. 性生活评估　由于阴道封闭术后患者丧失了阴道性交能力,因此应对患者现在及今后的性生活要求进行充分评估。推荐采用性生活问卷,对性生活进行系统、客观的评估。

4. 手术耐受性评估　行阴道封闭术的盆腔器官脱垂患者多为老年人,手术耐受力差。常规的术前检查项目包括血、尿、大便常规,以及电解质、肝和肾功能、心电图及 X 线胸片等检查,主要是为初步评估患者的心、肺、肝和肾提供依据。因为老年盆腔器官脱垂患者合并症多,还需要根据患者的特点及相关合并症术前监测血压和血糖,选择性加做腹部及泌尿系超声、超声心动图、肺功能测定及血气等特殊检查[4]。另外,由于老年女性阴道黏膜变薄,对病原菌的抵抗力减弱,因此,术前还应详细检查阴道情况,包括黏膜厚薄和皱襞情况,以及有无溃疡等。术前适当用雌激素治疗有利于创面愈合和手术成功。再者,保留子宫的阴道封闭术后远期对封闭的器官病变不易发觉,故术前还应排除宫颈及子宫内膜病变等。

三、适应证及禁忌证

1. 适应证　仅适应于重度子宫脱垂或阴道穹隆脱垂且没有性生活要求的绝经后女性。如果患者的配偶健在,需要其配偶理解并同意手术。

2. 禁忌证

（1）有正常的性生活。

（2）阴道炎、阴道溃疡、中重度宫颈炎和宫颈溃疡。

（3）宫颈癌前病变、宫颈癌及子宫内膜癌。

（4）有严重内科合并症不适宜手术者。

四、手术方法

1. 阴道全封闭术

（1）有子宫的患者先常规经阴道切除子宫。对无子宫的穹隆脱垂患者,要先确定以往子宫切除的穹隆残端。

（2）用组织钳钳夹阴道穹隆至阴道口外,寻找左、右骶主韧带复合体断端形成的凹陷。

（3）横行切开两凹陷处的阴道黏膜,向上分离阴道黏膜至尿道下 3 cm 尿道膀胱沟处,为今后实施尿失禁手术留出手术空间。从中线剪开,平行向两侧分离至阴道侧边。

（4）在阴道后壁处女膜内 1~3 cm 处同样做一横切口。自切口向上分离后壁阴道黏膜至穹隆切缘。从中线剪开,两边分离至与前壁分离处汇合。

（5）分离时应紧贴阴道黏膜，尽可能多地留下膀胱及直肠前筋膜，注意彻底止血。分四部分切除全部阴道黏膜。

（6）用丝线或延迟吸收缝线以荷包缝合法自穹隆起逐层缝合、打结、上推膀胱及直肠前筋膜组织。层间距约为 1 cm，共计缝合 3~8 层（图9-1）。

（7）用 1-0 或 2-0 延迟可吸收缝线缝合剩余的阴道黏膜。

2. 阴道半封闭术（LeFort 术）

（1）子宫切除的患者，也可选择阴道半封闭术。

（2）用组织钳钳夹阴道穹隆或宫颈，尽可能将其牵拉至阴道口外。

在阴道前壁和后壁上标记大致相等的矩形区域。矩形的大小取决于阴道壁的长度。阴道前后壁标识见图 9-2、9-3。一般来说，最靠近宫颈的横向切口应该距宫颈 1~2 cm，阴道远端的切口

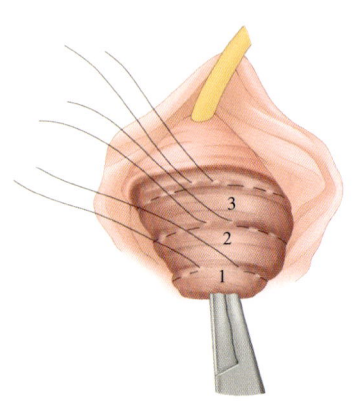

图 9-1　阴道全封闭术

应在前方距尿道外口 2～3 cm，后方距处女膜缘 2～3 cm。矩形的宽度应使保留在阴道前壁和后壁矩形的纵向边缘之间的阴道黏膜留足 1～2 cm。保留的这些黏膜将最终缝合形成侧向引流通道。分离阴道黏膜，保留膀胱及直肠前筋膜（图 9-4、图 9-5）。

（3）稍游离宫颈外口前后切缘处阴道壁残端约 1 cm，间断对位褥式缝合残端阴道壁边缘，将宫颈和子宫包埋于穹隆顶端，并形成一条能引流宫颈分泌物的通道（图 9-6）。

（4）用丝线或延迟吸收缝线逐层间断褥式缝合阴道前后壁黏膜下组织，使前后矩形的匹配角

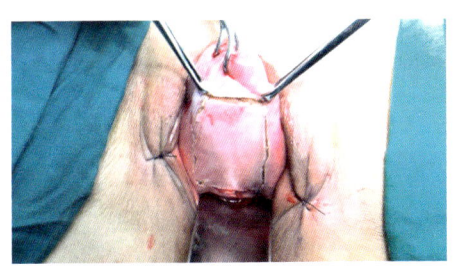

图 9-2　阴道后壁标识

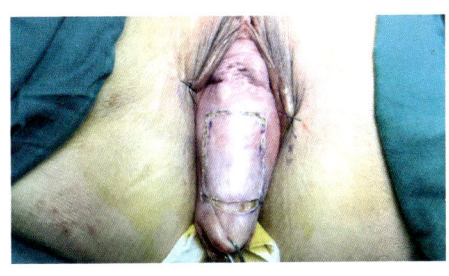

图 9-3　阴道前壁标识

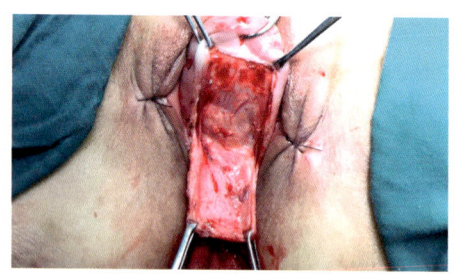

图 9-4 阴道后壁剥离

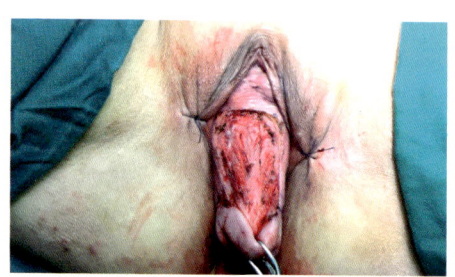

图 9-5 阴道前壁剥离

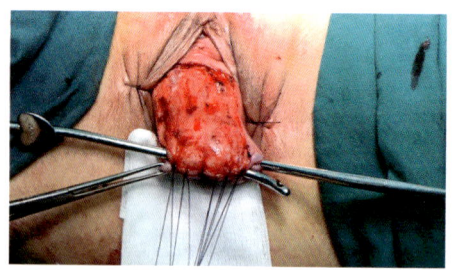

图 9-6 包埋宫颈

能对合在一起。

（5）用可吸收缝线逐步缝合两侧保留的阴道黏膜，直至阴道前后壁黏膜残端处，由此两侧便各留有一条约 1 cm 的阴道黏膜通道。

(6)用 1-0 或 2-0 延迟可吸收缝线缝合剩余的阴道黏膜。

(7)在完成阴道封闭或半封闭术后,同时行广泛会阴体修补术可进一步缩窄阴道,加强阴道的关闭作用,从而起到减少脱垂复发的作用[5-6]。

五、手术并发症的预防及管理

阴道封闭术相关的近期及远期手术并发症主要包括损伤、感染、生殖器官肿瘤、阴道性功能丧失和尿失禁等[6]。

1. 手术损伤 主要包括输尿管、膀胱和直肠损伤。因此术者应熟悉解剖,精细操作。术中视情况行膀胱镜检查,以明确有无膀胱损伤,通过直肠指诊以明确有无穿透直肠。膀胱及直肠损伤一般在及时发现、修补且术后加强使用抗生素即可。

2. 感染 常见于阴道全封闭或阴道半封闭但两侧黏膜通道较小的患者。感染引起的脓性分泌物无法经阴道通畅引流,容易积聚在子宫腔或盆腔形成脓肿。发现脓肿后,一是要早期足量应用抗生素,二是要注意通畅引流。为了防止此类并发症,术中应注意适当保留两侧黏膜通道的宽度,以达到术后充分引流的效果。

3. 生殖器官肿瘤 包括宫颈癌、子宫内膜癌和阴道癌等。阴道黏膜封闭后宫颈及子宫内膜无法暴露检查,故术前应注意排除宫颈及子宫等部位的癌前病变。

4. 性功能障碍 在选择阴道封闭术时,要详细了解患者当前和将来有无阴道性交要求。另外,还需要警惕部分患者术前因重度脱垂造成的对性生活无兴趣,术后随着此问题的解决而重新有了性生活要求的可能性。

六、手术评价

阴道全封闭或半封闭术的术后患者满意率为86%~100%,后悔率为0~9%。术后盆腔器官脱垂症状明显改善,生活质量显著提高,近期复发率为0~11%[7]。多数学者认为,对于严重盆腔器官脱垂的老年患者,如无性生活要求,合并症多而身体条件不能耐受较长手术时间及较大手术,阴道全封闭或半封闭术是一种简单、安全、有效且复发率低的术式。

(谢静燕)

参考文献

[1] Geradin R. Memoire presente a la societe medicale de metz en. Arch Gen Med, 1823, 8: 1825.
[2] LeFort L. Nouveau procede pour la guerison du prolapsus uterin. Bull Gene Ther, 1877, 92: 337-346.
[3] Conill V. Ambulant colpoepisiocleisis in senile prolapse. Arch Gynakol, 1951, 180: 163.
[4] 杨欣. 老年妇女盆底手术耐受状况的评估. 现代妇产科进展, 2011, 20(7): 515-517.
[5] FitzGerald MP, Richer HE, Siddique S, et al. Colpocleisis: a review. Int Urogynecol J, 2006, 17: 261-271.
[6] 鲁永鲜. 阴道封闭术. 中华妇产科杂志, 2011, 46(3): 227-229.
[7] Fitzgerald MP, Richter HE, Bradley CS, et al. Pelvic support, pelvic symptoms, and patient satisfaction after colpocleisis. Int Urogynecol J Pelvic Floor Dysfunct, 2008, 19(12): 1603-1609.

第十章
髂尾肌筋膜固定术

一、概述

Inmon[1]于1963首次描述了髂尾肌筋膜固定术(iliococcygeus fixation,ICF)。髂尾肌是肛提肌复合体的一部分。它起源于肛提肌腱弓,向后附着在尾骨的最后2个节段上。该术式是将阴道穹隆固定在髂尾肌筋膜上。

二、术前评估

同第九章。

三、适应证及禁忌证

1. 适应证 适用于子宫脱垂伴有主韧带和子宫骶韧带松弛,阴道短,骶棘韧带无法触及,以及全子宫全切术后阴道穹隆脱垂的患者。

2. 禁忌证 阴道炎和阴道溃疡等生殖道急性感染者,以及存在严重内科合并症不能耐受手术者。

四、手术方法

1. 术前准备
(1)会阴部备皮。
(2)患者取高位截石位,避免大腿过度外展、外旋或髋屈曲,防止股神经损伤。注意腿部支撑和衬垫,以防止腓神经损伤。

(3)用碘伏消毒术野,覆盖无菌布巾。

(4)用带 10 ml 球囊的 16 号 Foley 尿管留置导尿或使用金属导尿管术中导尿,术后再留置尿管。

(5)用 2-0 丝线缝合固定大、小阴唇。

2. 手术经过

(1)在阴道顶端注射生理盐水或含肾上腺素的 1% 利多卡因溶液充分水分离。

(2)在阴道顶端处取中线切口,并根据是否同时进行阴道前后壁修补而适当向前或向后延伸切口。如果无须合并前后壁修补,则亦可取阴道后壁正中切口(图 10-1)。

(3)锐性和钝性分离阴道黏膜,经膀胱旁间隙(前入路)或直肠旁间隙(后入路)从侧方进入

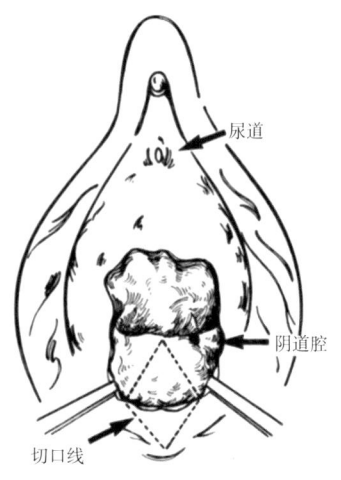

图 10-1　选择手术路径切口

到达肛提肌。

（4）触诊双侧坐骨棘，使用 Breisky-Navratil 阴道拉钩牵拉直肠及直肠旁脂肪以充分暴露髂尾肌。助手从侧方使用 Breisky-Navratil 阴道拉钩，可便于术者更好地放置髂尾肌筋膜固定缝线（图 10-2）。

（5）术者一手向下、向内按压直肠，暴露髂尾肌。另一手持长直持针器，用 0 号延迟吸收缝线于坐骨棘内下 1 cm 处较深地缝入髂尾肌及筋膜（图 10-3）。缝线的两端均穿过同侧阴道顶点黏膜的最宽部位。用血管钳固定缝线，同法处理对侧。如果使用不可吸收缝线如 7 号丝线，缝线的两端应避免缝合阴道全层。

（6）用 1-0 或 2-0 微乔缝合阴道黏膜。必要时可行膀胱镜检查排除膀胱或输尿管损伤。

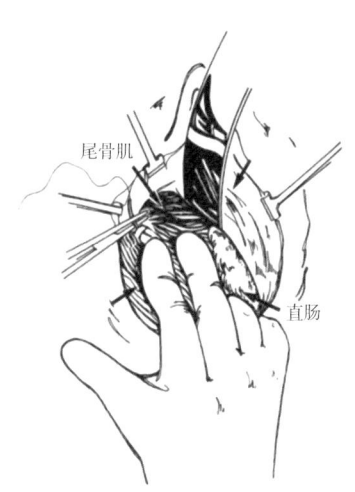

图 10-2 分离阴道黏膜，暴露髂尾肌

（7）将同侧缝线的两端打结，从而抬高阴道顶端（图10-4）。

（8）予凡士林纱布或碘伏纱布填塞阴道并留置导尿管。

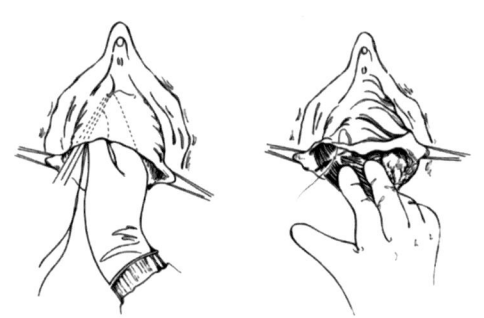

图10-3　触诊坐骨棘，于坐骨棘内下1 cm处较深地缝入髂尾肌及筋膜

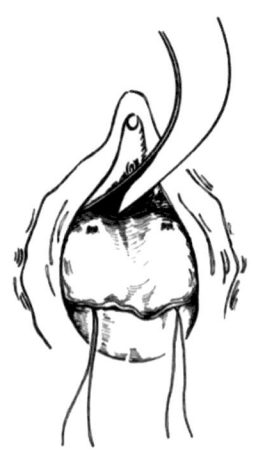

图10-4　缝线的两端均穿过同侧阴道顶点黏膜的最宽部位。将同侧缝线的两端打结，抬高阴道顶端

五、术后护理及宣教

1. 麻醉恢复后可正常饮食。如患者疼痛明显，可予对乙酰氨基酚和非甾体抗炎药（nonsteroidal anti-inflammatory drug, NSAIDs）对症止痛处理。

2. 术后 24 h 取出阴道填塞并拔除尿管。如果排便困难，可适当给予温和的导泻剂以帮助排便。

3. 术后 2 天即可洗澡，推荐淋浴。术后 6 周内禁止盆浴、游泳及性生活。

4. 绝经后患者在术后 3 天起开始使用阴道雌激素软膏，并持续到术后 6 周。

5. 术后 6 周内禁止提举 5 kg 以上的负重。

6. 出院前行膀胱残余尿检查，术后 4~6 周行妇科检查。

六、手术并发症的预防及其处理

1. 术中并发症及其处理　术中并发症包括膀胱、直肠、输尿管和周围血管及神经的损伤。术者应熟悉解剖，精细操作。术中视情况行膀胱镜检查以明确有无膀胱损伤，通过直肠指诊以明确有无穿透直肠。对膀胱及直肠损伤应及时修补，术后加强使用抗生素即可。坐骨棘前下方 1 cm 处的髂尾肌距离其深部的阴部内血管和阴部神经很近，故缝合时不宜过深[2]。

2. 术后并发症及其处理　术后并发症多以疼痛为主。短暂的臀部疼痛通常可在几周内消失，必要时可辅以止痛对症处理。

七、手术评价

双侧髂尾肌筋膜固定可以保持正常的阴道轴线和阴道长度[3]，降低了如骶棘韧带固定引起的阴道轴线后偏可能，减少了因后倾失平衡而造成的前盆腔再次脱垂的发生[4]。另外，髂尾肌筋膜位于坐骨棘前方、直肠侧方，由于其周围没有重要结构，手术引起因血管损伤造成的出血及神经损伤造成的术后持续性疼痛等副损伤风险降低[5]。一项前瞻性研究报告指出，在5年的中位随访中，双侧髂尾肌筋膜固定术总的主、客观治愈率为84%[6]。髂尾肌筋膜固定术的手术适应证与骶棘韧带固定术（SSLF）相似，但无须特殊器械且易学，主、客观成功率与SSLF相仿[7]，尤其适用于阴道长度偏短、操作困难而无法完成SSLF的患者，是一项很好的自体组织修复手术。

（谢静燕）

参考文献

[1] Inmon WB. Pelvic relaxation and repair including prolapse of vagina following hysterectomy. South Med J, 1963, 56: 577-582.

[2] 张庆霞，郎景和，朱兰，等. 坐骨棘筋膜固定术的临床解剖学研究. 中华妇产科杂志, 2009, 44(5): 350-353.

[3] Maher CF, Murray CJ, Carey MP, et al. Iliococcygeus or sacrospinous fixation for vaginal vault prolapse. Obstet Gynecol, 2001, 98(1): 40-44.

[4] Sze EH, Karram MM. Transvaginal repair of vault prolapse: a review. Obstet Gynecol, 1997, 89(3): 466-75.

[5] Serati M, Braga A, Bogani G, et al. Iliococcygeus fixation

for the treatment of apical vaginal prolapse: efficacy and safety at 5 years of follow-up. Int Urogynecol J, 2015, 26: 1007-1012.

[6] Meeks GR, Washburne JF, McGehee RP, et al. Repair of vaginal vault prolapse by suspension of the vagina to iliococcygeus (prespinous) fascia. Am J Obstet Gynecol, 1994, 171(6): 1444-1452.

[7] Maher CF, Murray CJ, Carey MP, et al. Iliococcygeus or sacrospinous fixation for vaginal vaultprolapse. Obstet Gynecol, 2001, 98: 40-44.

第十一章
曼彻斯特手术

曼彻斯特手术（Manchester operation），简称曼市手术（亦称曼氏手术），是一种针对子宫脱垂的手术，主要包括宫颈部分截除及主韧带及子宫骶韧带缩短及固定。

曼市手术是19世纪末20世纪初在英国曼彻斯特发展起来的一种治疗盆腔器官脱垂的术式。1888年，曼彻斯特的Archibald Donald首先采取了阴道前后壁修补加宫颈部分切除治疗子宫脱垂，并在肠线发明之后开始通过连续缝合固定深部的宫旁组织。1933年Shaw将这个改良术式命名为Manchester术，也称Donald-Fothergill-Shaw术[1]。现存的术式多为这种改良曼市手术。手术主要步骤包括宫颈部分截除，主韧带缩短，并根据阴道前后壁脱垂的情况酌情进行阴道前后壁修补。

20世纪初期时，曼市手术由于操作简单，风险小，围术期并发症少，且治愈率高达95%[2]，从而曼市手术结合阴道前后壁修补术曾经被认为适用于所有类型的脱垂而得到了广泛应用。然而，在当今的盆腔器官脱垂的治疗中，曼市手术很少使用，究其原因，可能有以下几点：①随着19世纪30年代青霉素的发现，围术期由于感染造成的死亡率显著下降，加之盆腔器官脱垂患者多为老年女性，无保留子宫的意愿，因此，经阴式子宫全切术阴道前后壁修补术成为盆腔器官脱垂的主流术式。②在无选择性地应用于治疗各类脱垂的过程中，曼市手术有较高的复发率。③曼市手术有较高的术后宫颈狭窄率（11.27%）[3]。④对于中盆腔缺陷，疗效更佳的骶前固定等新型术式的出现，使得曼市手术很少被应用。

一、手术适应证

1. 传统的手术适应证　2006年A. Ayhan[3]认为曼市手术主要治疗子宫脱垂，其适用人群为：

（1）具有严重合并症，手术及麻醉耐受差的老年子宫脱垂患者。

（2）年轻、有生育要求的子宫脱垂患者。

（3）拒绝行子宫切除的子宫脱垂患者。

2. 根据北京大学第三医院的临床经验体会，对于符合以下条件的患者实施曼市手术，疗效确切。

（1）有子宫脱垂相关症状。

（2）POP-Q分期为子宫脱垂Ⅱ期及以上。

（3）宫颈延长。

（4）无严重的阴道前后壁脱垂。

（5）盆腔MRI无明显子宫体下降。

二、手术禁忌证

1. 合并无法耐受手术的严重全身性疾病。

2. 有生殖道急性炎症。

3. 存在子宫及宫颈病变而无法保留子宫的患者。

4. 以子宫体脱垂为主要表现、直肠子宫陷凹(即 D 点)脱垂严重的子宫脱垂患者。

5. 合并严重前后壁膨出的患者。

三、术前准备

行盆腔检查以评估阴道脱垂情况,行宫颈细胞学检查以除外宫颈病变,行子宫双附件超声以除外相关病变。有条件者行动态 MRI 评估脱垂情况。必要时术前阴道冲洗 2 天。宫颈长期脱出阴道外口者,行高锰酸钾盆浴。

四、手术步骤

1. 患者取膀胱截石位,常规消毒铺巾,用金属导尿管导尿后,牵拉宫颈。

2. 探查从宫颈内口到宫颈外口的距离,评估宫颈的长度,扩宫颈管至 6 号扩宫棒。

3. 距宫颈外口 1 cm 环形切开宫颈阴道部黏膜。

4. 钝锐性结合分离宫颈阴道间隙。

5. 分次夹双侧主韧带和子宫骶韧带,切断后 8 字缝扎,反复重复此步骤。

6. 评估已游离的宫颈长度,保留两侧主韧带和子宫骶韧带断端缝线,并固定于两侧手术单上。

7. 于评估的宫颈内口下 1 cm 处横断切除宫颈。

8. 分别将主韧带和子宫骶韧带断端的缝线缝至宫颈断端的前壁及后壁,打结固定。

9. 采用 Sturmdorf 法包埋缝合宫颈,具体缝合方法详见图 11-1。

①从阴道断端前壁黏膜面进针。②从子宫

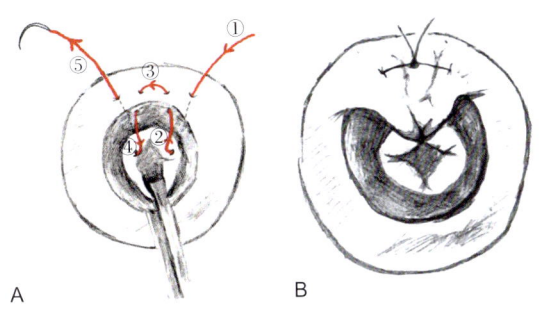

图 11-1　Sturmdorf 缝合法包埋缝合宫颈

颈管黏膜面出针。③以阴道前壁断端中央创面进出针，间距 5 mm。④再次自子宫颈管前壁黏膜面进针。⑤向外 45°阴道前壁断端黏膜面出针，缝合包埋宫颈前壁及阴道前壁，距断端边缘至少 1~1.5 cm，以保证覆盖宫颈断端。同法缝合阴道后壁及宫颈后壁。

10. 间断 8 字缝合成形两侧宫颈黏膜。

11. 用 6 号扩宫棒再次探宫颈口是否通畅。宫颈断端和阴道内置碘仿纱条。术后外阴外观正常，脱出物消失。

五、宫颈延长相关问题

一般认为，盆腔器官脱垂通常伴有宫颈延长。宫颈延长的诊断在中盆腔缺陷患者的手术抉择中起着非常重要的作用。首先，宫颈长度在区分顶端缺陷和单纯宫颈延长方面有重要的鉴别意义。其次，曼市手术本身是以宫颈截除为主要手术步骤的手术方式，在手术前对宫颈长度有比较准确的判断能够帮助我们在术中判断阴道前后壁的分离深度以及宫颈截除的长度。关于宫颈延长的诊断目前尚缺乏定论。

1. 宫颈长度的测量　早期对于宫颈长度的测量局限于术前妇科查体时临床医生的估计,是一个单一数值。随着 POP-Q 分期的建立,POP-Q 分期中 C 点和 D 点间的差值可以反映宫颈的长度,将宫颈长度的术前临床测量进一步的量化。而后引入了 MRI 测量宫颈长度以及子宫颈 / 子宫体的比例。与 POP-Q 分期相比较,发现 MRI 有良好的可靠性和相关性,也让测量更加客观和准确。曾经有研究纳入超声测量,但是发现超声测量值与临床和 POP-Q 分期的相关性都较差。因此,目前全面的宫颈长度测量方法应当包括临床妇科查体(POP-Q 分期)、MRI 以及切除标本的解剖学测量。

2. 宫颈延长的诊断　普通生育年龄女性的宫颈长度约为 3 cm,绝经后萎缩。宫颈延长在 ICD 的诊断编码中是一个特定诊断(hypertrophic elongation of cervix uteri-ICD 10 N88.4),但是缺乏统一的诊断标准。

Berger 等 2012 年利用 MRI 测量宫颈长度,比较了通过 POP-Q 分期诊断脱垂的 51 例患者和 46 例盆底支持正常的女性,通过对照组宫颈长度的 95% 置信区间,定义正常长度的上限为宫颈 33 mm,子宫体 63 mm,子宫 94 mm,以及宫颈 / 宫体比为 0.79,将宫颈长度大于 33 mm、宫颈与宫体比例超过 0.79 定义为宫颈延长。该研究发现 40% 的脱垂女性有宫颈延长,脱垂组患者的子宫体和宫颈均较正常对照组延长，其中宫颈比正常对照组长 36.4%（8.6 mm），宫颈和宫体的比率脱垂组比对照组高 21.8%[4]。

北京大学第三医院自 2001 年 2 月至 2015 年 3 月共实施曼市手术 32 人，患者多伴有不同程度的宫颈延长。术前除了 POP-Q 分期，我们一般以宫颈外口至宫颈与宫体交界处的长度作为宫颈术前测量长度。术前临床测量的宫颈长度平均为 5.9 ± 1.7 cm，术后直接测量切除宫颈的平均长度为 4.6 ± 1.4 cm。我们建议：拟选择曼市手术治疗子宫脱垂的患者宫颈长度应至少在 5 cm 以上，POP-Q 测量 D 点位置在 -4 cm 以上或坐骨棘以上水平。

3. MRI 在宫颈延长诊断中的作用　在宫颈延长的诊断中要重视 D 点，也就是子宫骶韧带附着点的评估。除了数值外，还要注意 D 点的动态变化。Dancz 等发现宫颈显著延长患者的特征是不伴有 D 点的缺陷。这样的患者阴道后壁通常有良好的子宫骶韧带支持[5]。这也是我们为患者选择曼市手术的关键。除了测量宫颈长度外，MRI 能在 POP-Q 分期的基础上非常清楚地显示是否存在 D 点缺陷和以及缺陷的严重程度。动态 MRI 可以判断在患者屏气动作下 C 点及 D 点的变化，帮助我们进一步判断缺陷的位置和严重程度。

同样合并宫颈延长，如果 MRI 显示屏气后 D 点的位置明显下移或者后陷凹有明显下移，则高位子宫骶韧带悬吊术与后陷凹成形术等针对 D 点的修复术式可能更加适合患者。

六、手术并发症

曼市手术常见的早期并发症有膀胱损伤、直肠损伤、腹膜后血肿及术后尿潴留等。

Conger[6]1958 年报道了 960 例曼市手术,其中有 15.2% 的患者术后尿管留置时间超过了 9 天。有 3 例膀胱损伤和 2 例直肠损伤,其中 1 例直肠损伤术后由于感染发生了阴道直肠瘘而需要二次手术处理。

宫颈狭窄是主要的晚期并发症。在 Ayhan 报道[3]的 204 例曼市手术的患者中,术后宫颈狭窄的发生率高达 11.27%,大部分以盆腔痛、痛经、月经过少或闭经为主要症状。诊断后皆在麻醉下行宫颈扩张治疗。有 1 人在术后 1 年由于扩张宫颈失败而进行了子宫全切术。

其他并发症包括术后出现宫颈出血、阴道粘连和阴道过窄等并发症[2]。

七、手术疗效

在全球范围内,对于曼市手术的报道多在 20 世纪初期,缺乏系统的长期疗效的观察。Conger 对 960 例患者进行了研究,显示曼市手术的复发率为 4.3%[6]。Tipton 和 Atkin 于 1970 年对 82 例接受曼市手术的子宫脱垂患者进行的研究却显示,术后 6~12 年的再手术率高达 21%[7]。我国天津柯应夔在 1978 年出版的《子宫脱垂》一书中,随访观察了 200 例宫颈切除术加阴道前后壁修补术以及 31 例阴式子宫全切术加修补的患者,随访 223 例,随访 9~13 年,术后复发 4 例

（1.8%），远期治愈率达99.5%[8]。

就现有的少量报道，曼市手术的复发率也很不一致，这可能与各个报道中入组患者的异质性相关。

Ayhan等对1985—2004期年在该中心由于子宫脱垂接受曼市手术的204名盆腔器官脱垂患者进行了回顾性研究。结果显示：术后子宫脱垂的复发率为3.9%，膀胱脱垂的复发率为1.47%[3]。2012年Liebergall Wischnitzer[9]等采用曼市手术治疗宫颈延长，共87例患者。在53例完成随访的患者中，40/53（75.5%）存在膀胱膨出，10/53（18.9%）的患者合并子宫脱垂，8/52（15.4%）合并直肠脱垂（均为Ⅱ—Ⅳ期）。对于其他部位的脱垂，在进行曼市手术的同时酌情进行修补（部分为添加网片的阴道前后壁修补）。随访发现术后无子宫脱垂复发，12/53（22.6%）的患者出现膀胱脱垂复发，24.5%的患者出现直肠脱垂复发。

由于阴式子宫全切术+阴道前后壁修补术是盆腔器官脱垂，包括子宫脱垂的主流术式，其与曼市手术的焦点问题是子宫的去留。目前很多研究显示宫颈周围环的保留对于盆底的支撑非常重要。关于曼市手术与阴式子宫全切用于治疗中盆腔缺陷的比较研究报道很少。3项回顾性比较研究显示，与阴式子宫全切术相比，曼市手术出血少，手术时间短，围术期病率更低，总结认为曼市手术的治愈率较高，对于顶端缺陷的解剖学恢复效果非常突出。就治愈率和并发症而言，曼市手术优于阴式子宫切除。

虽然上述文献的患者存在很大的异质性，且均为回顾性研究，但综上所述，大部分文献认为曼市手术对于治疗子宫脱垂有较好的疗效。

在我院近 15 年实施的曼市手术中，平均年龄为 47.9 岁（32～78 岁），平均手术时间为 79.0±25.1 min，术中平均出血量为 61.2±75.1 ml，无术中及术后并发症发生，平均随访 57 个月，中盆腔治愈率为 100%，无中盆腔缺陷复发。

八、曼市手术相关问题的探讨

1. **保留子宫相关问题** 由于曼市手术保留子宫，因此需要术前充分向患者交代术式及术后随访的注意事项。同时通过良好的手术操作，特别是注意宫颈成形的缝合方法，能够有效地预防术后宫颈狭窄。术后随访时需要定期进行盆腔检查、宫颈刮片甚至内膜活检。需要关注相关的子宫病变的症状以及表现。

2. **曼市手术与术后妊娠** 因曼市手术保留了子宫，对于年轻、有生育要求的女性即提供了妊娠的可能。然而，因为宫颈部分截除导致了宫颈缩短，可能会造成宫颈机能不全、胎膜早破、流产或早产。另外，宫颈瘢痕形成可能导致宫颈难产，由此增加剖宫产的概率。此外，术后妊娠也会增加曼市手术复发的概率，特别是经阴道分娩后[7]。

尽管曼市手术后妊娠风险增加，对于有生育要求的年轻女性而言，曼市手术能够保留子宫。并且与其他保留子宫的术式相比，曼市手术不进入腹腔，不影响子宫的位置，能够更好地提供保留生育功能的可能。

因此，子宫脱垂的患者在选择术式时，对于有妊娠意愿的患者，曼市手术是一个手术选择。需注意对于曼市手术术后患者，在妊娠前及早中孕期需充分评估宫颈功能，及时预防及治疗宫颈截除后宫颈功能不全及宫颈粘连等问题。其次，孕晚期分娩前需评估宫颈情况，警惕术后瘢痕形成造成宫颈难产，及时择期剖宫产终止妊娠。

总之，曼市手术是一种古老的术式，但是缺乏有效的前瞻性研究系统评估该术式。我们认为曼市手术适用于年轻、尤其以宫颈延长为特点的子宫脱垂患者。该术式能够保留患者的生理及生育功能。由于手术时间短，出血少，且未使用添加材料，因此术中术后并发症少，患者的接受度及满意度较高。但值得注意的是，随着MRI等技术的推广，对于特定部位缺陷的识别，曼市手术可与其他术式相结合治疗复杂情况的盆腔器官脱垂。

（姚　颖　韩劲松）

参考文献

[1] Frost IF. The manchester operation, with special reference to its development and the principles involved in its technic. Am J Surg, 1941, 51(2): 311-319.

[2] Phaneuf LE. Manchester operation of colporrhaphy in the treatment of uterine prolapse. Am J Surg, 1951, 82(1): 156-162.

[3] Ayhan A, Esin S, Guven S, et al. The Manchester operation for uterine prolapse. Int J Gynaecol Obstet, 2006, 92(3): 228-233.

[4] Berger MB, Ramanah R, Guire KE, et al. Is cervical elongation associated with pelvic organ prolapse? Int Urogynecol J, 2012, 23(8): 1095-1103.

[5] Dancz CE, Werth L, Sun V, et al. Comparison of the POP-Q examination, transvaginal ultrasound, and direct anatomic measurement of cervical length. Int Urogynecol J, 2014, 25(4): 457-464.

[6] Conger GT, Keettel WC. The Manchester-Fothergill operation, its place in gynecology. Am J Obstet Gynecol, 1958, 76(3): 634-640.

[7] Tipton RH, Atkin PF. Uterine disease after the Manchester repair operation. J Obstet Gynaecol Br Commonw, 1970, 77(9): 852-853.

[8] 柯应夔. 临床妇科学. 天津科学技术出版社, 1992.

[9] Liebergall-Wischnitzer M, Ben-Meir A, Sarid O, et al. Women's well-being after Manchester procedure for pelvic reconstruction with uterine preservation: a follow-up study. Arch Gynecol Obstet, 2012, 285(6): 1587-1592.

第十二章
保留子宫的盆腔器官脱垂手术

子宫脱垂是子宫因良性病变而切除的主要原因之一。随着人口老龄化，盆腔器官脱垂手术及相关子宫切除术的比率会进一步增加。切除子宫在解剖上会破坏子宫骶主韧带复合体，减弱盆底的支持作用，增加了手术时间、费用和出血量，且有阴道顶端等脱垂的风险，以及可潜在影响卵巢功能及性生活等。而子宫脱垂修补术中行子宫全切术能否提高子宫阴道脱垂治疗的有效性目前尚存在争议，缺乏有效的循证依据。而保留子宫有潜在的子宫疾病的风险，需要结合患者的实际情况权衡利弊，全面综合评估做出决定。

一、保留子宫的评估

详尽的术前评估是决定是否保留子宫的基础。应仔细询问病史，如有绝经后阴道出血、流液、子宫内膜增生和家族性肿瘤病史等情况，需予以重视。通过术前常规宫颈细胞学筛查（TCT）、宫颈 HPV 病毒检测排除宫颈病变，通过子宫附件超声检查或盆腔 MRI 检查排除子宫附件病变。结合患者保留子宫的意愿以及术后随访依从性等综合判断。如果保留子宫，需充分告知患者保留子宫的风险，如妊娠风险、子宫恶性病变发生以及需长期随访等。术前评估同时包括盆腔器官脱垂的评估。如果有指征，可行其他修补手术，如阴道前后壁修补术、阴道旁修补术以及尿道中段无张力悬吊术等。总之，子宫脱垂并非都需要切除子宫。如患者有保留子宫的意愿，应全面、综合评估，权衡利弊以及排除手术禁忌证后再做决定。

1. 脱垂患者保留子宫的优点

（1）减少手术时间和出血。

（2）保留生育功能。

（3）维持月经及患者自然绝经。

（4）保留子宫和宫颈对盆底稳定性和性满意度有益。

（5）手术创伤性低。

（6）快速康复。

（7）网片暴露的风险降低。

（8）短期疗效相似。

（9）患者偏好。

2. 脱垂患者保留子宫的缺点

（1）关于手术长期结局的报道很少。治疗脱垂的疗效总体上略差于保留子宫患者。

（2）需要持续监测宫颈和子宫内膜的安全性。

（3）增加后续子宫切除术的难度。

（4）子宫切除术后进行阴道顶端悬吊术相对更容易。

3. 不适宜保留子宫的患者

（1）宫颈上皮内瘤变或 HPV 高危阳性患者。

（2）子宫异常：如子宫肌瘤和子宫腺肌病。

（3）子宫内膜增生和子宫内膜异常。

（4）异常子宫出血。

（5）他莫昔芬服用者。

（6）家族性癌综合征（BRCA 1 或 2）或遗传性非息肉性结肠癌综合征。

（7）无法进行妇科常规随访者。

（8）妊娠期。

（9）绝经后出血。

（10）宫颈延长（相对禁忌）

二、经阴道保留子宫的盆底修复手术方式

保留子宫的盆底修复手术方式多种多样，子宫骶韧带悬吊术、骶棘韧带固定术以及骶骨固定术是目前较普遍采用的效果较好的手术方式。各种手术方式各有特点，要考虑患者的年龄、一般健康状况、生育要求、性生活需求、脱垂程度部位和类型、家族遗传、文化背景以及伴随盆腔其他疾病等。手术路径可选择经阴道、经腹或腹腔镜三种不同的路径。

经阴道手术是临床最常见的子宫阴道脱垂术式。与其他术式相比，在减少出血、缩短手术时间、快速康复及整形效果等方面具有优势。经阴道手术可以利用自然组织悬吊，或是利用网片悬吊，两者各有优势。常见的保留子宫的经阴道子宫阴道脱垂手术方式有曼市手术和经阴道骶棘韧带固定术等。

1. 曼市手术（曼氏手术） 见第十一章。
2. 经阴道子宫骶棘韧带固定术

（1）适应证

① 脱垂手术后复发者。

② 重度脱垂患者，POP-Q 分期为 Ⅲ 期及以

上的初治患者。

③ 年龄＞60 岁的老年女性。

（2）手术步骤：经阴道子宫骶棘韧带固定术可以有经阴道前壁和后壁两种路径。因子宫脱垂的患者经常伴有阴道前壁膨出，可以同时修复。保留子宫的患者经前路较易操作，骶棘韧带的位置深，暴露困难，传统缝合技术难度大，可以借助辅助的吻合器等辅助器械。

① 暴露阴道前壁，注射水垫，纵行切开阴道前壁（图 12-1），分离膀胱宫颈间隙和膀胱阴道间隙，上推膀胱。

② 将示指从膀胱侧间隙沿着盆壁进入，钝性分离组织，向内下滑动即可达骶棘韧带（图 12-2）。

③ 传统的经阴道骶棘韧带固定术不借助骶棘韧带缝合器，从阴道后穹隆以后路方式进入盆腔寻找暴露骶棘韧带，用长鼠齿钳钳夹骶棘韧带，用长持针器缝合固定宫颈后方。通常做单侧骶棘韧带固定术，以右侧居多。左侧因直肠遮挡

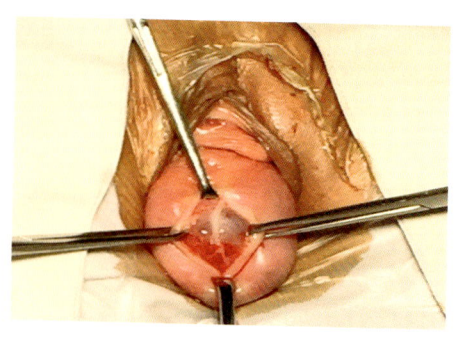

图 12-1　纵行切开阴道前壁

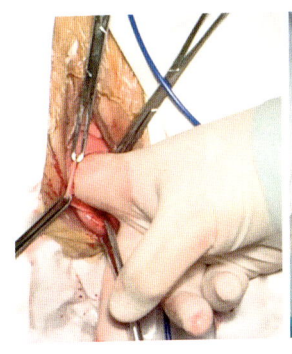
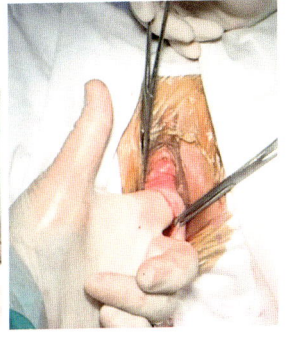

图 12-2 分离膀胱侧间隙达骶棘韧带

而易发生肠道损伤,故较少采用。

④ 应用骶棘韧带缝合器缝合,置入阴道前后壁拉钩,触及坐骨棘及骶棘韧带。术者左手示指在坐骨棘处做指引应用骶棘韧带缝合器,用不可吸收缝线缝合右侧骶棘韧带距坐骨棘 1.5 cm 处 1 针并留线,同法缝合左侧骶棘韧带(图 12-3)。

⑤ 将网片修剪成 U 形,中间缝合固定于宫颈前方,将两臂(长度根据宫颈前壁到骶棘韧带的距离来定,一般为 3~4 cm)利用各侧的骶棘韧带缝线穿过网孔后打结。随着打结向上推进,网片的两壁被推向各侧骶棘韧带并固定(图 12-4)。

⑥ 若同时合并其他盆底问题,则同时行手术,如阴道前后壁修补或无张力尿道中段悬吊术等。

(3)手术并发症

① 出血及血肿形成,术中要注意缝合处。因解剖关系,缝合时不宜过于偏向外侧,穿过组

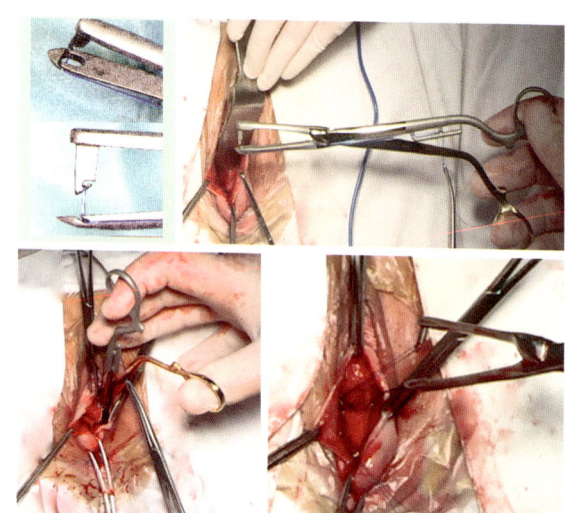

图 12-3 应用骶棘韧带缝合器缝合

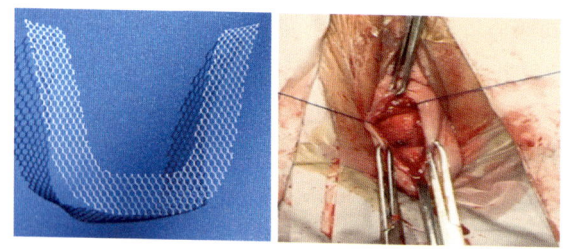

图 12-4 将 U 形网片固定于骶棘韧带

织时不要过深,以避免损伤血管。

② 直肠损伤:如果术中发现直肠损伤,则直接缝合创面,再行亚甲蓝实验,关键是术中及时发现。

③ 会阴及臀部疼痛:与术中损伤骶棘韧带的小神经分支有关,予镇痛治疗可自愈。

④ 神经损伤：发生率低，与坐骨神经和阴部神经分支损伤有关。

⑤ 远期并发症：包括性交疼痛、盆腔痛、感染和新发尿失禁等。

3. 全盆底重建术　保留子宫的全盆底重建术通过借助带穿刺套管的网片装置，将网片后部两翼固定于骶棘韧带上，实现第一水平的支持。同时加强膀胱阴道筋膜和直肠阴道筋膜，实现第二水平的支持。从前、中、后三个区域对整个盆底进行重建，全面纠正盆底缺陷。考虑到植入网片的风险，需严格把握该手术的适应证：限于盆腔器官脱垂术后复发的患者或年龄偏大的POP-Q分期Ⅳ期的患者。使用网片的优点是使保留子宫的手术操作更简单，但对于以子宫脱垂为主的盆腔器官脱垂患者，全盆底重建术后子宫再次脱垂的风险明显增大。

（1）手术关键的穿刺点

① 第一穿刺点：导管皮肤切口穿过闭孔及闭孔膜前内侧缘，沿着距耻骨弓1 cm处的盆筋膜腱弓进入阴道旁间隙。

② 第二穿刺点：穿刺针经皮下组织、坐骨直肠窝的脂肪组织，由坐骨棘内侧2 cm的骶棘韧带中部穿过。

③ 第三穿刺点：隧道位于第一个隧道的下方，朝向闭孔后外侧缘的坐骨棘。术者将手指置于坐骨棘附近，以导引穿刺针进入。

（2）网片固定：将前后网片的顶端缝合于宫颈环组织，通过与宫颈环的固定形成完整的全盆底支撑（图12-5）。

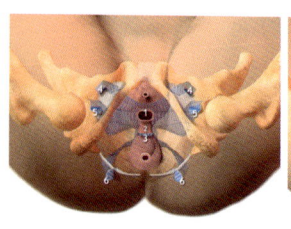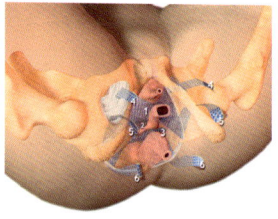

图 12-5　全盆腔重建后网片位置示意图（本图获强生公司授权）

（3）该术式的关键点和难点：闭孔外侧有闭孔神经和动、静脉，穿刺位置应靠近闭孔内侧缘。阴部神经和血管经阴部管走行，应警惕损伤。臀下神经和血管从骶棘韧带的上后缘走行，故穿刺针应从骶棘韧带中部穿出。

（4）远期并发症：与网片相关的并发症有网片挛缩、侵蚀可能造成疼痛和性交不适等。

4. 经阴道子宫骶韧带固定术　经阴道保留子宫的宫骶韧带固定术临床报道较少。该术式最早报道于 1966 年。手术操作的步骤为经阴道后穹隆切开进入盆腔，将子宫骶韧带从宫颈分离出，在中线水平进行折叠。该术式的并发症主要为输尿管损伤及脱垂复发问题。目前临床子宫骶韧带悬吊术多在腹腔镜下或经腹进行。

三、经腹路径保留子宫盆底修复手术

经腹保留子宫治疗子宫阴道脱垂的手术方式包括子宫骶骨固定术、子宫骶韧带悬吊术、髂耻韧带悬吊术及子宫圆韧带悬吊术等。经腹手术可以由开腹、腹腔镜以及在机器人辅助下完成。在子宫阴道脱垂手术中,腹腔镜下优越的可视化骨盆解剖以及更容易识别特定部位的盆底缺陷,使腹腔镜术式逐渐替代开腹手术应用于子宫脱垂术。但腹腔镜下缝合技术要求高,操作难度大、耗时,手术效果取决于术者的经验,应由有丰富经验的妇科医生完成。

1. 腹腔镜子宫骶骨固定术　腹腔镜骶骨阴道固定术是公认的治疗盆腔器官脱垂的有效术式。曾有学者比较了保留子宫的腹腔镜骶骨子宫固定术与腹腔镜骶骨阴道固定术的疗效,并证实腹腔镜下骶骨子宫固定术是手术治疗盆腔器官脱垂的一种理想方法,不仅维持了解剖结构和器官的功能,同时保持阴道长度和轴线,提高了患者的性生活质量。

(1) 手术适应证:能够较好地耐受手术的中重度子宫脱垂患者。

(2) 手术步骤

① 取膀胱截石位,常规腹腔镜手术 4 个切口。

② 将乙状结肠向头侧及左侧牵拉,完全暴露盆腔。

③ 分离两侧宫颈子宫骶韧带附着处和阴道穹隆前部和后部的腹膜,暴露两侧子宫骶韧带。打开阔韧带后叶并延伸至盆腔侧腹膜。

④ 用 Y 形网片或将常规网片修剪成 Y 形,将一端缝合固定于阴道前穹隆,另一端附着于阴道穹隆后部和宫颈。

⑤ 向左侧牵拉乙状结肠,将覆盖第 1、2 骶椎的腹膜切开。向下分离骶前韧带,小心地避开右侧输尿管和下腹下血管。

⑥ 将 Y 形网片的尾端放置在骶前韧带拟缝合部位，调整长度，使之与子宫颈缝合处没有张力，用 1 号丝线固定于骶前韧带。

⑦ 缝合分离的腹膜，将宫颈和阴道穹隆部位的网片腹膜化。缝合直肠子宫陷凹右侧的腹膜覆盖网片，使之腹膜化。

（3）子宫骶骨固定术手术的关键点和难点：识别并避开骶前血管，在骶岬无血管区缝合。骶前区域血管丰富，如骶正中血管和骶前静脉丛。稍有不慎，即可导致严重出血。

（4）手术并发症：包括严重的术中出血、网片的侵蚀暴露、术后肠梗阻，腹腔内粘连形成导致盆腔疼痛和肠功能障碍，以及创面的并发症和血肿感染等。

2. 腹腔镜下子宫骶韧带悬吊术　与经阴道子宫骶韧带悬吊术相比，腹腔镜下子宫骶韧带悬吊术分离子宫骶韧带的视野和操作更清晰，输尿管损伤的风险降低。本手术可提供较高的悬吊位置，并且比较牢靠。

（1）手术要点

① 子宫骶韧带缝合的长度：分离双侧子宫骶韧带。从宫颈内口水平到真骨盆的边缘松解腹膜，准确地分离出双侧的子宫骶韧带并进行缝合。

② 子宫骶韧带的缝合要准确，位置在坐骨棘内侧 1.5～2.0 cm，平坐骨棘水平。

③ 使用不可吸收缝线缝合，缝至宫颈韧带环后侧（图 12-6）。

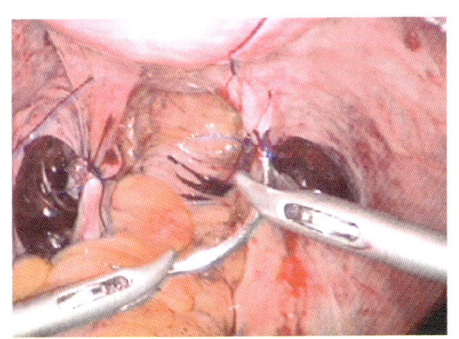

图 12-6　腹腔镜子宫骶韧带悬吊术

（2）并发症及处理

①输尿管损伤：输尿管紧邻子宫骶韧带。如发生输尿管损伤，多为缝合时造成。缝合时应尽量向后内侧骶骨方向进针，可远离输尿管。子宫骶韧带悬吊需达到坐骨棘水平，子宫缝合固定水平主要在宫颈环的纤维组织上，要避免输尿管成角和折叠。

②肠损伤：约占 0.5%。另外有下肢静脉和子宫动脉损伤。

3. 腹腔镜下髂耻韧带悬吊术　腹腔镜下髂耻韧带悬吊术是一种新型治疗子宫脱垂的手术方式。2011 年 Banerjee 等首次报道治疗了 12 例子宫脱垂患者。该术式适用于以中盆腔脱垂为主的盆腔器官脱垂患者，对于前盆腔和后盆腔脱垂的疗效欠佳，因此，对于以中盆腔为主的子宫脱垂患者伴发阴道前后壁膨出时，必须行阴式阴道前后壁修补术后再行髂耻韧带悬吊术。

（1）手术步骤

① 在圆韧带和脐外侧韧带之间打开侧腹膜，在髂外静脉的内下侧找到髂耻韧带。

② 分离膀胱反折腹膜，下推膀胱暴露子宫颈。

③ 裁剪网片成两端宽 2 cm、中间部分宽 4 cm × 3 cm 大小。

④ 将网片中间部分平铺于子宫颈前方，用不可吸收缝线缝合固定（图 12-7）。

⑤ 将手指放入阴道，测量宫颈外口至处女膜的距离，以距离 5~8 cm 为宜，调整双侧网片悬吊的张力。将网片两端无张力地分别固定于髂耻韧带上（对两侧分别予 7 号丝线间断缝合 2 针）。

⑥ 检查手术野无活动性出血，予 3-0 可吸收缝线连续缝合关闭腹膜。注意不要裸露网片。

（2）手术并发症

① 腹膜后出血：手术中应充分止血，以防术后腹膜后出血积血难以发现而危及患者的生命。髂耻韧带外侧紧邻髂外动、静脉，故术中需

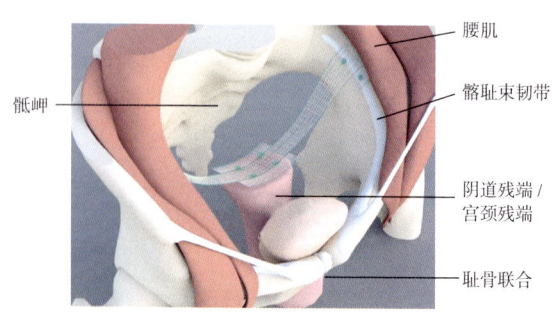

图 12-7　双侧髂耻韧带网片缝合固定示意图

谨慎操作。关闭腹膜前注意检查出血。止血时营造清晰的手术视野,以避免膀胱、尿道或血管的损伤。

②术后疼痛:髂耻韧带紧贴耻骨,缝合难度系数较大,缝针角度不能过大,应平行髂耻韧带走行,紧贴耻骨表面进行缝合,将缝线打结紧靠髂耻韧带。

4. 腹腔镜下子宫圆韧带悬吊术　1994年首次报道腹腔镜下子宫圆韧带悬吊术。该术式于腹腔镜下使用不可吸收缝线将双侧圆韧带缝合悬吊于腹直肌鞘,复发率较高。因此,该术式难以达到预期的治疗效果,临床上应用较少。

5. 腹腔镜下腹膜外腹壁无张力悬吊术　2010年最早报道了一种应用人工合成聚丙烯网片行腹腔镜下腹膜外子宫悬吊术,将网片剪成1 cm宽、25 cm长的长条形。一端缝合固定于子宫下段和宫颈,网片另一端沿腹膜外穿出并缝合腹膜。将网片无张力地固定于腹前壁筋膜层。悬吊高度以宫颈外口距离处女膜8~10 cm为宜。国内凌斌曾报道了21例腹腔镜下腹膜外子宫悬吊术,认为其是一种简单、安全、有效的术式。该术式的应用时间尚短,需要进一步研究这种技术的长期效率和可靠性,并且由于子宫悬吊术后子宫过度前倾,导致子宫后方穹隆所受压力明显增大,容易形成肠疝。

四、保留子宫后的生育问题

尽可能在患者完成生育后再行盆底修复手术。部分患者在保留子宫的盆底重建术后有妊娠需求，保留子宫对生育功能产生一定的影响，如手术后可能发生的盆腔粘连，宫颈部分切除术后是否可能导致不孕、流产或早产，手术能否承受妊娠和分娩带来的负担等尚不得而知。对于有生育需求的子宫阴道脱垂患者，对具体手术方式的选择更要谨慎考量，以减少对后续妊娠和分娩的影响。

五、保留子宫后的子宫切除问题

保留子宫的脱垂治疗手术可能因脱垂复发或子宫病变而面临子宫切除问题，其发生率尚无报道。保留子宫的手术后行切除子宫会增加子宫切除的手术难度，应细致评估再次手术切除子宫的手术方式选择。

（李香娟　金　梅）

参考文献

[1] Meriwether KV, Antosh DD, Olivera CK, et al. Uterine preservation vshysterectomy in pelvic organ prolapse surgery: a systematic review with meta-analysis and clinical practice guidelines. Am J Obstet Gynecol, 2018, 219(2): 129-146.

[2] Haylen BT, Maher CF, Barber MD, et al. An International Urogynecological Association (IUGA)/International Continence Society (ICS) joint report on the terminology for female pelvic organ prolapse (POP). Int Urogynecol J, 2016, 27(4): 655-684.

[3] 王玉玲，柳晓春，谢庆煌，等. 腹腔镜下高位宫骶韧带悬吊术与经阴道骶棘韧带固定术治疗年轻子宫脱垂患者的临床效果评价. 实用妇产科杂志，2014, 30(4): 273-27.

[4] Serati M, Bogani G, Sorice P, et al. Robot-assisted

sacrocolpopexy for pelvic organ prolapse: a systematic review and meta-analysis of comparative studies. Eur Urol, 2014, 66(2): 303-318.

[5] Noé KG, Schiermeier S, Alkatout I, *et al*. Laparoscopic pectopexy: a prospective, randomized, comparative clinical trial of standard laparoscopic sacral colpocervicopexy with the new laparoscopic pectopexy-postoperative results and intermediate-term follow-up in a pilot study. J Endourol, 2015, 29(2): 210-215.

第十三章
阴道后壁膨出及会阴缺陷的诊断与手术治疗

一、相关定义

1. 后盆腔缺陷　指直肠阴道隔或会阴体缺陷导致直肠向阴道膨出和会阴体膨出。

2. 阴道后壁膨出（脱垂）　阴道后壁的膨出范围可从宫颈或阴道断端至会阴体及肛门括约肌。阴道后壁膨出主要表现为阴道后壁疝或直肠疝（直肠前突），可发生于整个阴道后壁或后壁的某一段。如发生于上段，则称高位直肠疝，很少单独存在，常是直肠全长膨出的一部分；若发生于下段，称低位直肠疝。阴道后壁膨出也可继发于小肠疝。

3. 会阴下降综合征（descending perineum syndrome, DPS）　指患者在安静状态下肛管位于较低的水平。而在用力排便时，会阴下降，低于坐骨结节水平。排便时久蹲及过度用力是主要的病因。在正常情况下，肛管位于坐骨结节连线之上，而肛直角连合（肛门直肠连接部）则刚好位于耻骨联合至尾骨尖连线之下。正常排便时，肛管的下降不应超过 2.0 cm。

二、病因

1. 发生机制　阴道后壁的支持由完整的阴

道管腔、结缔组织及肛提肌相互协调完成。直肠阴道隔存在于阴道与直肠之间。如肛提肌受损，阴道不能闭合，阴道前后壁受力不均衡，阴道后壁不能抗衡腹压，导致直肠膨出。长期腹压增加作用在受损的会阴体，而导致严重的直肠膨出和会阴下降。

2. 高危因素　包括阴道分娩、盆底手术、年龄、雌激素缺乏、重体力劳动、慢性咳嗽和便秘等长期慢性腹压增加。另外，还有遗传因素。

三、术前评估

1. 病史　临床症状主要有阴道膨胀感或包块感、排便不净感、便秘和排便困难，需要手指按压阴道帮助排便，以及性生活困难等。除了便秘与直肠膨出相关外，还应了解其他因素导致的便秘。而且，直肠膨出程度与上述症状并无直接相关性。

排便失禁常见于阴道后壁及会阴体缺陷，包括液体或固体粪便的不自主排出。

2. 体格检查

（1）视诊：患者取仰卧位，嘱其向下用力屏气。进行阴道后壁评估检查时，在阴道前壁放置半片阴道窥器。在加腹压时完全暴露阴道后壁，可明确阴道后壁膨出的程度和生殖裂孔宽度，是否有会阴体处阴道后壁支撑组织的缺陷。

（2）妇科检查

① 通过 POP-Q 评估盆腔器官脱垂的程度。

② 评估直肠阴道隔缺陷：检查时应将示指伸入肛门，推向阴道后壁，以评价直肠阴道筋膜

是否完整，明确其近会阴体附着处及中线部位的薄弱组织。

③ 会阴体肛门外括约肌完整性评估：评估会阴体的长度（POP-Q pb 值）、张力和下降度。如出现排便失禁，分别于患者静息状态、加腹压、咳嗽及自主收缩时进行。

（3）确定会阴松弛度（高活动度）[1]

① 病因：由于泌尿生殖隔组织结构缺陷，连同会阴中心腱附着组织薄弱而导致会阴松弛（球海绵体肌、会阴浅横肌、会阴深横肌、肛门外括约肌连同肛提肌形成会阴中心腱）。

② 临床特殊症状：严重便秘，需加压会阴体协助直肠排便。患者会察觉到会阴体紧张及加腹压时会阴部位呈球形膨出。

③ 体检：患者屏气用力后会阴体外凸。此缺陷通常与直肠膨出一同出现。

3. 辅助检查

（1）MRI：可作为盆腔器官脱垂确诊定量评估的辅助检查。

（2）动态盆腔 MRI 联合排便造影：适用于直肠膨出、小肠膨出、直肠内脱垂或直肠黏膜外脱垂的评估诊断。可以整体观察盆腔内各腔室的情况，确定复杂的盆底功能异常如直肠膨出、肠疝、直肠套叠或脱垂，特别适于脱垂伴有便秘症状的患者。

（3）B 超：见第二章第三节。

（4）排便直肠造影：可提供直肠的二维图像。

① 阴道后壁膨出分度（以排便造影为标

准):见表 13-1。

表 13-1 阴道后壁膨出分度

	1 度	2 度	3 度
直肠前突	<2 cm	2~4 cm	>4 cm
肠疝	脱垂最远点达阴道上 1/3	脱垂最远点达阴道上 1/2	脱垂最远点达阴道下 1/3
肠套叠	直肠黏膜在耻骨直肠肌之上	位于耻骨直肠肌	在肛管内

② 会阴下降的诊断标准:进行排便造影时,在力排相可见整个会阴下降 3.5 cm,尤以后部为甚。除了显示盆底位置异常低下外,尚可发现其他病变,如直肠前壁膨出或脱垂等。

(5)生理性肛直肠研究:包括肛直肠测压、肌电学、阴部神经末梢运动潜伏期和结肠传输实验。

四、手术原则与适应证

(1)阴道后壁修补术的手术原则

① 提供解剖矫正,去除脱垂的症状。

② 恢复正常肠道和性功能,而不产生新发的不良症状。

(2)阴道后壁修补手术患者的选择

① 中度以上阴道后壁膨出。

② 感觉阴道肿块或膨出,或伴有主观症状如排便困难或需要手助排便。

③ 排便造影显示直肠膨出处有造影剂潴留,

排便期直肠膨出部位不排空或部分排空。

④ 对患者进行其他部位修补时发现阴道后壁膨出可同时修补。

⑤ 阴道及阴道入口松弛。

（3）会阴修补手术患者的选择

① 特殊会阴体疝会导致有症状的肠功能紊乱。

② 有排便困难，需手助排便。

③ 陈旧会阴裂伤，包括Ⅰ度、Ⅱ度和Ⅲ度裂伤。

④ 阴道入口松弛。

五、手术方式

1. 传统阴道后壁修补缝合术

（1）简介：传统阴道后壁修补缝合术仍是目前推荐的主要标准术式之一。它不仅修补阴道后壁，矫治直肠膨出，同时进行肛提肌分离及折叠缝合术与会阴体缺陷修补缝合术，使后盆腔组织缺陷整体修复重建。

（2）手术步骤

① 在麻醉下再次检查评估术前诊断无误。

② 用生理盐水或 1/20 万肾上腺素盐水沿阴道后壁下方注射。

③ 纵向切开阴道后壁，分离阴道直肠间隙。将直肠阴道筋膜留于直肠，使膨出的直肠两侧游离出约一指宽的空隙，分离达两侧的肛提肌。

④ 用 4 号丝线或 2-0 延迟可吸收缝线荷包或横行折叠缝合直肠前筋膜（直肠纤维肌层），紧缩膨出的直肠。如有阴道特殊部位缺陷，也宜先

予修补,尤其是直肠高位膨出。

⑤ 缝合直肠两侧的疏松结缔组织和肛提肌内缘(图13-1)。

⑥ 适当切除多余的阴道黏膜,以确保阴道黏膜缝合可容2指。

⑦ 缝合阴道后壁黏膜及会阴体皮肤(同会阴体修补术)。

2. 特异位点缺陷的直肠膨出修补术

(1)简介:特异位点缺陷的直肠修补术依赖于 A. Cullen Richardson 倡导的理论,即直肠脱入阴道疝囊是纤维肌肉(直肠阴道筋膜)缺陷的结果。20世纪90年代提出了针对特定部位缺陷的修补术。缺陷可单独为阴道侧壁、中线或阴道上段,也可能为联合缺陷(图13-2、图13-3)。

(2)手术步骤

① 如果无会阴体缺陷,可在处女膜水平横行切开。

② 在中线部位切开阴道上皮,分离阴道直肠间隙至阴道顶端或缺陷部位。

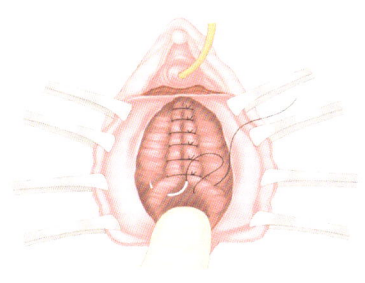

图 13-1 阴道后壁修补,折叠缝合直肠前方的阴道纤维肌层

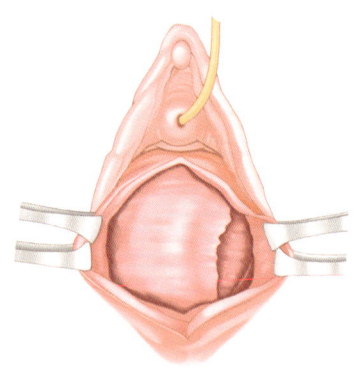

图 13-2　右侧直肠前纤维肌层缺陷

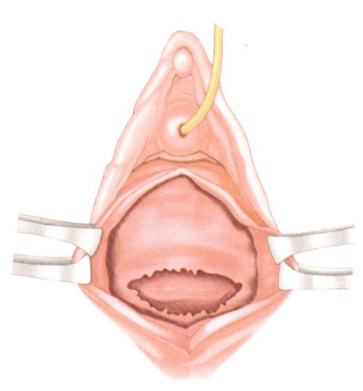

图 13-3　远端横向缺陷，直肠前纤维肌层缺陷与会阴体分离

③ 对缺陷部位用延迟可吸收缝线或不吸收缝线缝合（图 13-4）。

④ 对合并会阴体缺陷的修补，不常用肛提肌折叠缝合，以减少术后性交疼痛。

3. 改良阴道后壁中线折叠缝合术（阴道后

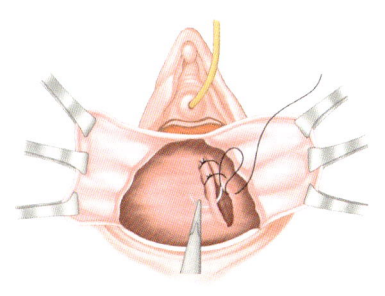

图 13-4　右侧直肠前纤维肌层缺陷间断缝合

壁 "桥" 式缝合术）

（1）适应证：适合阴道后壁轻中度膨出。

（2）手术步骤

① 阴道后壁出口设计：如无会阴部裂伤，则为会阴外端切口与阴道外口内 1 cm 处。

② 切开阴道壁：用剪刀或手术刀稍微分离 0.5~0.8 cm。

③ 对切口内侧阴道黏膜行电凝破坏：用单极电凝破坏菱形切口内侧阴道黏膜上皮，使之失去分泌功能。

④ 内翻缝合电凝过的阴道黏膜：采用横行褥式折叠缝合电凝破坏的阴道黏膜，最后自内向外依次打结于中线。

⑤ 缝合阴道外缘切口：纵行间断缝合阴道菱形切口外缘。

4. 阴道后壁网片放置修补术　尚缺乏证据支持经阴道行阴道后壁网片修补术的疗效优于传统修补术。通过与无网片的自体组织修复比较，没有证据表明补片放置可增加患者受益。另外，经阴道网片放置与更多的风险相关,包括网片侵蚀及盆腔痛。中华医学会妇产科分会盆底学组在"盆腔器官脱垂的中国诊治指南"中明确提出:阴道后壁修补术时是否需要加用聚丙烯网片以提高治愈率目前还无定论。

(1)自裁网片修补手术步骤

① 向阴道直肠间隙注射1:20万肾上腺素盐水或生理盐水做水分离。

② 沿阴道后壁中线纵行切开全长,钝锐性从会阴体向上及两侧分离至骶棘韧带。

③ 在直肠前放置无张力网片进行修复。

④ 对子宫未切除患者,固定网片顶端在宫颈后唇;对切除子宫的患者,将网片固定于阴道后壁顶端,远端可达会阴体上方。

(2)使用导针的网片装置

① 以组织剪锐性分离并进入直肠旁间隙,直至手指触及外侧坐骨棘及其内侧的尾骨肌-骶棘韧带复合体。

② 在双侧肛门外侧3 cm、下方3 cm处切开一个4 mm的经皮切口。

③ 将导针穿过臀部,至尾骨肌-骶棘韧带复合体水平轻轻穿过复合体。将网片带出,保持无张力状态(图13-5)。

5. 单纯会阴裂伤修补术　会阴体组织缺陷与直肠膨出往往同时存在,故会阴体缺陷修复是阴道后壁缝合术的组成部分。手术步骤为:

(1)切口:在两侧小阴唇内方的皮肤、黏膜交界处找到处女膜裂痕。各钳夹一把组织剪,并将两钳向中线并拢。若能通过两指,则可确定

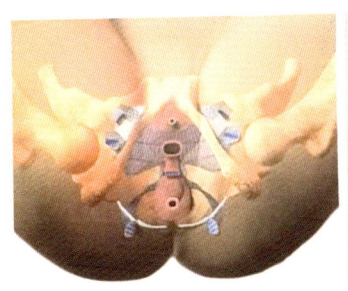
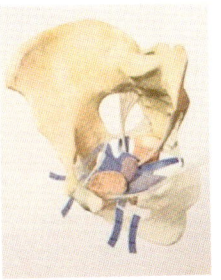

图 13-5　阴道后壁网片植入（图片获强生公司授权）

为修补后的会阴前缘。在阴道后壁中线钳夹，使三把组织钳形成三角形区域，为预定切除瘢痕的区域。

（2）剥离切除三角形内皮肤或形成的瘢痕，以及皮下脂肪组织。

（3）如阴裂过大，则折叠缝合双侧肛提肌（图13-6）。

（4）折叠缝合球海绵体肌及会阴浅横肌（图13-7）。

（5）缝合阴道黏膜及会阴体皮肤，形成新的阴道后壁和新的会阴。

6. 肠疝修补术　肠疝是直肠子宫陷凹及阴道后穹隆膨出的后果。一般先做肠疝修补术，然后做阴道后壁修补术。手术步骤为：

（1）切口：在阴道后穹隆黏膜中线做纵切口。如果为较严重的肠疝，可将会阴切开，沿阴道后壁中线向后穹隆延长。

（2）剥离疝囊：将阴道黏膜向两侧充分剥离，暴露疝囊。

（3）切开疝囊：避免损伤肠管。

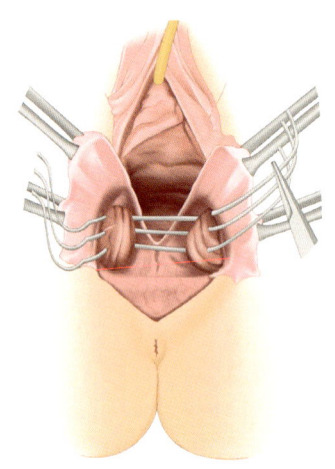

图 13-6 折叠缝合双侧肛提肌

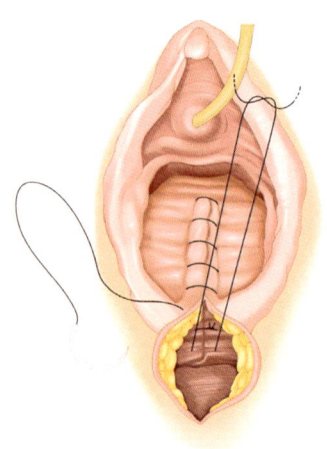

图 13-7 会阴体修补术：球海绵体肌及会阴浅横机折叠缝合

（4）缝合疝囊：缝合疝囊颈部腹膜，闭锁疝囊，然后剪除多余的疝囊腹膜。

六、术后疗效与复发

阴道后壁缝合的解剖学治愈率为76%~96%，特异位点的治愈率为69%~100%。2007年Gustilo-Ashby等[2]对2006年Paraiso等[3]的三种手术方式的随机对照研究进行了再次的数据分析。除了常规的修补术外，其他术式的大部分患者的排便症状改善。

对手术失败的相关因素分析仍需要进一步研究。年轻、脱垂严重、高体重指数（body mass index，BMI）被认为与复发有关。脱垂复发也可能继发于其他一些特定的高危因素。这些因素在手术以后仍然继续存在，如基因易感性、职业暴露和（或）盆底肌肉损伤。

七、并发症及处理

手术的并发症有：

（1）短期并发症[4]：疼痛、便秘、血肿、感染、一过性尿潴留和囊肿形成。直肠损伤可能会发生直肠阴道瘘或直肠会阴体瘘，但不常见。

（2）术后性功能障碍：术后性功能恢复多年来一直受到关注。Fancis和Jeffcoate（1961）[5]观察到阴道后壁及会阴体修补术后性功能障碍的发生率较高。在104名阴道前后壁修补术的患者中有70名（50%）存在术后性功能减退或性交疼痛。术后检查发现，43/70（61.4%）的患者阴道过窄，仅容一指。预防方法为，手术医生进行脱垂修复术时不宜将肛提肌拉得过紧。Arnold 等[6]发现经阴道及经肛门的阴道后壁修复手术的术后性交疼痛的发生率相似（23% vs 1%）。

应用移植替代物对性生活有不良影响，其术后性交疼痛的发生率达 27%。Lowman 等[7]发现接受 prolift 网片（Ethicon Women's Health and Urology, Somerville, NJ）植入术女性发生术后新发性交疼痛的比例为 16.7%，其中 83% 的患者希望通过再次手术来缓解疼痛。网片侵蚀可导致双方的性交疼痛。即使没有侵蚀，网片本身的一些特征也可能会引起性交不适。

（3）阴道痉挛（盆底肌肉疼痛）[4]：与术后盆腔痛及性交疼痛的发生有关。术后物理康复治疗解除肌肉痉挛是治疗的关键。

总之，应避免阴道及生殖道裂孔缝合过紧，不要将会阴体缝合过多，不要剪除过多的阴道黏膜，可有利于降低术后性交疼痛的发生率。特异位点修复手术的实施与成功使术后性功能多数获得提升。

（龚　健　陈艳琴　黄益娟　杨　欣）

参考文献

[1] （美）Nitti VW, Posenblum N, Brucker BM 著. 泌尿妇科经阴道手术. 李叶，张毅译. 北京：人民军医出版社，2014.

[2] Gustilo-Ashby AM, Paraiso MFR, Jelovsek JE, et al. Further analysis of a randomized trial of rectocele repair. Am J Obstet Gynecol, 2007, 197(1): 76.

[3] Paraiso MFR, Barber MD, Muir TW, et al. Rectocele repair: a randomized trial of three surgical techniques including graft augmentation. Am J Obstet Gynecol, 2006, 195(6):

1762-1771.

[4] (美) Walters MD, Karram MM 著. 妇科泌尿学与盆底重建外科. 王建六主译. 4 版. 北京: 人民卫生出版社, 2017: 296.

[5] Francis WJ, Jeffcoate TN. Dyspareunia following vaginal operations. J Obstet Gynaecol Br Commonw, 1961, 68(1): 1-10.

[6] Arnold MW, Stewart WR, Aguilar PS. Rectocele repair. Four years' experience. Dis Colon Rectum, 1990, 33(8): 684-687.

[7] Lowman JK, Jones LA, Woodman P J, *et al*. Does the prolift system cause dyspareunia? Am J Obstet Gynecol, 2008, 199(6): 707.

第十四章
会阴裂伤与修补

一、定义

会阴裂伤指肛门和外生殖器之间的软组织受到严重创伤,导致会阴局部膨起、变薄,出现一条可见的裂痕,严重者甚至会撕裂到肛门。常见表现为会阴部的局部皮肤、黏膜或其深部组织的裂伤,严重时可出现排便失禁,特别是排稀便时。

二、分度

2015年英国皇家妇产科医师学院(Royal College of Obstetricians and Gynaecologist, RCOG)及国际尿控学会(ICI)采用会阴撕裂新标准将会阴撕裂分为四度:

Ⅰ度裂伤:会阴部皮肤和或阴道黏膜损伤。

Ⅱ度裂伤:有会阴部肌肉损伤,但无肛门括约肌损伤。

Ⅲ度裂伤:会阴损伤累及肛门括约肌复合体,又分为三个亚型。Ⅲa:肛门外括约肌裂伤厚度≤50%;Ⅲb:肛门外括约肌裂伤厚度≥50%;Ⅲc:肛门外括约肌和肛门内括约肌均受损。

Ⅳ度裂伤:肛门内、外括约肌及肛门直肠黏膜均发生损伤(图14-1)。

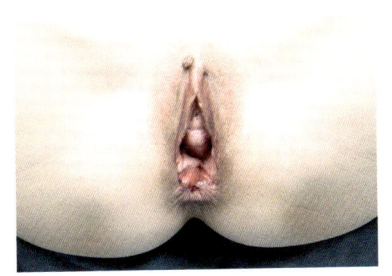

图 14-1　Ⅳ度裂伤

三、病因

引起会阴裂伤的常见病因为分娩时胎头过大,产妇用力过猛,以及娩出过速。预防会阴部裂伤应从助娩及分娩做起。在观察产程中,应正确估计胎儿大小,了解胎位和先露部位情况,以及防止急产。如不注意保护会阴,会阴可能撕裂。对胎儿为枕后位而有出口狭窄的产妇进行产钳助娩时必须做大侧切,必要时还可做双侧切开,注意保护会阴,否则易撕裂。

四、诊断

会阴裂伤的诊断主要依靠妇科检查及肛门指诊。经肛门超声技术提高了肛门括约肌损伤的诊断率,是目前诊断排便失禁的最佳方法。

五、治疗

会阴裂伤以手术修补为主。

1. 修补时机

（1）产后新鲜伤口：直接清创缝合。缝合过程中需注意层次清晰,解剖还原。

(2)陈旧性会阴裂伤:修补前需像低位直肠阴道瘘一样做好肠道准备,以增加修补的成功率。

2. 修补目的　陈旧性会阴裂伤修补的目的是重建一个至少有 2 cm 厚、3 cm 长的肌肉柱状体。

3. 麻醉方式　局部麻醉或全身麻醉。

4. 肛门外括约肌损伤的修补方法

(1)端-端缝合修补:即将撕裂的两断端点没有重叠对点缝合。

(2)全层重叠缝合修补:即将撕裂的两断端部分重叠再缝合的方法。

对于肛门外括约肌裂伤,Ⅲa度裂伤可采用端-端缝合,Ⅲb度裂伤可采用端-端缝合或全层重叠缝合。对肛门内括约肌撕裂,应采用端-端缝合。对括约肌缝合时建议采用单股 PDS 缝线或丝线,修补前后进行肛门指诊。

5. 会阴Ⅳ度裂伤修补　会阴Ⅳ度裂伤到达直肠黏膜层,缝合主要分为缝合直肠全层、缝合肌肉、缝合阴道壁以及成形会阴体。修补的主要步骤如下:

(1)常规消毒外阴和阴道。铺巾后,向肛门内放入半块带线的碘伏纱布。

(2)用组织钳分别钳夹两侧球海绵体肌断端,拉平两钳并保持同一水平线后,用小刀沿外阴皮肤及阴道黏膜之间横行切开畸形愈合处。锐性分离粘连,自裂伤顶端充分游离阴道后壁和直肠间隙(图 14-2)。

(3)用 3-0 可吸收缝线全层缝合直肠壁(图 14-3、图 14-4)。

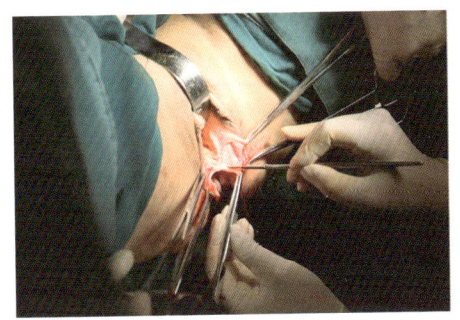

图 14-2　横行切开皮肤及阴道黏膜交界处

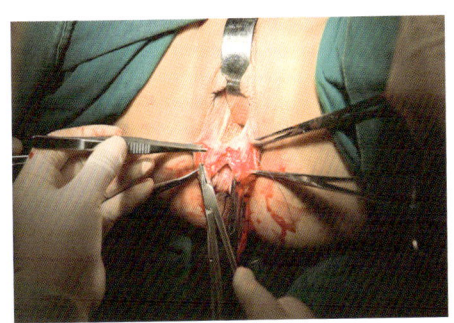

图 14-3　间断缝合直肠壁

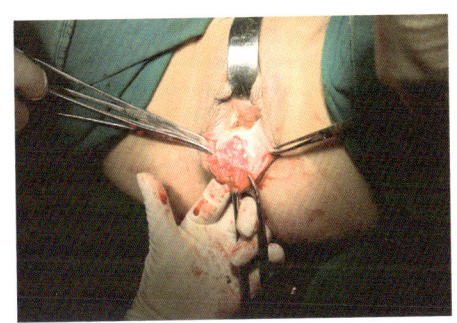

图 14-4　全层缝合直肠壁

（4）用3-0可吸收缝线褥式内翻缝合直肠浆肌层加固（图14-5）。

（5）用2-0可吸收缝线缝合肛提肌及会阴深、浅横肌，连续锁边缝合阴道壁及海绵体肌（图14-6、图14-7）。

（6）用3-0带针丝线褥式外翻间断缝合会阴部皮肤成形会阴体（图14-8、图14-9）。

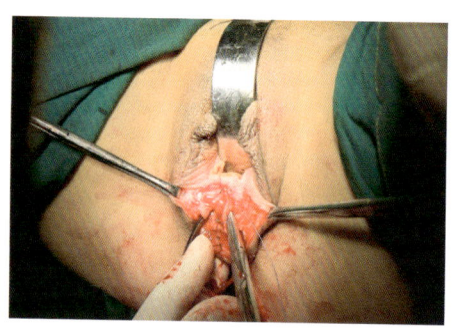

图14-5　褥式内翻缝合直肠浆肌层

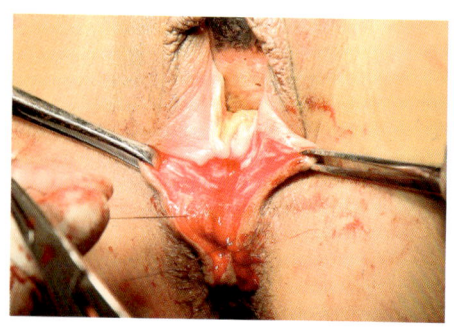

图14-6　缝合肛门括约肌

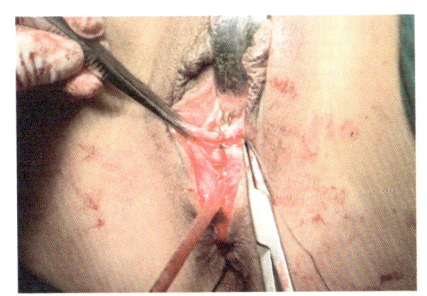

图 14-7　缝合肛提肌

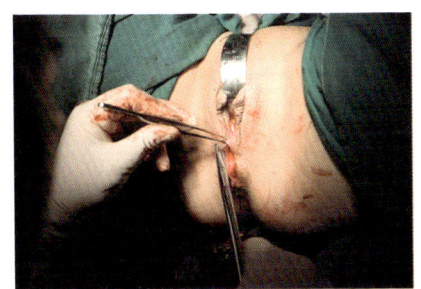

图 14-8　连续缝合阴道壁

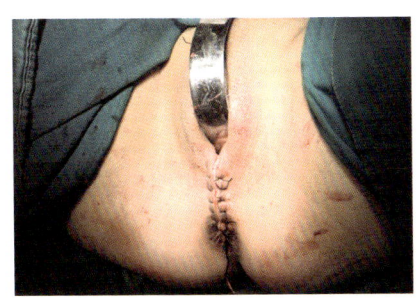

图 14-9　褥式外翻间断缝合会阴部皮肤成形会阴体

（许学先　杨文武　周利梅）

第十五章
排便失禁

一、定义

排便失禁或粪失禁(fecal incontinence, FI),指个体经过如厕训练后,在社会不能接受的时间和地点排便或排气,而发生粪便或气体经肛门不自主地排出,并对患者产生不良的心理影响[1]。

二、分类与病因

1. 肛门先天性发育畸形

(1)神经系统发育缺陷:先天性腰骶部脊膜膨出或脊椎裂可伴肛门失禁。患者外括约肌和耻骨直肠肌失去正常神经支配,无收缩功能。且由于感觉和运动系统均受影响,直肠黏膜在粪便充盈时缺乏膨胀感,不能引起便意及发动排便动作,直肠内粪便随时排出。此种患儿往往伴有尿失禁。

(2)肛门直肠畸形:高位畸形时直肠盲端位于盆膈之上,耻骨直肠肌短缩,明显向前上方移位。内括约肌缺如或仅处于雏形状态。外括约肌多处于松散状态,其间充满脂肪组织,肌纤维走行异常紊乱。其病因主要与畸形伴有感觉和运动神经组织结构的缺陷有关。

2. 外伤 由于外伤损伤了肛管直肠环,使括约肌失去了括约功能而致排便失禁,如刺伤、割伤、灼伤、冻伤及撕裂伤（主要为产妇分娩时的会阴撕裂）等。

肛门括约肌分为内括约肌和外括约肌，分别起被动控便和主动控便的作用。肛门括约肌损伤可造成排便失禁。大多数括约肌损伤与阴道分娩相关。

直肠阴道瘘可导致大便改道，阴道持续性排出大便。

3. 神经系统病变

（1）脑外伤、脑肿瘤、脑梗死、脊髓肿瘤、脊髓结核和马尾神经损伤。

（2）骨盆骨折及腰椎手术等可导致腰骶神经干损伤。

（3）盆底手术及盆腔手术可致盆腔神经丛损伤，导致控便功能障碍。

4. 肛管直肠疾病

（1）最常见的是肛管直肠肿瘤，如直肠癌和肛管癌。克罗恩病侵犯到肛管和直肠并累及肛门括约肌后亦可造成排便失禁。

（2）溃疡性结肠炎长期腹泻可引起肛管炎。

（3）直肠脱垂：为直肠壁部分或全层向下移位。直肠脱垂因黏膜外翻引起的肛门松弛可导致黏液自肛门排出。直肠黏膜脱垂或不完全脱垂为直肠壁部分下移，即直肠黏膜下移。直肠完全脱垂为直肠壁全层下移。若下移的直肠壁在肛管直肠腔内称内脱垂，下移到肛门外称为外脱垂（图15-1）。

（4）肛周的严重瘢痕如影响到肛门括约肌，可使肛门闭锁不全。

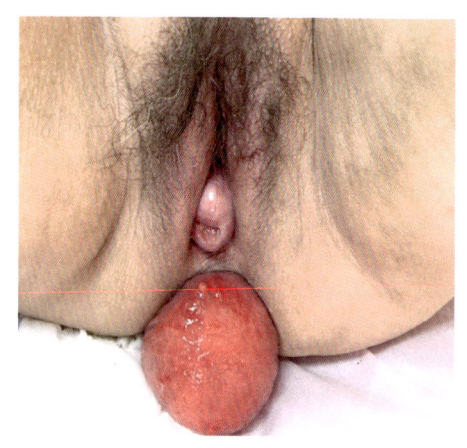

图 15-1　子宫脱垂伴直肠脱垂

5．其他

（1）感染性腹泻：感染性腹泻导致大便性状改变，可造成排便失禁。

（2）短肠综合征：同感染性腹泻。

（3）免疫性肠疾病：除了导致大便性状改变外，还可以导致肛瘘等，引起控便功能异常。

（4）放射性肠炎：肿瘤局部放疗可以导致神经肌肉损伤，从而引起排便失禁。

三、临床表现

患者不能自主控制排泄粪便和气体，导致会阴部经常潮湿，大便染污衣裤。完全失禁时，粪便可以随时自行流出。咳嗽、走路、下蹲及睡眠时常有大便和黏液从肛门外流。不完全失禁时，虽能控制干便，但对稀便不能控制，集中精力控制肛门时方可使大便不流出[2]。

四、诊断

1. 病史

（1）排便失禁发生的情况：严重程度（失禁为气体、液体和固体）、发生频率、结局以及患者的生活质量。

（2）产科病史：胎产次、分娩方式、新生儿体重、第二产程时间、会阴切开情况或撕裂情况，是否使用产钳或胎头吸引助产。

（3）其他：询问有无先天性肛门畸形、手术、外伤史及神经系统损伤病史，有无神经系统及泌尿系疾病，是否接受过放射治疗

2. 体检

（1）直肠检查：了解肛门舒缩情况，是否有肛门闭合不全、黏膜脱出、直肠膨出、肿瘤和大便块嵌塞等，肛管直肠收缩乏力等，以及肛周皮肤感觉情况等。肛门指检可触及瘢痕和缺损。

（2）直肠脱垂的诊断分型

① 一型：不完全性直肠脱垂，即直肠黏膜脱垂，表现为直肠黏膜层脱出肛外。脱出物呈半球形，其表面可见以直肠腔为中心的环状黏膜沟。

② 二型：完全性直肠脱垂，即直肠全层脱垂。脱垂的直肠呈圆锥形，脱出部可以直肠腔为中心呈同心圆排列的黏膜环形沟。二型根据脱垂程度分为三度：

Ⅰ度：为直肠壶腹内的肠套叠，即隐性直肠脱垂。排便造影呈伞状阴影。

Ⅱ度：为直肠全层脱垂于肛门外，肛管位置正常，肛门括约肌功能正常，不伴有肛门失禁。

Ⅲ度：为直肠、部分乙状结肠及肛管脱出于肛门外，肛门括约肌功能受损，伴有肛门不全性或完全性失禁。

3. 辅助检查

（1）肛管直肠测压：包括肛门内括约肌控制的静息压、外括约肌随意收缩时的最大压力以及舒张时刺激的知觉阈值。在排便失禁时肛门静息压和最大压力均下降。

（2）肌电图：是反映盆底肌肉及括约肌的生理活动、了解神经和肌肉损伤部位与程度的客观依据。

（3）排便造影：可记录排便时的动态变化。通过直肠角的改变，能推测耻骨直肠肌的状态和损伤程度，对诊断直肠内脱垂有重要价值。漏斗征、锯齿征和宝塔征是直肠内脱垂在排便造影 X 线片上的特异性征象。

（4）生理盐水灌肠试验：通过坐位时向直肠内注入 100～1500 ml 生理盐水或自来水，让患者控制几分钟后，记录漏出量和最大保留量，了解排便的自控能力。排便失禁时保留量下降或为零。

（5）肛管超声图：可准确地判断肛门括约肌缺损部位和不对称性测量内括约肌的厚度。

4. 问卷调查（详见第三十三章） 主要包括 Wexner 量表（Wexner Scale）、排便失禁严重指数（Fecal Incontinence Severity Index，FISI）和克利夫兰临床排便失禁评分（Clevelend Clinic Fecal Incontinence Score，CCFIS）等。Wexner 量表虽然目前应用较多，具有简单、可靠和敏感等特点，然而却没有分配权重，故而降低了其表面效度和内容效度。

五、非手术治疗

1. 生物反馈疗法　可帮助训练括约肌，协调盆底肌活动，改善阴部神经功能，有气囊法、肌电法和多媒体演示法。

（1）盆底肌锻炼：方法是嘱患者收缩肛门（提肛），每次坚持数秒钟，以增强肛门括约肌的功能。

（2）电刺激：对神经性肛门失禁者，可采用电刺激疗法。用电刺激肛门括约肌及肛提肌，使之产生有规律的收缩，部分肛门失禁患者可以得到改善。

（3）针灸疗法：是祖国传统医学的疗法，有的患者亦可取得很好的疗效，常用穴位有长强、百会和承山等。

2. 食品和药物疗法

（1）调整饮食：多吃纤维素，以增加大便的凝固性，避免刺激性食物。

（2）药物治疗：采用止泻药（如减少大便稀度的药物）或可增加括约肌张力，或使用增加肠内容物黏稠性的药物如洛派丁胺（易蒙停）等进行药物治疗。

（3）抗生素：如肛管和直肠有炎症，可对症服用抗生素。如肛周皮肤有炎症，应经常保持肛周清洁，使其保持干燥或涂擦外用药。

3. 行为疗法　对治疗排便失禁有相当大的影响。将良好习惯训练和生物反馈治疗相结合，对许多类型的排便失禁均适用、有效。

六、手术治疗

1. 肛门括约肌修复术　如产时发现会阴Ⅲ度裂伤,应即刻进行修补,对断裂的括约肌进行对位接合。由于此时盆底肌往往同时受到损伤而松弛,可保证括约肌无张力对合。对于陈旧性会阴Ⅲ度裂伤,也应择期手术治疗。

2. 外伤或瘘　对其他性质的继发损伤,如外伤和瘘等,应先行清创术,清除异物、粪渣和坏死组织,尽可能完整地保留组织,进行充分的清洗,应用抗生素,再行二期修复。

3. 人造肛门括约肌(artificial bowel sphincter, ABS)装置　是近几年在美国开展的新方法。它利用力学原理,在肛门周围放置管控装置,可以控制肛门的关闭和开放,对于严重的排便失禁患者有一定的疗效。该装置本身和手术过程都比较复杂,在美国已经开始广泛应用,但在我国基本上还是空白。

4. 骶神经刺激(sacral nerve stimulation, SNS)　原本是泌尿外科治疗尿失禁的方法,肛肠外科医生发现其也有治疗排便失禁的效果。

5. Parks肛管后方盆底修补术　适用于严重的神经性肛门失禁及直肠脱垂固定术后仍有较重的肛门失禁者。

(杨　欣　谈　诚)

参考文献

[1] Hannaway CD, Hull TL. Fecal incontinence. Obstet Gynecol

Clin North Am, 2008, 35(2): 249-269.

[2] Jorge JMN, Wexner SD. Etiology and management of fecal incontinence. Dis Colon Rectum, 1993, 36(1): 77-97.

第十六章
出口梗阻性便秘

一、定义

出口梗阻性便秘（outlet obstructive constipation, OOC）指粪便通过直肠和肛管时受阻导致的排便困难，其病因尚未完全明了。出口梗阻性便秘占慢性便秘的60%左右。

二、分类

1. 盆底松弛综合征　包括直肠膨出、直肠脱垂和肠套叠等。

（1）直肠膨出（直肠前突）：为直肠向阴道内膨出形成的疝，多见于经产妇。约50%的直肠前突患者出现出口梗阻性便秘。

（2）直肠脱垂：为直肠壁部分或全层向下移位。若下移的直肠壁在肛管直肠腔内，称内脱垂，可导致排便困难；如直肠下移到肛门外，称为外脱垂，可引起排便失禁。

（3）肠套叠：指一段肠管套入与其相连的肠腔内，并导致肠内容物通过障碍。

2. 盆底痉挛综合征　包括耻骨直肠肌综合征和内括约肌失弛缓综合征等。

（1）耻骨直肠肌综合征：是一种以耻骨直肠肌痉挛性肥大，致使盆底出口处梗阻为特征的排便障碍性疾病。组织学改变为耻骨直肠肌肌纤维肥大。

（2）内括约肌失弛缓综合征：正常排便时，粪块到达肛管上部后，肛门内括约肌舒张，粪块进入肛管内。在肛门内括约肌失弛缓的患者，肛门内括约肌无法反射性地舒张，将直肠下部、肛管上部的粪块向上逆行推回直肠或乙状结肠，从而导致出口梗阻性便秘。

3. 肠外梗阻型　如子宫后倾、盆腔肿瘤、炎症和盆底疝。

三、临床表现

1. 排便费力，有不尽感或下坠感，排便量少，有便意或便意缺乏。
2. 肛门直肠指检时肠内可存有泥样粪便。用力排便时，肛门外括约肌呈矛盾性收缩。
3. 在结肠传输试验中，72 h 时多数标志物滞留在直肠内。
4. 进行肛门直肠测压时，显示用力排便时肛门外括约肌呈矛盾性收缩，或直肠壁的感觉阈值异常。

四、评估方法

1. 病史采集　同直肠脱垂部分。
2. 直肠指诊

（1）直肠前突：在直肠指诊时可触及直肠前壁圆形的突向阴道的薄弱区，用力排便时更加明显，指尖可感觉肠壁张力减退，指诊结束时肠壁复原缓慢或不能复原。

（2）直肠内脱垂：患者取蹲位或侧卧位并做

排便动作，可触及直肠腔内黏膜折叠堆积，柔软光滑，上下移动，有壅阻感，内脱垂部分与肠壁之间有环形沟。会阴下降综合征的患者在静息期肛管扩张力减退。嘱患者做随意收缩时，肛管收缩力明显减弱。

（3）盆底失弛缓综合征：患者的肛管张力较高，需用力方能通过肛管。肛管较长，耻骨直肠肌肥厚，呈痉挛状。模拟排便动作时肛管不松弛，反而收缩，常称为"反常收缩"。

3. 结肠传输试验　吞服不透X线标志物——钡条20根。72 h后摄X线立位腹平片1张。根据钡条在腹平片上的分布情况判定便秘类型。可以帮助鉴别出口梗阻性便秘、慢传输性便秘和混合性便秘。

4. 排便造影　可发现直肠和肛门解剖结构异常如直肠膨出和直肠内套叠等，从而筛选并指导患者下一步是否需要行手术治疗，并评估手术方案。

5. 肌电图　可以发现神经肌肉功能活动的变化。

6. 肛管直肠测压　通过肛管直肠测压，测定肛管静息压、最大缩榨压、直肠感知阈值以及直肠最大耐受量等指标，可以了解排便时肛管直肠压力的改变，从而协助诊断及评价疗效。

7. 球囊逼出试验　将一个与导管相连的球囊放入直肠中，用50 ml温水充盈，让患者以正常排便姿势排出球囊。超过5 min为异常。该试验可以帮助鉴别排便失禁与出口梗阻性便秘。如肛门括约肌受损或无括约功能，球囊可自行滑出肛门,或轻微地增加腹压后即可将球囊排出,则诊为肛门失禁;如果超过 5 min 球囊不能排出,则考虑为出口梗阻性便秘。

8. 乙状结肠镜或肛门直肠镜检查　在直肠内脱垂及会阴下降综合征的患者,稍加腹压即可见直肠黏膜下堆积,似瓶塞样突入镜筒开口,在直肠和肛管交界出现环形或子宫颈状黏膜内折。通过直肠镜可见直肠黏膜过多,做用力排便动作时可见嵌入镜腔或出现于齿线下方,患者可见黏膜水肿、质脆、充血、溃疡或息肉等病变。

9. 盆腔 MRI　详见第二章第四节。

五、非手术治疗

1. 生活习惯的改变　高纤维素饮食和适当增加体育活动对增进肠道功能以及促进通畅排便均有一定的作用。

2. 药物治疗　缓泻剂、药物灌肠和水疗等方法可以在一定程度上改善症状。但对于严重的顽固性出口梗阻性便秘治疗效果有限。肛内局部使用药物治疗有待进一步观察研究。有报道肉毒素局部注射治疗和栓剂肛塞治疗对治疗该病有一定疗效。

3. 生物反馈治疗　生物反馈治疗是将不能觉察的生理活动信息转变为患者可视、可懂的信号,进而指导患者进行自我训练和功能协调,建立正确的排便行为。生物反馈主要用于治疗肛门括约肌失协调,以及盆底肌、肛门外括约肌排便时矛盾性收缩导致的功能性出口梗阻性便秘。经过正规的生物反馈治疗,有效率可达 70% 以上。

六、手术治疗

直肠膨出和直肠脱垂导致的梗阻性便秘可以通过手术治疗,但手术治疗很难保证远期效果,仅通过手术治疗并不能解决所有问题。

1. 直肠前突的手术治疗 可通过手术途径分为以下三类,但目前仍缺乏较为理想的治疗方法。

(1)经直肠手术:将肛提肌和括约肌折叠加强缝合,修补直肠前方的薄弱区。经直肠修补术不适用于中重度直肠前突,且术后易复发。

(2)经阴道手术:(详见第十三章),但无法同时解决直肠黏膜松弛和脱垂等问题。

(3)经会阴手术:经会阴体分开阴道后壁与直肠前壁,将疝囊处荷包缝合加固。

2. 直肠脱垂的手术治疗方法

(1)经肛门行直肠远端黏膜缝合加硬化技术:适用于距肛门 8 cm 以内的远端直肠黏膜内套叠,分别于直肠远端后壁及两侧行连续折叠缝合直肠下端松弛的黏膜及肌层。

(2)胶圈套扎术:可应用内痔吸套器行 3 行纵行套扎,以去除部分松弛的黏膜。黏膜脱垂较重时在套扎黏膜下层加注适量硬化剂。

(3)经腹直肠固定术:适用于严重的中低位直肠内脱垂,尤其适用于伴有骶骨直肠分离者。

(4)Delorme 手术:该手术能完全切除内脱垂的黏膜 4~10 cm[1],并可同时修补直肠膨出。由近端黏膜边缘逐步向上分离,直到松弛的黏膜消失,先将分离后的黏膜下基层折叠横向缝合,然后行黏膜对端缝合，再环形剪除多余的黏膜。

3. 吻合器痔上黏膜环切术（procedure for prolapsing hemorrhoids, PPH） 该术式正是在传统术式的基础上改良而来。它综合了直肠黏膜缝扎术、直肠膨出修补术及耻骨直肠肌切断术。它纠正了过度松弛、脱垂的黏膜，使直肠下段黏膜绷紧，修补改善直肠膨出，同时切断了大部分肥厚、僵硬的耻骨直肠肌，使出口通畅，出口梗阻性便秘得到了良好的纠正。

（谈　诚　杨　欣）

参考文献

[1] D'Hoore A, Penninckx F. Obstructed defecation. Colorectal Dis, 2003, 5(4): 280-287.

第十七章
压力性尿失禁

一、定义

1. 定义　压力性尿失禁（stress urinary incontinence, SUI）指打喷嚏或咳嗽等腹压增高时出现不自主的尿液自尿道外口渗漏。
2. 症状　表现为咳嗽、打喷嚏或大笑等腹压增加时不自主地溢尿。
3. 体征　腹压增加时，能观测到尿液不自主地从尿道流出。

二、病因

较明确的相关因素包括年龄、生育、盆腔器官脱垂、肥胖、种族及遗传因素等。

三、诊断标准

1. 确定诊断

（1）采集详细病史：了解患者的全身情况，包括一般情况、智力、认知以及是否发热等。仔细询问患者的压力性尿失禁症状，如大笑、咳嗽、打喷嚏或行走等各种程度腹压增加时尿液是否溢出，停止加压动作时尿流是否随即终止，以及泌尿系其他症状包括疼痛、血尿、排尿困难和尿路刺激症状以及下腹或腰部不适等。充分了解患者的既往病史、月经生育史、生活习惯、活动能力、并发疾病和使用的药物等。

（2）体格检查

① 患者的一般状态评估：包括生命体征、步态、身体活动能力以及对事物的认知能力。进行全身体检。

② 神经系统检查：包括下肢肌力、会阴部感觉、肛门括约肌张力及病理征等。

③ 腹部检查：注意有无尿潴留体征。

④ 妇科检查：了解患者的外生殖器有无盆腔器官脱垂及程度；外阴部有无长期感染所引起的异味或皮疹；通过双合诊了解子宫水平和大小以及盆底肌收缩力等；通过指诊检查括约肌肌力及有无直肠脱垂。还可补充其他特殊检查，如压力诱发试验。

（3）排尿日记：连续记录 24 h 排尿情况，包括每次排尿时间、每次尿量、每次饮水时间、每次饮水量以及每次排尿的伴随症状（表 17-1）。

（4）国际尿失禁咨询委员会尿失禁问卷表简表（International Consultation on Incontinence Questionnaire short form, ICIQ-SF）：记录尿失禁及其严重程度，以及对日常生活、性生活和情绪的影响。

（5）实验室检查：血和尿常规、尿培养，以及肝、肾功能等一般实验室常规检查。

（6）尿道功能的特殊检查：尿道压力描记、压力 - 流率测定及影像尿动力学检查等侵入性尿动力学检查。还可进行膀胱尿道造影、超声、静脉肾盂造影及 CT 等影像学检查。如怀疑膀胱内有肿瘤、憩室或膀胱阴道瘘等疾病，需行膀胱镜

表 17-1 排尿日记

时间	液体摄入（ml）	排尿量（ml）	排尿前/后感觉
6:00 — 7:00			
7:00 — 8:00			
8:00 — 9:00			
9:00 — 10:00			
10:00 — 11:00			
11:00 — 12:00			
12:00 — 13:00			
13:00 — 14:00			
14:00 — 15:00			
15:00 — 16:00			
16:00 — 17:00			
17:00 — 18:00			
18:00 — 19:00			
19:00 — 20:00			
20:00 — 21:00			
21:00 — 22:00			
22:00 — 23:00			
23:00 — 24:00			
0:00 — 1:00			
1:00 — 2:00			
2:00 — 3:00			
3:00 — 4:00			
4:00 — 5:00			
5:00 — 6:00			
总计			

注：①如果存在尿失禁，则在相应的表格中打×。②如果 1h 内多次排尿，请分别记录。同时记录是否有膀胱疼痛、尿道痛、急迫感、担心漏尿。③排尿前感觉：正常、感觉减退、感觉缺失、膀胱感觉增强、不能排出以及不知道。④排尿后症状：正常、腹部持续感觉、会阴部持续感觉、未完全排空感、不能排尿以及不知道。⑤全天液体摄入总量：____ml；全天排尿总量：____ml；全天排尿次数：____；夜尿次数：____；尿失禁次数：____；导尿次数：____；全天导尿总量：____ml；全天平均排尿量：____ml；全天更换尿垫：____次

检查。

2. 程度诊断

(1) 临床症状主观分度:采用 Ingelman-Sundberg 分度法。

①轻度:一般活动及夜间无尿失禁,腹压增加时偶发尿失禁,无须携带尿垫。

②中度:腹压增加及起立活动时有频繁的尿失禁,需要携带尿垫生活。

③重度:起立活动或卧位体位变化时即有尿失禁,严重地影响患者的生活及社交活动。

(2) 尿失禁问卷调查:ICIQ-SF。

(3) 尿垫试验:推荐 1 h 尿垫试验(表 17-2)。

表 17-2　1 h 尿垫试验

准备:500 ml 水、卫生巾 1 个,不排小便
步骤:
1. 称重卫生巾:　　g
2. 垫上卫生巾
3. 5~10 min 内喝完 500 ml 水(记时间:　　)
4. 第 30~60 min 按顺序进行下列活动(中途不解小便):
(1) 上下楼梯 4 层共 4 次
(2) 蹲下起立 10 次
(3) 弯腰拾物 10 次
(4) 原地跑步 1 min
(5) 冷水洗手 1 min
(6) 用力咳嗽 30 次
5. 1 h 后(记时间　　) 取下卫生巾称重量:　　g
结果:尿垫称重差值:　　g

尿垫试验≥2 g 为阳性[1]。

① 轻度：2 g≤1 h 漏尿≤5 g。
② 中度：5 g<1 h 漏尿<10 g。
③ 重度：10 g≤1h 漏尿<50 g。
④ 极重度：1 h 漏尿≥50 g。

3. 分型诊断　分型诊断并非必须，但对于临床表现与体格检查不甚相符，以及经初步治疗疗效不佳的患者，建议进行尿失禁分型。

（1）解剖型/ISD 型：主要分为尿道高活动型压力性尿失禁和 ISD 型压力性尿失禁。影像尿动力学检查可将压力性尿失禁分为解剖型/尿道固有括约肌缺陷（ISD）型。也有作者采用最大尿道闭合压（MUCP）进行区分（<20 cmH$_2$O 或 30 cmH$_2$O 提示 ISD 型）。

（2）腹压漏尿点压（ALPP）分型

① Ⅰ型压力性尿失禁：ALPP≥90 cmH$_2$O。
② Ⅱ型压力性尿失禁：ALPP 为 60～90 cmH$_2$O。
③ Ⅲ型压力性尿失禁：ALPP≤60 cmH$_2$O。

4. 单纯性女性压力性尿失禁的术前评估（美国妇产科医师学会和美国妇科泌尿学会推荐）　压力性尿失禁是女性的常见病，当女性患者确诊为压力性尿失禁后，对其治疗应从相对保守的方案开始考虑。在行初次尿道中段悬吊术之前，美国妇产科医师学会和美国妇科泌尿学会推荐在初次尿道中段悬吊术前对有症状的单纯性压力性尿失禁患者进行以下六步基本评估：询问病史，尿常规检查，体格检查，验证压力性尿失禁症状，评估尿道移动度，以及测量残余尿量。

（1）询问病史

① 明确尿失禁的类型：尿失禁一般分为压力性尿失禁、急迫性尿失禁、体位性尿失禁、持续性尿失禁（完全性尿失禁）、无意识尿失禁、与性交相关的尿失禁、与尿潴留相关的尿失禁（过去称为充盈性尿失禁）、遗尿或上述类型的任意组合。

② 评估膀胱储尿功能和排尿功能的相关症状：采集病史时应了解各方面的问题，包括尿失禁的类型（压力性、急迫性或混合性）、诱发尿失禁的事件、尿失禁发生的频率、严重程度、尿垫使用情况以及症状对患者日常生活的影响。储尿期症状包括尿频、夜尿、尿急和尿失禁。排尿期症状包括排尿踌躇、尿线细、排尿中断、腹压排尿、尿线分叉、排尿不尽感、短时间内重复排尿、排尿后漏尿、体位依赖性排尿以及排尿困难。

③ 评估症状对生活质量的影响：使用已验证有效的调查问卷来评估患者的症状对其生活的困扰程度和疾病的严重程度，并了解这些症状是源自急迫性尿失禁还是压力性尿失禁。单纯性压力性尿失禁的典型症状是用力或体力劳动时发生漏尿。与此相反，急迫性尿失禁表现为尿急时或紧接其后发生漏尿，患者通常无法及时赶到厕所。

④ 合并其他病史：详细了解患者的医疗史、手术史、妇产科病史和神经系统疾病病史。认知功能障碍是导致复杂性尿失禁的典型功能性因素，近期有盆腔手术史或辐射暴露史的女性如出现持续性尿失禁，则很有可能是瘘管形成。糖尿病或神经系统疾病也可导致尿失禁。此外，还应

详细了解患者的用药史（包括非处方药物），以判断是否由于某种药物影响了膀胱或尿道功能从而导致尿失禁或排尿困难。可影响下尿路功能的药物包括利尿剂、咖啡因、酒精、麻醉镇痛剂、抗胆碱能药物、抗组胺药物、治疗精神病的药物、α受体阻滞剂、α受体激动剂和钙通道阻滞剂。

（2）尿常规检查：诊治尿失禁前应当进行尿常规检查，以鉴别有无尿路感染并及时给予治疗。如果尿常规检查结果为阴性，则患者的情况符合单纯性压力性尿失禁。

（3）体格检查：体格检查的主要目的在于排除尿失禁诊疗中的混杂或影响因素，如尿道憩室（尿道管腔内向外的袋状间隙）可导致尿失禁或排尿后滴沥，阴道分泌物有时被误认为是尿失禁，罕见的瘘管形成或异位输尿管开口可导致尿道外尿失禁。如果体格检查中没有发现上述情况，则患者可能属于单纯性压力性尿失禁。

由于盆腔器官脱垂可导致尿道相对梗阻从而阻碍膀胱排空，故伴有超过处女膜环的脱垂符合复杂性压力性尿失禁诊断，因此，推荐同时检查盆底支持的各个部分（前壁、后壁和顶端）。盆腔器官脱垂可掩盖或暂缓压力性尿失禁症状的严重程度，即形成隐匿性压力性尿失禁。若用非阻塞式的子宫托或大棉签将盆腔器官脱垂复位，压力性尿失禁症状便会显现或加重。

（4）验证压力性尿失禁症状：咳嗽压力诱发试验。在咳嗽的同时可见尿液自尿道口流出是压力性尿失禁的诊断要点，若咳嗽后才出现尿液流出，则判定咳嗽压力诱发试验结果为阴性，提示漏尿是由咳嗽引发逼尿肌过度活动造成的。体格检查时，首先于患者平卧位行咳嗽压力诱发试验。如果试验中未见尿液流失，则可于患者站立位在膀胱充盈的条件下（容量至少 300 ml）重复咳嗽压力诱发试验以增加其灵敏度。

行站立位咳嗽压力诱发试验时，要求患者站于检查台旁，一只脚踩在台阶上。检查者屈身分开患者的阴唇以暴露尿道口，在嘱患者咳嗽的同时检查者直接观察尿道口。若未见尿液流出，检查者仍需通过测量排尿量确定患者在接受检查时已处于膀胱充盈状态，并通过导尿或膀胱超声检查测量残余尿。必要时检查者可行膀胱灌注，直至患者诉膀胱有明显充盈感或容量达 300 ml 以上，然后再重复站立位咳嗽压力诱发试验。若此时试验结果仍为阴性，尽管患者确实存在压力性尿失禁症状，推荐行多通道尿动力学检查。

（5）评估尿道移动度：对于存在尿道下移、平卧截石位用力时尿道与水平面夹角超过 30° 的女性患者，抗尿失禁手术的成功率更高。相反，如未见尿道下移，行治疗压力性尿失禁的尿道中段悬吊术手术的失败率增加 1.9 倍，即存在尿道下移的患者为单纯性压力性尿失禁。棉签试验（Q-Tips 试验）是测定尿道移动度的传统方法（图 17-1）。其他评价方法还包括测量 POP-Q 系统中的 Aa 点、视诊、触诊和超声检查。对于不存在尿道下移的患者，尿道注射膨胀剂治疗可能比悬吊术或耻骨后抗尿失禁手术更有效。

（6）测量残余尿量：在尿流动力学评价中，只有当残余尿量指标小于 150 ml 时才符合定义设

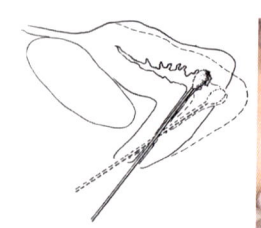 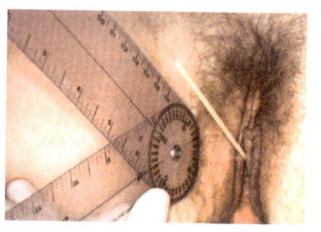

图 17-1　棉签试验

想的单纯性压力性尿失禁。残余尿量增多提示患者存在膀胱排空异常或与慢性尿潴留相关的尿失禁(过去称为充盈性尿失禁)。如残余尿量增多,且不伴盆腔器官脱垂,则提示病情较复杂,需要评价患者的膀胱排空功能是否存在异常,常用的方法是压力-流率尿流动力学检查。

在病史询问中,若患者没有如下的症状,则判断患者为单纯性压力性尿失禁(表17-3):不以尿急为主,无尿不尽,无与慢性尿潴留相关的尿失禁(过去称为充盈性尿失禁),无膀胱功能不全或持续性漏尿等症状,或者没有持续存在尿不尽症状。

四、常见合并疾病评估

1. 膀胱过度活动症　怀疑合并有膀胱过度活动症(overactive bladder, OAB)者参照膀胱过度活动症诊治指南进行评估,推荐进行尿动力学检查。

2. 盆腔器官脱垂　常与压力性尿失禁同时存在。若患者具有脱垂症状或有阴道内容物脱出,应行妇科检查进一步评估。

表 17-3 单纯性压力性尿失禁与复杂性压力性尿失禁的基本评估结果

评估	结果	
	单纯性	复杂性
病史	尿失禁,于用力、体力劳动、打喷嚏或咳嗽时出现尿液不自主流出	存在尿急、尿不尽、与尿潴留相关的尿失禁、膀胱功能不全或持续性漏尿等症状
	无反复发作的尿路感染	反复发作的尿路感染
	无抗尿失禁手术史	既往有抗尿失禁手术史或复杂的尿道手术史
	无盆腔大手术史	既往有盆腔大手术或根治性盆腔手术史(如根治性子宫切除术)
	无排尿期症状	存在排尿期症状:排尿踌躇、尿线细、排尿中断、腹压排尿、尿线分叉、排尿不尽感、短时间内重复排尿、排尿后漏尿、体位依赖性排尿及排尿困难
	不存在可影响下尿路功能的病史	存在神经源性疾病、控制不佳的糖尿病或老年痴呆
体格检查	查体时未见超过处女膜环的阴道包块 无尿道畸形	查体时存在超过处女膜环的阴道包块或已知盆腔器官脱垂,存在泌尿生殖道瘘或尿道憩室
测定尿道移动度	存在尿道下移	不存在尿道下移
残余尿量	<150 ml	≥150 ml
尿常规或尿培养	无尿路感染及血尿	

* 应详细了解患者的用药史(包括非处方药物),以判断是否由于某种药物影响了膀胱或尿道功能,从而导致尿失禁或排尿困难。反复发作的尿路感染指 12 个月内有 3 次感染记录或 6 个月内有 2 次感染记录

3. 排尿困难　高度推荐尿流率及残余尿量测定，必要时可行侵入性尿动力学检查。

五、非手术治疗

1. 保守治疗

（1）生活方式干预：减轻体重、戒烟酒以及减少咖啡因摄入有助于预防压力性尿失禁的发生。

（2）盆底肌锻炼：盆底肌锻炼适用于各种类型的压力性尿失禁，英国国家与临床研究所（National Institute for Health and Clinical Excellence，NICE）将盆底肌锻炼作为压力性或混合性尿失禁的一线治疗方法，周期应不少于3个月。目前尚无统一的训练方法，可收缩盆底肌（缩肛运动）不少于3 s，松弛休息2~6 s，连续15~30 min，每日3次。盆底肌锻炼可以单独应用，也可通过膀胱训练、生物反馈或电刺激来增强。

（3）电刺激治疗：主要适用于轻中度压力性尿失禁。通过电流反复刺激盆底肌肉，以增强盆底肌的收缩力，反馈抑制交感神经反射，降低膀胱活动度。对于不能自主进行盆底肌锻炼的患者，可采用电刺激方法。

（4）磁刺激治疗：原理与电刺激治疗原理基本相似，不同之处在于是利用外部磁场进行刺激。应用时间较短，可以有效地改善患者的主、客观症状。

2. 药物治疗

（1）选择性α_1肾上腺素受体激动剂：通过刺激尿道平滑肌α_1受体，导致肾上腺素能神经末梢释放去甲肾上腺素，以及刺激躯体运动神经元,增加尿道阻力。常用药物有盐酸米多君等。用法:每次 2.5~5 mg,2~3 次 / 日。

(2)β肾上腺素受体激动剂:一般认为兴奋β肾上腺素受体将导致尿道压力降低,但研究表明它可以增强尿道张力。主要机制可能是通过释放神经 - 肌肉接头间的乙酰胆碱来加强尿道横纹肌的收缩能力,还可在储尿期抑制膀胱平滑肌收缩。用法:克仑特罗每次 20 mg,2 次 / 日,服用 1 个月。

(3)丙咪嗪:通过抑制肾上腺素能神经末梢的去甲肾上腺素和 5- 羟色胺再吸收,增加尿道平滑肌的收缩力;从脊髓水平影响尿道横纹肌的收缩功能;抑制膀胱平滑肌收缩,并可同时缓解急迫性尿失禁。用法:丙咪嗪 50~150 mg/d。

(4)雌激素:促进尿道黏膜和黏膜下血管丛及结缔组织增生;增加 α 肾上腺素能受体的数量,并提高敏感性。不推荐全身使用性激素预防及治疗压力性尿失禁。阴道局部使用雌激素软膏、片剂及栓剂可能改善绝经后女性压力性尿失禁。用法:普罗雌烯胶囊 10 mg/d,雌三醇栓或软膏经阴道外用,0.5 mg/d。

六、手术治疗

1. 手术适应证
(1)保守治疗失败的患者。
(2)中重度压力性尿失禁,并影响生活质量的患者。
(3)对生活质量要求较高的轻度尿失禁患者。
(4)对伴有盆腔器官脱垂等盆底功能病变

的患者，应在行抗尿失禁手术的同时行盆底修复手术。

2. 手术方式

（1）经阴道无张力尿道悬吊术（tension-free vaginal tape，TVT）：分为经耻骨后路径和经闭孔路径两种方式。

1）经耻骨后路径：NICE建议将其作为压力性尿失禁的首选治疗术式，具有疗效稳定、损伤小及并发症少的优势。短期疗效均在90%以上，长期随访结果显示其治愈率在80%以上。适应证包括：①尿道高活动性压力性尿失禁；②尿道固有括约肌缺陷型压力性尿失禁；③以压力性尿失禁为主的混合性尿失禁。手术方式是通过阴道前壁的切口和耻骨后间隙，将聚丙烯吊带无张力地置于尿道中段下方，将尿道托起。主要的手术并发症包括膀胱穿孔、出血、耻骨后血肿以及吊带侵蚀入尿道或阴道等。在手术中吊带导引杆穿刺后需进行膀胱镜检查（图17-2）。

2）经闭孔路径：包括由外向内穿刺的经闭孔尿道吊带悬吊术（trans-obturator tape，TOT）

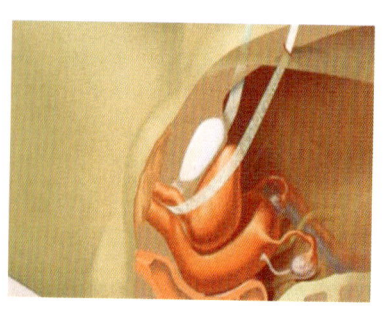

图17-2　经耻骨后路径阴道无张力吊带术

和由内向外穿刺的经闭孔吊带穿刺术（TVT-obturator system, TVT-O），适应证基本同于无张力阴道悬吊。此两种术式的悬吊机制同无张力阴道悬吊，在穿刺路径均由闭孔穿出，穿刺方向相反。长期术后随访发现 TVT-O 与经阴道无张力悬吊术的治疗效果相近，并且穿刺过程中膀胱穿孔和髂血管损伤的发生率较低。但手术对闭孔肌及大腿内侧肌群有一定损伤，术后有出现大腿内侧疼痛的情况（图 17-3）。

3）阴道单切口微小吊带手术（single-incision mini-sling）：该术式是在 TVT 或 TVT-O 手术的基础上改良演变的，只需在阴道壁上做一个切口，吊带放置不穿透皮肤，国内应用较少。

（2）Burch 阴道壁悬吊术：Burch 手术是经耻骨后将膀胱底、膀胱颈及后尿道两侧的阴道壁缝合悬吊于 Cooper 韧带，以上提膀胱颈及后尿道，从而减少膀胱颈的活动度，适用于尿道高活动性压力性尿失禁。该术式的初次手术治愈率在 80% 以上，长期随访显示其控尿效果持久。

（3）经阴道膀胱颈悬吊术：该术式自膀胱颈

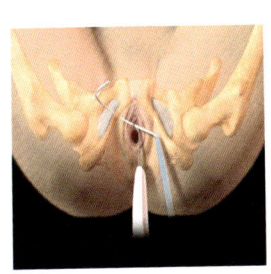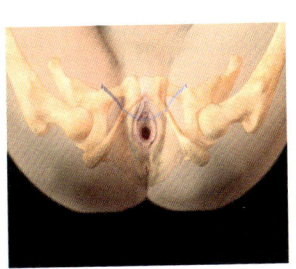

图 17-3　经闭孔路径尿道吊带悬吊术

及近端尿道下方将膀胱颈向耻骨上方向悬吊并锚定,固定在腹直肌前,以改变膀胱尿道角度,固定膀胱颈和后尿道,并对尿道产生轻微的压迫作用。所用材料主要为耻骨阴道筋膜等自身材料,也可为同种移植物、异体或异种移植物以及合成材料。

初次手术平均控尿率为 82%~85%,可适用于各型压力性尿失禁患者,尤其是Ⅱ型和Ⅲ型压力性尿失禁的疗效较好。

(4)注射疗法:该方式是将填充剂注射于尿道内口黏膜下,使尿道腔变窄、拉长,从而提高尿道阻力,延长功能性尿道长度,增加尿道内口的闭合,达到控尿的目的。注射材料有自体脂肪或软骨细胞、透明质酸/聚糖酐及肌源性干细胞等自体材料,以及各种胶原和硅油等异体材料。优势在于创伤小,严重并发症发生率低。然而疗效有限,远期有效率低,适用于膀胱颈部移动度较小的Ⅰ型和Ⅲ型压力性尿失禁患者。

(5)人工尿道括约肌:该术式主要适用于Ⅲ型压力性尿失禁。手术方式为经腹或经阴道将人工尿道括约肌置入近端尿道周围,对近端尿道产生环形压力。对于盆腔纤维化明显,如多次手术、尿外渗及盆腔放疗的患者不适宜本术式。

七、随访

对于盆底肌锻炼及药物治疗的轻中度压力性尿失禁患者,在治疗后 2~6 个月进行评估。评估内容包括主观评价和客观评价。主观评价推荐使用问卷,如国际尿失禁咨询问卷(International

Consultation on Incontinence Questionnaire, ICIQ）和盆腔器官脱垂尿失禁性功能问卷（Prolapse and Incontinence Sexual Function Questionnaire, PISQ）。客观评价可使用排尿日记、尿垫实验及尿动力学检查。

对于行抗尿失禁手术的患者，推荐在术后6周内至少进行一次随访，主要了解近期并发症。6周以后主要了解远期并发症及手术疗效。手术疗效的主观指标推荐患者使用问卷进行自我评价，指标包括尿失禁次数和量、生活质量评分等。客观指标推荐排尿日记及尿垫试验。可选择尿动力学检查，如尿流率测定及B超测定残余尿量。术后还需随访近期和远期并发症。术后近期并发症包括出血、血肿形成、感染、膀胱和尿道损伤、尿生殖道瘘、神经损伤和排空障碍等。远期并发症有生殖器官脱垂、性交疼痛、尿失禁复发、慢性尿潴留及吊带的侵蚀等。

（汪　莎　杨　欣　谈　诚）

参考文献

[1] 中华医学会妇产科学分会妇科盆底学组. 女性压力性尿失禁诊断和治疗指南(2017). 中华妇产科杂志, 2017, 52(5).
[2] 中华医学会尿控学组. 女性压力性尿失禁诊治指南. 中华外科杂志, 2014, 11.
[3] Practice Bulletin No. 155. Urinary incontinence in women. Obstet Gynecol, 2015, 126(5): e66-e81.
[4] Health NCCFW. Urinary incontinence in women: the management of urinary incontinence in women. Rcog Press, 2013, 60(8): 906-911.

第十八章
膀胱过度活动症

一、定义

1. 膀胱过度活动症（overactive bladder, OAB）是一种以尿急症状为特征的征候群，常伴有尿频和夜尿症状，可伴或不伴有急迫性尿失禁[1]；症状可单发，也可以任何复合形式存在[2-3]；不包括由急性尿路感染或其他形式的膀胱尿道局部病变所致的症状。

2. 尿急　是指一种突然出现的、强迫施行的排尿欲望，并且很难被延迟。

3. 尿频　成人排尿次数日间 >8 次，夜间 >2 次，每次尿量 <200 ml。

4. 急迫性尿失禁　指与尿急相伴随或尿急后立即出现的尿液不自主溢出。

5. 夜尿　每夜 ≥ 2 次醒来排尿。

二、病因

膀胱过度活动症的病因尚不明确，目前公认的可能相关的因素包括[4]：

1. 逼尿肌过度活动　由神经源性或非神经源性因素所致。

2. 膀胱感觉过敏。

3. 尿道及盆底肌功能异常。

4. 其他原因　如精神行为异常和激素代谢

失调等。

三、诊断与评估

1. 病史采集

（1）主要症状：包括尿急、尿频、夜尿和急迫性尿失禁等。评估多采用以下问卷的方法。

① 排尿日记：见第十七章。

② 膀胱过度活动症状评分（Overactive Bladder Symptom Score，OABSS）：为日本东京大学、日本红十字医学中心 Yukio Homma 教授采用患者自我报告的问卷表形式建立的一个综合症状评分。OABSS 对膀胱过度活动症的症状进行量化，用于评价膀胱过度活动症的严重程度。OABSS 问卷表包含 4 个膀胱过度活动症症状相关的问题：白天排尿、夜间排尿、尿急症和急迫性尿失禁，总评分则为这 4 个问题评分的简单加和，见表 18-1。

定量诊断标准：基于 OABSS 量表，当问题 3（尿急）的得分 ≥ 2 分以上，且整个 OABSS 得分在 3 分以上时，就可诊断为膀胱过度活动症。

膀胱过度活动症患者严重程度分级：

—OABSS 3~5 分：轻度膀胱过度活动症。

—OABSS 6~11 分：中度膀胱过度活动症。

—OABSS ≥ 12 分：重度膀胱过度活动症。

③ 其他评分表：如国际尿失禁症状评分表（ICIQ）[5] 和患者尿急程度自我评价表（Patient's Perception of Intencity of Urgency Scale，PPIUS）[6] 也可定量评估膀胱过度活动症的症状。

表 18-1　膀胱过度活动症症状评分表（OABSS）

问题	症状	次数（次）	得分(分)
1.白天排尿次数	从早晨起床到晚上入睡的时间内，小便的次数是多少次？	≤7	0
		8~14	1
		≥15	2
2.夜间排尿次数	从晚上入睡到起床的时间内，因小便起床的次数是多少次？	0	0
		1	1
		2	2
		≥3	3
3.尿急	是否有突然想要小便，同时难以忍受的现象发生？	无	0
		每周<1	1
		每周≥1	2
		每日=1	3
		每日2~4	4
		每日≥5	5
4.急迫性尿失禁	是否有突然想要小便，同时无法忍受并出现尿失禁的现象？	无	0
		每周<1	1
		每周≥1	2
		每日=1	3
		每日2~4	4
		每周≥5	5

（2）伴随症状：是否存在排尿困难、性功能障碍和便秘等。

（3）既往病史

①膀胱过度活动症症状治疗史。

②相关泌尿及生殖系统疾病及治疗史。

③妇产科疾病及治疗史。

④神经系统疾病及治疗史。

⑤精神心理压力及相关疾病史。

2. 体格检查
（1）泌尿及生殖系统查体。
（2）神经系统查体。
3. 实验室检查及泌尿科特殊检查
（1）筛选性检查
① 尿液分析。
② 自由尿流率。
③ 泌尿系超声。
④ 残余尿量测定：可通过 B 超或 A 超（膀胱容量测定仪，Bladder Scan）进行监测。
（2）选择性检查
1）病原学检查：疑有泌尿或生殖系统炎症者应进行尿液、尿道及阴道分泌物的病原学检查。
2）细胞学检查：疑有尿路上皮肿瘤者应进行尿液细胞学检查。
3）尿路平片、静脉尿路造影、泌尿系内腔镜、CT 或 MRI 检查：怀疑泌尿系其他疾病者应进行这些检查。
4）尿培养、血生化等。
5）侵入性影像尿动力学检查
① 检查目的：确定有无下尿路梗阻，评估逼尿肌的功能。
② 检查指征：尿流率减低或剩余尿增多；首选治疗失败或出现尿潴留；在任何侵袭性治疗前；对筛选检查中发现的下尿路功能障碍需进一步评估。
③ 检查项目：膀胱压力-容积测定、压力-流率测定、尿道压力测定及影像尿动力学测定。
4. 膀胱过度活动症的诊断流程　膀胱过度

活动症是症状性诊断,一般根据症状即可诊断,但是应遵循规范的诊断流程(图18-1),以避免误诊和漏诊。

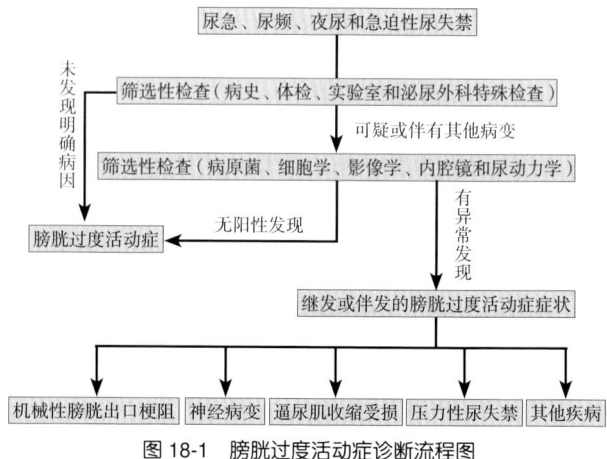

图18-1 膀胱过度活动症诊断流程图

四、治疗

1. 治疗原则 并非所有的膀胱过度活动症患者都希望或要求治疗,治疗的启动取决于膀胱过度活动症对患者生活质量干扰的程度,因而在治疗前应与患者进行良好的沟通,使其建立合理的期望值。

2. 首选治疗

(1)行为治疗

① 结合排尿日记,了解症状出现的时间及严重程度。

② 采取的措施主要包括限制液体摄入量、戒烟以及减少刺激性饮食摄入。

③ 定时排尿、习惯训练、膀胱训练、盆底肌训练以及生物反馈等。

④ 对行为治疗应采用强化方法,并定期随访患者,监测膀胱过度活动症症状变化。

（2）药物治疗

1）一线药物[7]：最常用的药物为托特罗定片和琥珀酸索利那新片,均为高选择性 M 受体阻滞剂,抑制逼尿肌不稳定收缩,从而缓解膀胱过度活动症症状。两者均有出现口干、头晕、视力模糊及认知障碍等副作用的可能,在一定程度上限制了药物应用。

① 酒石酸托特罗定片：同时拮抗 M_2 和 M_3 受体。对托特罗定速效型（舍尼亭）推荐初始剂量 2 mg 每日 2 次,缓释型推荐 4mg 每日 1 次。

② 琥珀酸索利那新片：为拮抗 M_3 受体,对琥珀酸索利那新片推荐剂量 5~10 mg 每日 1 次,可根据病情调整。

2）其他可选药物有：M 受体拮抗剂奥昔布宁、曲司氯铵和丙哌唯林等。

① 奥昔布宁：快速释放型的半衰期为 2~3 h,需频繁给药,患者的依从性差,且部分患者出现口干、便秘、恶心和呕吐等不良反应。可采用奥昔布宁缓释剂型、透皮贴或头皮凝胶剂等,以减小其副作用。

② 曲司氯铵：常用量为速释型 20 mg 每日 2 次,缓释胶囊为 60 mg 每日 1 次。

③ 丙哌唯林：常用剂量为速释型 15 mg 每

日2次,缓释型30 mg每日1次,不良反应主要为视觉障碍及便秘。

3)其他药物:镇静和抗焦虑药有丙米嗪、多虑平和地西泮等。钙通道阻断剂有维拉帕米(异搏停)和硝苯地平(心痛定)。前列腺素合成抑制剂有吲哚美辛(消炎痛)。黄酮哌酯的疗效不确切。中草药制剂尚缺乏可信的实验报告。

4)β₃肾上腺素能受体激动剂[8]:在膀胱逼尿肌内还存在β₃肾上腺素能受体,激动剂激活受体后可诱导逼尿肌舒张[9],从而缓解膀胱过度活动症的症状。主要临床药物为米拉贝隆缓释片(贝坦利),推荐50 mg,每日1次整片吞服。研究证实米拉贝隆可以达到M受体拮抗剂药物的疗效,且口干副作用明显减小,患者的依从性更好,但是存在高血压和头痛等不良反应。

5)α受体阻滞剂:有研究证实α受体阻滞剂联合抗胆碱能药物治疗膀胱过度活动症伴膀胱出口梗阻安全、有效。常用药物为盐酸坦索罗辛胶囊(哈乐,0.2 mg每日1次)或赛洛多辛胶囊(优利福,4 mg每日2次,可根据症状减量)。

3. 可选治疗

(1)膀胱灌注辣椒辣素、树胶脂毒素(resiniferatoxin, RTX)和透明质酸酶:灌注后可减少膀胱感觉传入,降低膀胱敏感性,从而缓解尿频症状。

(2)A型肉毒毒素膀胱逼尿肌多点注射(图18-2):A型肉毒毒素能阻止神经-肌肉接头处的乙酰胆碱释放,抑制逼尿肌收缩。常用药物有注射用A型肉毒毒素(衡力)、Botox和Dysport。

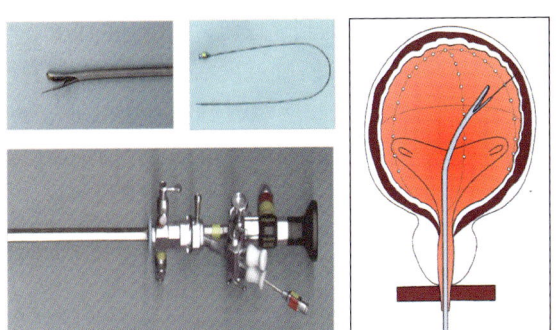

图 18-2 A 型肉毒毒素膀胱逼尿肌多点注射

注射位点主要位于膀胱两侧壁、底部及顶部，避免膀胱三角区注射，注射深度为黏膜下肌层，深入肌肉约 2 mm[10]。一般建议治疗剂量为 100 U，分 20 点均匀分布注射，间隔约 1 cm，有导致感染和尿潴留等的风险。

4. 神经调节　神经电刺激通过对 S2 – 4 节段神经根及分支进行刺激，主要有骶神经电刺激、阴部神经、胫神经和阴茎背神经等。

（1）骶神经电刺激（图 18-3）：适用于顽固性尿频、尿急和急迫性尿失禁患者。目前临床应用的主要是美敦力公司研发的骶神经刺激器。它主要是通过外科手术植入刺激电极和脉冲发生器，刺激 S3 神经根，引起外括约肌和盆底肌收缩，同时抑制膀胱收缩，减少排尿，改善症状。

（2）其他神经调节：还有阴部神经、胫神经和阴茎背神经等周围神经，同支配膀胱和盆底的神经起自相同的脊髓节段，可以通过去极化腰骶

第十八章　膀胱过度活动症

部的传入神经实现抑制逼尿肌过度活动的目的。

5. 开放手术 膀胱过度活动症的手术治疗主要适用于严重低顺应性、膀胱容量过小,且对上尿路形态及功能有损害的患者。手术方法有肠道膀胱扩大(乙状结肠或回肠见图 18-4、图 18-5)、自体膀胱扩大和尿流改道等。

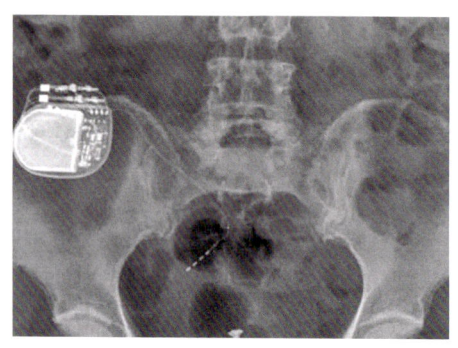

图 18-3 骶神经电刺激治疗

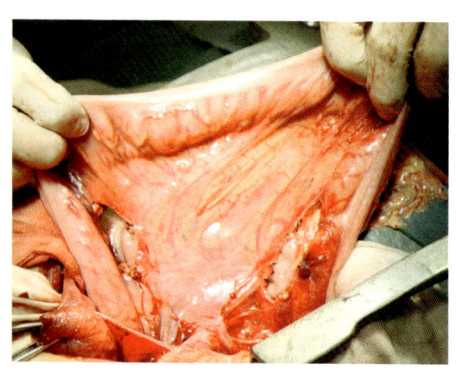

图 18-4 肠道膀胱扩大(肠道准备)

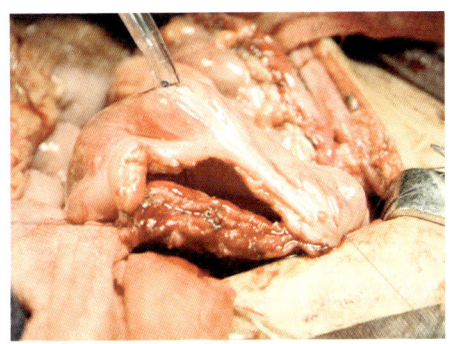

图18-5　肠道膀胱扩大（肠道膀胱吻合）

（靖华芳　廖利民）

参考文献

[1] Abrams P, Cardozo L, Fall M, et al. The standardisation of terminology of lower urinary tract function: Report from the standardisation sub-committee of the International Continence Society. Urology, 2003, 61(1): 37-49.

[2] 金锡御, 宋波, 杨勇, 等. 膀胱过度活动症临床指导原则. 中华泌尿外科杂志, 2002(05): 54-56.

[3] 廖利民. 膀胱过度活动症及其研究进展. 中国康复理论与实践, 2008(3): 288-290.

[4] 谭莹, 吴清和, 高启龙. 膀胱过度活动症的研究及治疗进展. 实用医学杂志, 2009, 25(4): 665-667.

[5] Bright E, Cotterill N, Drake M, et al. Developing and validating the international consultation on incontinence questionnaire bladder diary. European Urology, 2014, 66(2): 294-300.

[6] Cartwright R, Srikrishna S, Cardozo L, et al. Validity and reliability of the Patient's Perception of Intensity of Urgency Scale in overactive Bladder. Bju International, 2011, 107(10): 1612-1617.

[7] 高轶, 廖利民. 神经源性膀胱过度活动症的研究进展. 中国康复理论与实践, 2015(2): 180-183.
[8] Khullar V, Cambronero J, Ströberg P, *et al*. The efficacy and tolerability of mirabegron in patients with overactive bladder——results from a European-Australian phase Ⅲ trial. European Urology, 2011, 10(2): 278-279.
[9] Bhide AA, Cartwright R, Khullar V, *et al*. Biomarkers in overactive bladde. Int Urogynecol J, 2013, 24(7): 1065-1072.
[10] 沈周俊, 张祥, 邵远. 膀胱过度活动症的治疗新进展. 现代泌尿外科杂志, 2014, 19(10): 640-643.

第十九章
间质性膀胱炎

一、定义

间质性膀胱炎（interstitial cystitis, IC）也称膀胱疼痛综合征（bladder pain syndrome, BPS），是以尿频、尿急以及膀胱和（或）盆腔疼痛症状为主的临床诊断，女性多发，临床表现变化多样，一般随膀胱充盈疼痛加重，排尿后缓解，很快再次出现疼痛，可能严重影响患者的生活质量，如精神紧张、抑郁、性感下降和夜尿增多等。

1887 年 Skene 等首次提出间质性膀胱炎的概念，美国国立糖尿病、消化道和肾疾病研究所（National Institute of Diabetes and Kidney Disease, NIDDK）制定了间质性膀胱炎的诊断标准。但依据此标准，很多患者被漏诊，经反复研究及长久演变，2011 年美国泌尿外科学会将该病定义为"一种与膀胱相关的不愉快感觉（疼痛、压迫和不适），并伴有持续 6 周以上的下尿路症状（尿频、尿急和夜尿增多），除外感染和其他可识别的病因"[1-2]。

二、发病机制

间质性膀胱炎的发病机制不明确，主要被公认的是膀胱上皮功能障碍和黏膜氨基糖苷层的缺陷假说。另外，还有感染学说、黏膜上皮通透性增加学说、肥大细胞浸润学说、中枢神经系统增敏及自身免疫学说等。

三、诊断评估

诊断很困难,无特异性病理表现,主要依据症状诊断并排除其他相关疾病。

1. 病史 间质性膀胱炎的疼痛主要表现在耻骨上区,在膀胱充盈时疼痛,排尿后缓解。也可表现为尿道、阴道、大腿、腹股沟、盆底或直肠疼痛。另外,还要关注既往盆腔手术史、化疗史、泌尿系疾病史和自身免疫疾病史等。

2. 体格检查 主要为下腹部查体。还应包括外阴及阴道检查,了解膀胱、尿道、盆底肌及股收肌群是否压痛等。

3. 实验室检查

(1) 尿液分析和尿培养:除外泌尿系相关感染。

(2) 残余尿测定:明确是否存在排空障碍。

4. 症状评估

(1) 排尿日记:见第十七章。

(2) O'Leary-Saint 间质性膀胱炎评分——症状评分(见框 19-1)。

(3) O'Leary-Saint 间质性膀胱炎评分——问题评分(见框 19-2)。

(4) 疼痛评分

① 视觉模拟评分法:在纸面上画一条 10 cm 横线。横线的一端为 0,表示无痛;另一端为 10,表示剧痛;中间部分表示不同程度的疼痛(图 19-1)。

框 19-1 O'Leary-Saint 间质性膀胱炎评分——症状评分

症状指数

在过去的 1 个月中,以下症状成为多大程度的问题?

1. 在毫无预警时感觉强烈排尿感
   - 0 分　　　　　　　　一点没有
   - 1 分　　　　　　　　<1/5 次数
   - 2 分　　　　　　　　<1/2 次数
   - 3 分　　　　　　　　约 1/2 次数
   - 4 分　　　　　　　　>1/2 次数
   - 5 分　　　　　　　　总是如此
2. 2 次排尿时间间隔 <2 h
   - 0 分　　　　　　　　一点没有
   - 1 分　　　　　　　　<1/5 次数
   - 2 分　　　　　　　　<1/2 次数
   - 3 分　　　　　　　　约 1/2 次数
   - 4 分　　　　　　　　>1/2 次数
   - 5 分　　　　　　　　总是如此
3. 夜间排尿次数
   - 0 分　　　　　　　　无
   - 1 分　　　　　　　　1 次
   - 2 分　　　　　　　　2 次
   - 3 分　　　　　　　　3 次
   - 4 分　　　　　　　　4 次
   - 5 分　　　　　　　　5 次
4. 是否有膀胱灼热或疼痛经历?
   - 0 分　　　　　　　　没有
   - 2 分　　　　　　　　很少
   - 3 分　　　　　　　　相当常见
   - 4 分　　　　　　　　几乎总有
   - 5 分　　　　　　　　总有
   - 　　　　　　　　　　总分——

框 19-2　O'Leary-Saint 间质性膀胱炎评分——问题评分

问题指数

在过去的 1 个月中，以下各症状成为多大程度的问题？

1. 白天频繁排尿
   - 0 分　　　　　　　　没问题
   - 1 分　　　　　　　　很小问题
   - 2 分　　　　　　　　小问题
   - 3 分　　　　　　　　中等问题
   - 4 分　　　　　　　　大问题
2. 夜间起夜排尿
   - 0 分　　　　　　　　没问题
   - 1 分　　　　　　　　很小问题
   - 2 分　　　　　　　　小问题
   - 3 分　　　　　　　　中等问题
   - 4 分　　　　　　　　大问题
3. 毫无预警地排尿
   - 0 分　　　　　　　　没问题
   - 1 分　　　　　　　　很小问题
   - 2 分　　　　　　　　小问题
   - 3 分　　　　　　　　中等问题
   - 4 分　　　　　　　　大问题
4. 您是否感觉到膀胱有灼热、疼痛、不适和压迫？
   - 0 分　　　　　　　　没问题
   - 1 分　　　　　　　　很小问题
   - 2 分　　　　　　　　小问题
   - 3 分　　　　　　　　中等问题
   - 4 分　　　　　　　　大问题
   - 　　　　　　　　　　总分——

症状指数 + 问题指数 =

---

② 数字疼痛强度分级法：在横线上标记 0~10 的数字。0 表示不痛，1~4 表示轻度疼痛，5~8 表示中度疼痛，9~10 表示重度疼痛。此表

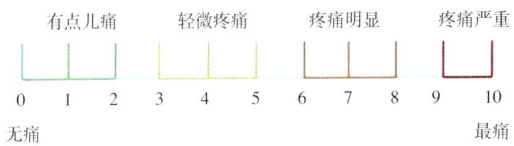

图 19-1 视觉模拟评分法

可全面反映患者对疼痛程度的感受程度。

5. 尿动力学检查 目前并不建议间质性膀胱炎患者常规接受尿流动力学检查,但某些尿动力学检查结果有助于排除间质性膀胱炎的诊断,比如排尿初感容量大于 150 ml、膀胱最大容量大于 350 ml 等。

6. 膀胱镜检查 间质性膀胱炎的膀胱镜下表现为:片状红色黏膜下小血管围绕中央苍白的创伤区,称为洪纳溃疡(Hunner ulcer)。水扩张后出现点片状出血,但是点片状出血及其严重程度与主要症状之间并无明确的相关性。

四、治疗

间质性膀胱炎的病因复杂,机制不清,目前还没有完全治愈的治疗方案,治疗目的以缓解症状为主。

1. 传统治疗

(1)健康宣教:告知患者可能导致疼痛加重的行为及因素。

(2)行为矫正:调整饮食和饮水习惯,避免刺激性食物,进行膀胱训练和盆底肌训练。

(3)物理治疗:生物反馈、软组织按摩、膀胱或会阴区局部冷敷或热敷等。

2. 口服药物

（1）阿米替林及三环类抗抑郁药：作用机制主要为稳定肥大细胞并减少释放炎症介质。另外，此类药物还有中枢和外周神经的抗胆碱能作用，作用于中枢神经或抵抗组胺的镇定作用。不良反应包括恶心、嗜睡和体重增加等。如不能耐受其不良反应，可以使用其他药物代替，如加巴喷丁、普瑞巴林或者5-羟色胺和去甲肾上腺素再摄取抑制剂米那普仑和度洛西汀等。

（2）羟嗪/西咪替丁：羟嗪和西咪替丁分别是 H_1 受体激动剂和 H_2 受体拮抗剂，可以通过防止肥大细胞脱颗粒以及组胺释放来影响间质性膀胱炎。

（3）戊聚糖多硫酸钠（pentosan polysulfate，PPS）：通过修复膀胱尿路上皮的糖胺聚糖层并且降低其渗透性来发挥作用，是目前FDA批准的唯一用于治疗间质性膀胱炎的口服药物。

（4）环孢素A（cyclosporine A，CyA）：能够抑制依赖钙调蛋白的磷酸酯酶，主要用于难治性间质性膀胱炎患者。

3. 膀胱灌注药物

（1）二甲基亚砜（dimethyl sulfoxide，DMSO）：目前作用机制不清楚，可能与减轻炎症、松弛逼尿肌、促进胶原溶解或者作为止痛剂起作用，可与其他药物联合治疗。

（2）肝素和一些糖胺聚糖（glycosaminglycan）衍生物：此类药物与GAG结构相似，能起到修复GAG层的作用，还有抗炎、成纤维细胞抑制、促血管生成和促平滑肌细胞增殖等作用，因此，肝素可通过多种机制缓解间质性膀胱炎的症状。

（3）利多卡因：是常见的局部麻醉剂，也可与碱化剂联合使用，避免在酸性尿液中的电离以及更好地渗透尿道上皮，不足之处在于持续时间短。

（4）卡介苗：具有免疫活性，膀胱内灌注卡介苗可诱导 T1 型细胞因子的产生，引起继发性膀胱炎，抑制间质性膀胱炎患者膀胱壁的炎症过程，但其效果尚有争议。

（5）辣椒素：通过降低传导疼痛的 C 纤维的敏感性，可改善疼痛，但对膀胱刺激作用强，患者的耐受性低，目前已很少使用。

（6）RTX：是辣椒素受体激动剂，不良反应小，膀胱内灌注的耐受性良好，但对间质性膀胱炎的疗效存在争议。

4. 手术治疗

（1）膀胱镜下水扩张：指在麻醉状态下行膀胱镜检查，进行低压（60~80 cmH$_2$O）、短时间（< 10 min）的水扩张。目前确切的作用机制仍不清楚，治疗的安全性高，不良反应发生率相对较低，并且能够有效地减轻疼痛，但不宜反复使用，否则易造成膀胱纤维化等并发症。

（2）膀胱注射 A 型肉毒毒素：治疗方法在第十八章已描述。作用机制可能与抑制乙酰胆碱释放和抗伤害感受器介质释放有关，治疗方案及疗效仍需要长期大宗临床研究证实。

（3）骶神经调节：是在皮下植入骶神经刺激器，发出低振幅电刺激骶神经，从而抑制盆底传出神经的冲动，缓解尿频、尿急和急迫性尿失禁症状。该治疗属于微创术式,并且在美国已成为FDA批准的治疗顽固性间质性膀胱炎的治疗手段之一。

(4)开放手术:主要有肠道膀胱扩大术和膀胱切除尿流改道术等,主要适用于长期、严重的间质性膀胱炎已导致膀胱纤维化、顺应性降低、容量减少甚至危害上尿路的患者。部分患者术后疼痛缓解,但仍有一部分患者疼痛依然存在,因而行开放手术治疗时需慎重。

(廖利民　靖华芳)

参考文献

[1] Hanno PM, Burks D A, Clemens JQ, *et al*. AUA Guideline for the diagnosis and treatment of interstitial cystitis/bladder pain syndrome. J Urol, 185: 2162-2170.
[2] 李旭东. 膀胱疼痛综合征/间质性膀胱炎的治疗策略及进展. 现代泌尿外科杂志, 2017, 22(06): 404-409.

第二十章
膀胱排空障碍和尿潴留

无论是何种原因造成的,凡是膀胱内充满尿液而不能排出者,均称为尿潴留。正常情况下,膀胱容量到达排尿阈值后,膀胱逼尿肌收缩,尿道松弛,顺利地实现膀胱排空。若膀胱活动低下、尿道存在梗阻或两者同时存在,则膀胱无法完全排空,引起尿潴留。下面就从膀胱和尿道两方面探讨膀胱排空障碍及尿潴留。

一、膀胱活动低下

1. 定义 膀胱活动低下(underactive bladder, UAB)是一种常见的下尿路功能障碍,但国际尿控学会(ICS)还没有准确定义,曾用多个术语描述过相关症状,如逼尿肌活动低下(detrusor underactive, DU)、逼尿肌收缩受损(impaired detrusor contraction, IDC)、逼尿肌无收缩及逼尿肌反射亢进伴收缩力受损(detrusor hyperreflexia with impaired contractility, DHIC)等。但有研究认为,该定义应被描述为症候群,且涵盖逼尿肌收缩强度、可持续性、速度和容量感觉,因而提出膀胱活动低下的定义为:膀胱活动低下是由于各种原因引起的症候群,包括排尿踌躇、用力、排尿困难、尿流缓慢、间断排尿、排尿滴沥、膀胱排空时间延长和(或)膀胱排空不全。症状复合体的病理生理机制包括逼尿肌活动低下、逼尿肌无收缩、膀胱感觉减弱或缺失、尿道括约肌和盆底肌功能失调,并排除源于膀胱颈和尿道的机械性膀胱出口梗阻(bladder outlet obstruction, BOO)。

2. 分类

(1)特发性膀胱活动低下:是指年龄相关或其他不明原因的逼尿肌收缩力下降,其发展可能包含两个阶段:第一阶段是逼尿肌收缩力量的下降,第二阶段是逼尿肌收缩速度的下降。

(2)神经源性膀胱活动低下:完整的神经传导系统是正常排尿所必需的,包括启动排尿反射的传入信号、排尿反射传出及中枢整合控制,任一部位的功能损害均可能引起神经源性膀胱活动低下。

(3)肌源性膀胱活动低下:是指由于逼尿肌细胞的兴奋-收缩耦合机制改变而出现膀胱自主活动降低。根据症状及尿动力学检查可分为逼尿肌活动低下、逼尿肌无收缩及逼尿肌反射亢进伴收缩力受损三类。

3. 病因

(1)老化:随年龄增长,在没有明显神经系统疾病的情况下,膀胱也可能出现退行性改变。这可能与膀胱神经末梢的乙酰胆碱酯酶减少有关。

(2)急性脑血管意外和帕金森病:脑血管病患者可能同时存在储尿和排尿功能障碍。帕金森病是多巴胺能神经元变性出现的运动异常,其引起排尿障碍的机制尚不清楚。

（3）脊髓损伤：任何部位的脊髓损伤都可能引起排尿功能障碍。如果损伤部位在骶髓排尿中枢及以下水平、马尾神经或周围神经，则可能引起膀胱逼尿肌收缩力降低，从而导致排尿功能障碍。

（4）腰椎管狭窄：主要引起脊髓和神经受压，影响了排尿神经传入信号和传出信号的完整性。部分患者在腰椎手术前已出现逼尿肌收缩力低下或无收缩。

（5）医源性损伤：许多患者在腹部及盆腔手术后出现膀胱活动低下，如妇科恶性肿瘤根治术、剖宫产、前列腺切除术及盆腔器官脱垂等多种手术，可能与肿瘤侵犯、盆丛损伤和缺血性损害等多种因素有关。

（6）药物：多种药物可以影响逼尿肌收缩力，如抗毒蕈碱药物和阿托品等。

（7）糖尿病：糖尿病是引起膀胱感觉异常的常见病因，还可导致膀胱容量增大以及逼尿肌收缩力减弱，可能与糖尿病周围神经病变和缺血性损害有关。

4. 诊断　膀胱活动低下的诊断是复杂的，目前还没有公认的诊断标准。尿动力学检查可以反映逼尿肌收缩力情况。临床常用的评估方法包括 Schaefer 列线图、逼尿肌收缩系数、瓦特因子和膀胱收缩指数等。

5. 治疗　膀胱活动低下的治疗有局限性和并发症，以减少残余尿量和保护上尿路为目标。

（1）药物治疗：增强逼尿肌收缩力的药物有 M 受体激动剂（氯贝胆碱和卡巴胆碱）和乙酰胆

碱酯酶抑制剂（新斯的明），治疗效果有限。

降低膀胱出口阻力的药物有α受体阻滞剂（盐酸坦索罗辛、盐酸坦洛新、甲磺酸沙唑嗪和盐酸特拉唑嗪），可以减小排尿期尿道阻力。前列腺素 E_2（prostaglandin, PGE_2）被认为具有同时增加逼尿肌收缩和松弛尿道的作用。阿考替胺可能通过抑制负反馈起效。尿道 A 型肉毒毒素注射也是一种可选方法，安全性和疗效存在争议。

（2）膀胱腔内电刺激：通过局部电刺激诱导膀胱产生排尿感觉，增加神经冲动传出，对于排尿反射完整或部分完整的患者是一种可以选择的新方法。

（3）手术治疗：包括以下几种手术方式。

① 膀胱缩小成形术：是一种可行的治疗方案，需要严格把握适应证。

② 经尿道膀胱颈切开：对于膀胱活动低下合并尿道梗阻或逼尿肌-括约肌协同失调的患者，可明显缓解排尿困难症状，但是易引起多种手术并发症，长期疗效不理想。

③ 骶神经调节：适用于神经传导通路完整的非梗阻性尿潴留患者，是一种有效的治疗选择。

二、下尿路梗阻

1. **定义** 指发生在膀胱颈到尿道外口的梗阻，可引起尿道阻力增加、残余尿量增多和尿液潴留。长期梗阻可能导致膀胱继发性改变，甚至危害上尿路的形态及功能。

2. **病因** 男女患者均有发生，病因及发病部位多样化。在男性以前列腺增生引起的尿路梗阻最为常见，在女性则以膀胱颈口纤维化居多。另外，还有膀胱颈抬高、尿道狭窄、尿道结石、神经源性膀胱、盆腔器官脱垂和盆腔肿瘤等多种疾病。

3. 处理　下尿路梗阻病因复杂，需详细评估，以明确梗阻的具体病因、部位及程度，以及是否合并膀胱功能障碍，制订个体化精准治疗方案（具体参考各疾病诊疗指南），增加排尿效率，提高生活质量，保护上尿路。

（廖利民　靖华芳）

第二十一章
女性生殖道发育异常

女性生殖道发育异常对妇科医生而言是一种常见的临床挑战。由于生殖道发育与女性生育能力紧密相关,因此,在相关疾病的诊断与处理上,妇科是最常涉及的专业。除此以外,由于部分发育异常会在儿童期或者青春期出现临床症状,因此,也会涉及儿科、青少年妇科和小儿外科。另外,在诊断时也可涉及放射科。在一些复杂的发育异常中会涉及普通外科及整形外科。基础医学、胚胎学及遗传学专家也会一道参与此类疾病的病因及发病机制研究。在女性生殖道发育异常的诊疗上,依靠多个学科的共同合作,一方面能够减少误诊,另一方面也提升了诊疗水平。女性生殖道发育异常包括的类型较多。为了突出实用性与可读性,本章对相关内容进行了浓缩,感兴趣的读者可以参阅其他专著。

一、分类

对疾病的分类是指导临床诊疗实践的重要依据,自美国生育学会(AFS,现美国生殖医学协会,ARMS)于1988年提出了女性生殖道发育异常的分类系统以来[1],学界在如何总结出一套更全面而且易用的分类系统上一直在探索。这一方面反映了女性生殖道发育异常种类的复杂性，另一方面也说明现有的分类系统存在不同程度的问题。在现有的教材中采纳较广的是 AFS 的分类系统。虽然 AFS 系统较为人所熟知，但是其有明显的局限性。为了更好地指导临床实践，本章重点介绍欧洲人类生殖与胚胎学会与欧洲妇科内镜学会（European Society of Human Reproduction and Embryology/European Society of Gynaecological Endoscopy, ESHRE/ESGE）提出的分类系统（表21-1）[2]。该系统以解剖学为基础，以子宫畸形为主要分类类型，子宫颈及阴道发育异常为独立的共存亚型进行分类。掌握该分类系统有助于更新大家对女性生殖道发育异常的认识，从而更好地掌握其诊疗特点。篇幅所限，其他分类系统可以参见相应的文献。

1. 子宫

（1）U0：正常子宫（normal uterus）。包含了所有子宫发育正常的类型。将正常子宫单独列为一类，使得那些单独宫颈或阴道发育畸形的患者也相应有了分类。正常子宫是指不论子宫底的曲线如何，但是在子宫底中线处向内凸的组织厚度不能超过子宫壁厚度的50%。使用这个绝对数字的目的是为了在不同患者之间能有一个公正的尺度，尽量减少诊断差异。因此，子宫壁的厚度是衡量是否是子宫畸形的一个解剖学的标志。

（2）U1：异形子宫（dysmorphic uterus）。包含了所有子宫外形正常但是子宫腔内部形态异常的畸形，但除外纵隔。该类中又分了三个亚类：

① U1a：T形子宫，特点是子宫腔狭窄，呈

表 21-1　欧洲人类生殖与胚胎学会和欧洲妇科内镜学会（ESHRE/ESGE）生殖道发育异常分类系统

子宫发育异常			宫颈/阴道发育异常
主类		亚类	补充子类
U0	正常子宫		宫颈
U1	异形子宫	a.T形子宫	C0：正常宫颈
		b.幼稚子宫	C1：宫颈纵隔
		c.其他	C2：双宫颈
U2	纵隔子宫	a.不全纵隔	C3：单宫颈发育不良
		b.完全纵隔	C4：发育不全
U3	双体子宫	a.不全性	
		b.完全性	阴道
		c.合并纵隔	V0：正常阴道
U4	单角子宫	a.对侧有功能的残角子宫（交通或不交通）	V1：阴道纵隔（非梗阻性）
		b.对侧无功能的残角子宫	V2：阴道纵隔（梗阻性）
U5	子宫发育不全	a.功能性始基子宫（单侧或双侧）	V3：阴道横隔/无孔处女膜
		b.始基子宫	V4：无阴道
U6	未能归为上述分类的其他发育异常		
相关米勒管起源的发育异常：			

T形，子宫两侧壁较厚，子宫体与宫颈比率为 2：1。

②U1b：幼稚子宫，特点也是子宫腔狭窄，但是子宫侧壁并不厚，子宫体与宫颈比率为 1：2。

③U1c：其他，包含了所有子宫腔内有微小

畸形的子宫。子宫底中线处有向内凸的组织，但厚度小于子宫壁厚度的50%。目的是为了对子宫纵隔的患者做一个清楚的鉴别诊断。实际上，本身整个子宫就不大，即使发生畸形，在尺寸上也是很小的。

（3）U2：纵隔子宫（septate uterus）。包含那些在胚胎发育过程中融合正常，但是隔膜吸收异常而形成的畸形。这种畸形的子宫外形正常，但是子宫底中线处向内凸的组织厚度超过了子宫壁厚度的50%。内凸组织的特点像隔断，包含两种——部分性纵隔和完全性纵隔。完全性纵隔有时还会延长至宫颈和（或）阴道（具体见宫颈和阴道的发育异常）。这一类根据纵隔影响宫腔畸形的程度又分为两个亚类：

① U2a：不全纵隔，纵隔终止于宫颈内口以上。

② U2b：完全纵隔，纵隔终达宫颈内口，合并或不合并宫颈或阴道的异常。

（4）U3 双体子宫（bicorporeal uterus）：包含了所有那些在胚胎发育过程中融合异常而形成的畸形。这类子宫的宫底部外形异常，子宫底中线部向内凹陷超过子宫壁厚度的50%，包含两种——部分性和完全性。完全性双体子宫还有可能涉及宫颈和（或）阴道的发育异常（详见宫颈和阴道的发育异常）。在双体子宫的同时还有可能合并纵隔的吸收不全所致的多种畸形。这一类根据畸形的程度又分为三个亚类：

① U3a：不全双体子宫，凹陷止于宫颈内口以上。

②U3b：完全双体子宫和双子宫，凹陷终达宫颈内口，甚至完全未融合形成双子宫。

③U3c：在融合异常的同时合并吸收异常。这一类患者同时有双体子宫和子宫纵隔。要注意，患者还有可能同时合并宫颈或阴道的多重畸形。

（5）U4：单角子宫（hemi-uterus）。包含所有仅有一侧子宫发育的畸形，对侧发育不完全或缺如。将这一类单独列出而不归属于子宫发育不全的一类，是因为这一类中存在有正常功能的单角子宫。

①U4a：对侧存在残角子宫角及子宫腔均有，有可能还是有功能的，两侧相通或不通。

②U4b：对侧残角子宫有无功能性的子宫腔和子宫角或仅是残迹，注意在合并有残角子宫时最容易出现临床并发症。对于残角子宫，应该在确诊后尽早手术。

（6）U5：子宫发育不全（aplastic uterus）。特点是子宫腔缺如或仅有单侧子宫腔，但是有些会合并单侧或双侧子宫角的发育，也包括始基子宫。这一类畸形很可能同时合并其他系统的发育缺陷，应予以注意。根据始基子宫是否存在功能性的子宫腔，又将其分为两个亚类：

①U5a：始基子宫有功能性的子宫腔（单侧或双侧）。

②U5b：即始基子宫。

（7）U6：未分类的畸形（unclassified malformations）。对一些罕见的畸形、微小的变异或合并有病理改变，可能目前的分类尚没有涉及的可以归为该类。

2. 宫颈

（1）C0：正常宫颈（normal cervix），指发育正常的宫颈。

（2）C1：宫颈纵隔（septate cervix）。

（3）C2：双宫颈（double cervix），特征是外观可见两个宫颈。两个宫颈可完全分开或部分融合。

（4）C3：单侧宫颈发育不全（unilateral cervical aplasia），指单侧宫颈有发育，对侧未充分发育或者完全缺如。

（5）C4：宫颈发育不全（cervical aplasia），指宫颈完全缺如，或存在有严重缺陷的宫颈组织（宫颈索），或有宫颈口闭锁等发育异常。

3. 阴道

（1）V0：正常阴道（normal vagina）。

（2）V1：非梗阻性阴道纵隔（longitudinal nonobstructing vaginal septum）。

（3）V2：梗阻性阴道纵隔（longitudinal obstructing vaginal septum）。

（4）V3：阴道横隔和（或）处女膜闭锁（transverse vaginal septum and/or imperforate hymen）。

（5）V4：阴道发育不全（vaginal aplasia），包含阴道部分闭锁或阴道缺如。

二、女性外阴发育异常——处女膜闭锁

1. 定义　处女膜闭锁（imperforate hymen）是由阴道形成过程中阴道下端与尿生殖窦之间的膜状组织未吸收所致，又称无孔处女膜，在临床

上较为常见,发病率大概为 0.1%。通常独立发生,不与其他女性生殖道发育异常相关。

2. 分类　处女膜闭锁是处女膜发育异常的一种,其他类型的处女膜发育异常此处不做详述。在 ESHRE/ ESGE 分类标准中对应的类型为 U0C0V3（U5 指子宫正常,C0 指宫颈正常,V3 指阴道横隔或处女膜闭锁）。

3. 临床表现

（1）症状:在青春期前无症状,青春期后第二性征发育正常,无月经初潮。出现周期性下腹痛且进行性加剧,严重者伴有尿频、排尿困难或便秘等症状。

（2）查体:阴道前庭饱满膨隆,呈紫蓝色,未见阴道口,也见不到处女膜（图 21-1）。肛查时前方可触及囊性包块,张力大或有触痛。经血潴留过多时,包块可向上延至盆腔。在下腹甚至可扪及子宫及包块。

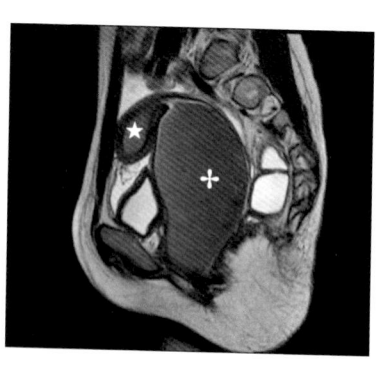

图 21-1　处女膜闭锁 MRI 表现,矢状位,可见大量积血扩张的阴道（÷）及积血的子宫腔（★）

4. 诊断 根据临床表现诊断较容易,可于阴道前庭膨隆处中心穿刺,如抽到黑色或褐色陈旧性血液,即可确诊,但应与阴道闭锁及阴道横隔相鉴别。在阴道闭锁的前庭无紫蓝色膨隆,肛查包块位置较高。阴道横隔的前庭可见处女膜及阴道口,阴道有一定深度。B超及MRI可协助诊断(图21-2)。

5. 治疗 一经确诊,应及时做闭锁处女膜切开引流术,在麻醉下于前庭膨隆处做十字或X形切开,彻底引流陈旧性积血(图21-3)。术后应B超探查盆腔子宫及输卵管情况,如包块未消或子宫输卵管积血较多,必要时可考虑做宫、腹腔镜联合探查术,以保护子宫和输卵管的生育功能。

三、阴道发育异常

(一) MRKH综合征

1. 定义 MRKH综合征(Mayer-Rokitansky-

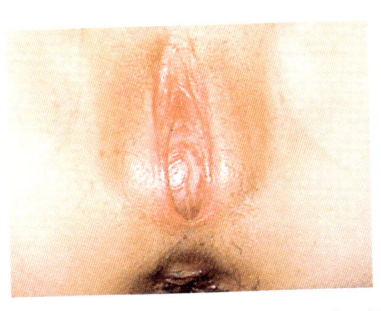

图21-2 处女膜闭锁外阴外观,前庭饱满膨隆,呈紫蓝色,未见阴道口

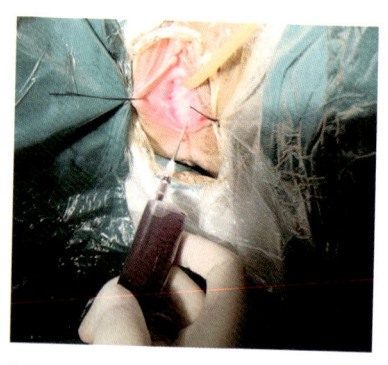

图21-3 处女膜闭锁切开术术中所见。前庭正中穿刺回抽可见陈旧性积血

Küster-Hauser syndrome,简称MRKH综合征)是以始基子宫及无阴道为主要临床表现的综合征,是女性胚胎期双侧副中肾管未发育或其尾端发育停滞而未向下延伸所致,发病机制尚不明确。发病率为1/4500~1/5000,中国人群的准确发病率尚无相关流行病学研究证据支持。2018年1月,美国妇产科医师学会(ACOG)更新了MRKH综合征的委员会意见(第728号委员会意见)[3],《中华妇产科杂志》也发表了关于MRKH综合征的中国专家共识[4]。

2. 分型 MRKH综合征按照其临床表现可以分为两型。

(1)Ⅰ型:亦称单纯型。表现为双侧始基子宫及无阴道,而泌尿系和骨骼系统等其他系统发育正常,此型最常见。

(2)Ⅱ型:亦称复杂型。表现为除了双侧始基子宫及无阴道以外,还合并泌尿系、骨骼系统乃至其他系统的畸形或发育异常。因此,在临床检查中,需要重视其他系统的检查,以明确患者的实际病情。在 ESHRE/ESGE 分类标准中对应的类型为 U5C4V4（U5 指子宫缺如,C4 指宫颈缺如,V4 指阴道缺如）。值得注意的是,在少数病例中可观察到有子宫内膜发育的始基子宫,单侧尤其是右侧多见,双侧少见。

3. 诊断

（1）临床表现:大部分患者因青春期无月经来潮为主诉,极少数以性交困难或周期性下腹痛为主诉症状。

（2）查体

① 第二性征发育正常。

② 双侧始基子宫（少数病例有内膜发育,一侧多见）。

③ 无阴道（表现为前庭一浅凹,部分病例阴道下段发育正常,可及一定深度的阴道,其顶端为盲端）。

④ 卵巢位置及功能大部分正常,部分病例存在卵巢异位或者发育异常。

⑤ 伴有其他系统畸形:在 Ⅱ 型中,出现的畸形以泌尿系及骨骼系统畸形多见。泌尿系畸形多表现为异位肾、独肾或马蹄肾等。

（3）辅助检查

① 实验室检查:包括性激素和染色体核型。MRKH 综合征的染色体核型为 46 XX。

② 影像学检查（经腹或经直肠二维或三维超声,或 MRI）:可明确诊断。泌尿系超声及脊柱全景摄像等有助于评价伴发的泌尿系及骨骼系统

畸形（图 21-4）。

（3）鉴别诊断：主要与雄激素不敏感综合征（androgen insensitivity syndrome，AIS）完全型及阴道闭锁相鉴别（表 21-2）。

4. 治疗　MRKH 综合征的治疗包括心理治疗和解剖学矫治。解剖学矫治包括阴道顶压扩张和人工阴道手术[5]。在治疗时机的选择上，无论

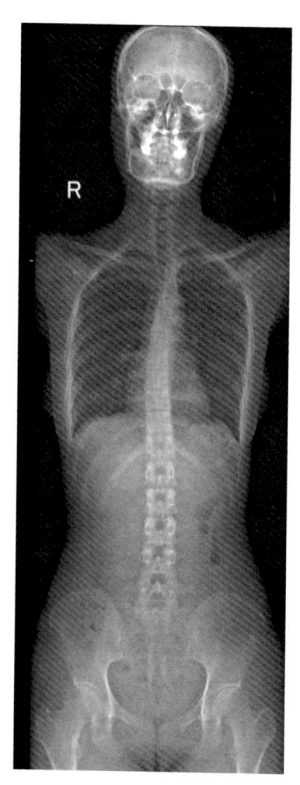

图 21-4　MRKH 综合征患者全脊柱正位片，可见脊柱侧凸

表 21-2　MRKH 综合征的鉴别诊断

	MRKH 综合征	雄激素不敏感综合征完全型（CAIS）	阴道闭锁
染色体	46, XX	46, XY	46, XX
性腺	卵巢	睾丸	卵巢
阴道	盲端	盲端	盲端
宫颈	无	无	Ⅰ型有宫颈，Ⅱ型无
子宫	无	无	有
乳房发育	有	有（乳晕淡，乳头小）	有
阴毛和腋毛	有	稀少	有
雄激素	低下	正常或升高	低下

是采取顶压扩张法还是手术治疗，都应该在患者性成熟以后而且有治疗意愿时开始。针对少数因始基子宫有内膜发育而出现周期性腹痛的患者，可以在综合评估后及早治疗，以提高生活质量。

（1）心理治疗：MRKH 综合征作为一种先天性生殖系统发育异常疾病，特殊的病情对患者的心理影响非常大。确诊病情以后，很多患者表现出焦虑和抑郁症状，对自身性别认同产生怀疑，也对生育问题感到苦恼。确诊后，患者可从病友群体中获得心理帮助，对患者而言更有好处。国外有专门的患者病友支持组织，如美国的"让你美丽 MRKH 基金会"（Beautiful You MRKH Foundation）。该组织是由患者发起成立的，与医院合作，定期举行患者交流活动。国内也有

MRKH综合征的患者组织——"石油"俱乐部(取"石女之友"之意)。目前病友超过2000人,通过举行定期的心理辅导及病友交流活动,为患者及家属提供心理支持[6]。对患者进行隐私保护更有待加强。

(2)解剖学矫治:MRKH综合征的解剖学矫治包括阴道顶压扩张法和阴道成形术。

① 阴道顶压扩张法:与人工阴道手术相比,阴道顶压扩张法因为无须手术、实施简单、花费少而成为美国妇产科医师学会推荐的一线治疗方式。顶压法适用于依从性良好的患者。另外,前庭浅凹有一定深度的患者更容易顶压成功。顶压法也存在一些问题,如阴道黏膜脱垂以及顶压深度不够而影响性生活等。

② 阴道成形术:阴道成形术是指通过手术的方法建立人工阴道,加上术后扩张,从而形成具有稳定深度和宽度的人工阴道。阴道成形术的种类繁多,如Vechietti法(前庭黏膜提拉法)、羊膜法、腹膜法、生物补片法、肠管法、皮瓣或皮片法和Williams法等。这些方法各有利弊,过去由于经验所限,不同的方法在临床中均有应用,孰优孰劣仍有争论。目前国内外应用较多的方法为腹膜法。

现以单孔"罗湖二式"(单孔腹腔镜下腹膜代阴道成形术)为例介绍手术步骤。

采取脐部单孔入路。在腹腔镜的监视下,于外阴前庭正中以气腹针刺入,平行于尿道及直肠,于尿道直肠间隙中直达盆底腹膜外,注入含肾上腺素0.1 mg的生理盐水300 ml,形成水垫,直至盆底腹膜变薄并向盆腔内隆起（图21-5）。液体充分填充于膀胱后壁、尿道和直肠前壁间的间隙中。用气腹针于隆起的腹膜正中刺破腹膜，以吸引器与气腹针针尖"会师"后顺着气腹针方向引导吸引器穿至外阴（图21-6），再以中弯钳与吸引器"会师"后顺着吸引器路径返回盆腔内。张开中弯钳，钝性分离，形成可容1指的人工阴道隧道，以2～6号阴道扩张棒（直径25～35 mm）扩张人工阴道隧道（图21-7），以卵圆钳

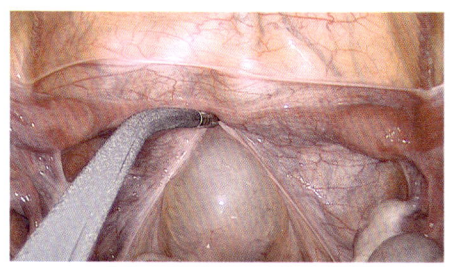

图21-5　在腹腔镜的监视下，用气腹针从前庭正中穿刺达到盆底腹膜外，注射生理盐水形成水垫

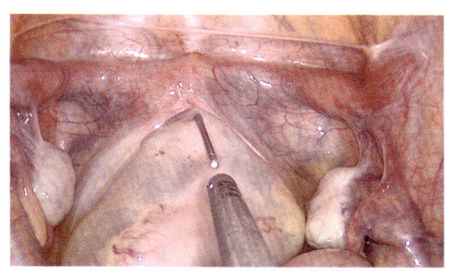

图21-6　用气腹针于隆起的腹膜正中刺破腹膜，使吸引器与气腹针针尖"会师"

第二十一章　女性生殖道发育异常

经人工阴道隧道送入3-0带针可吸收缝线，分别于12、3、6及9点位置将盆腔腹膜与前庭黏膜对应缝合，使人工阴道隧道表面以腹膜覆盖。向人工阴道内置入一次性阴道模具，用可吸收倒刺线将盆底腹膜做7点荷包缝合，关闭人工阴道顶端（图21-8）。

5. 术后后续治疗的选择　在术后的后续治疗中，需要强调定期进行阴道扩张。术后佩戴阴道模具是较为常见的治疗手段。与佩戴模具相比，通过阴道扩张棒进行定期的阴道扩张同样能

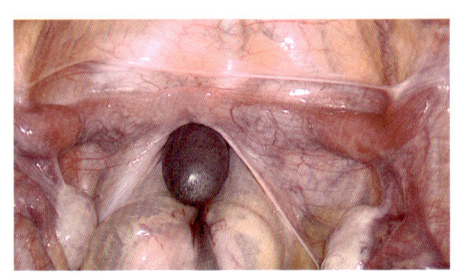

图21-7　以2~6号阴道扩张棒扩张人工阴道隧道

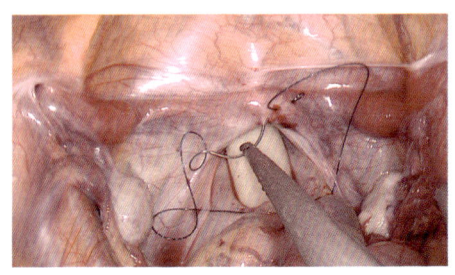

图21-8　向人工阴道内置入一次性阴道模具，用可吸收倒刺线将盆底腹膜做7点荷包缝合，关闭人工阴道顶端

够达到同样的效果，而且方法简单，不影响患者的日常生活，容易被患者所接受。长期的患者随访表明，此法能够保持人工阴道满意的深度和宽度。因此，在美国妇产科医师学会委员会意见中也强调手术后需辅以术后有效的阴道扩张，使人工阴道保持稳定的深度和宽度。

6. 随访　为了评估 MRKH 综合征患者的治疗效果，需要进行定期随访。由于患者的宫颈未发育，无须行常规的宫颈细胞学检查。若发现阴道内有异常赘生物，需要行赘生物活检。对年轻的 MRKH 综合征患者也建议接种 HPV 疫苗，以降低生殖疣、外阴及阴道病变等由不同亚型 HPV 感染引起的疾病风险。

（二）阴道闭锁

1. 定义　女性先天性阴道闭锁（vaginal atresia）指具有发育良好的子宫合并阴道完全或部分闭锁，伴或不伴宫颈发育异常，通常有功能正常的子宫内膜。

2. 分型　女性先天性阴道闭锁与宫颈闭锁分别属于阴道发育异常与宫颈发育异常。但是宫颈闭锁常常合并阴道缺如，两者的临床症状相似。在临床实践中，把宫颈闭锁也纳入阴道闭锁中，作为阴道闭锁一个分型的表现。北京协和医院把阴道闭锁分为两型（图 21-9）：

（1）Ⅰ型：阴道部分闭锁，有发育正常的阴道上段、宫颈和子宫体。

（2）Ⅱ型：阴道完全闭锁，伴宫颈完全或部分闭锁，子宫体发育正常或有畸形。

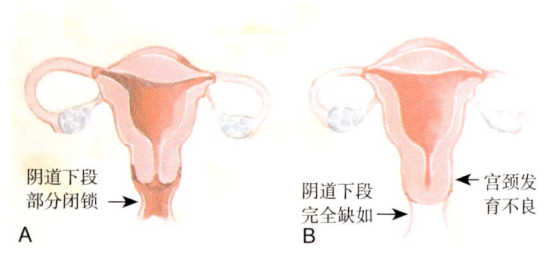

图 21-9 阴道闭锁的分型。A. 阴道闭锁 Ⅰ 型;B. 阴道闭锁 Ⅱ 型

在 ESHRE/ESGE 分类标准中,U0C0V4(U0 指子宫发育正常,C0 指宫颈发育正常,V4 指阴道部分或者全部缺如)对应北京协和医院分型的阴道闭锁 Ⅰ 型,U0C4V4(U0 指子宫发育正常,C4 指宫颈缺如,V4 指阴道部分或者全部缺如)对应北京协和医院分型的阴道闭锁 Ⅱ 型。

3. 诊断

(1)临床症状与体征:主要表现为原发性闭经、周期性腹痛或盆腔包块。但 Ⅰ 型和 Ⅱ 型在临床表现上有所区别,这主要与子宫内膜的功能有关。

① Ⅰ 型:阴道闭锁患者因子宫正常,内膜发育好,故内膜功能也好,早期出现血经及经血潴留,表现为阴道上段扩张积血形成巨大血肿,甚至导致宫颈、宫腔及盆腔积血。肛门查体时肿块位置较低,多位于直肠前方。由于症状出现早,腹痛严重,包块明显,就诊也早(10~14 岁),同时手术方法较容易,故预后较好。

② Ⅱ 型:阴道闭锁患者子宫发育及内膜功能

均较差，症状出现较晚，腹痛相对较轻，包块不明显，故就诊年龄偏大（14~16岁或更大）。同时，由于阴道完全闭锁，故经血易经输卵管反流至盆腔，形成输卵管积血及盆腔积血，以致形成盆腔子宫内膜异位症。

（2）辅助检查

① 盆腔B超：简便易行，是初步诊断重要的辅助检查手段。阴道部分闭锁的患者表现为阴道上段扩张积血，子宫腔积血。

② 盆腔MRI检查：是明确诊断的重要辅助检查手段，能清楚地显示子宫、宫颈的形态及积血情况。

（3）鉴别诊断：主要与以下几类疾病相鉴别。

① MRKH综合征：MRKH综合征也表现为阴道缺如。少数病例存在一侧或者双侧有子宫内膜发育的始基子宫，有原发性闭经、周期性腹痛及盆腔包块等症状。通过盆腔MRI检查，能定位功能性始基子宫位于盆腔一侧。子宫腔的形态为球形或长条状，与正常子宫腔形态差别显著。

② 阴道横隔：无孔型阴道横隔表现为原发性闭经和周期性腹痛等症状，通过盆腔MRI检查及查体能够进行鉴别。

③ 处女膜闭锁：处女膜闭锁表现为原发性闭经和周期性腹痛，妇科肛门检查时可扪及阴道内囊性包块。部分患者处女膜向外突出，呈紫蓝色。查体、B超及MRI可协助明确诊断。

4. 治疗

（1）Ⅰ型阴道闭锁：本型闭锁的特点是部分阴道闭锁，在梗阻上方出现明显的积血包块。手术的目的为打通梗阻,引流积血。由于梗阻部位的解剖特点,其前方为尿道与膀胱,后方为直肠,因此,在切开梗阻部位时应避免损伤这些器官,必须正确掌握切开的方向。越是阴道闭锁段长而积血包块位置高的病例,就越难掌握方向;反之,梗阻长度短,血肿包块大而位置低的病例,易掌握切开方向,手术也较容易。为了使积血包块大而明显,一般多选择在患者腹痛明显时(经期)进行手术。其方法为:

① 穿刺:选用硬膜外麻醉用穿刺针,接 10 ml 注射器于前庭正中刺入。术者将示指伸入肛门,指引针尖穿刺的前进方向,选择包块最明显突出的部分刺入囊腔,然后回抽针芯。如无内容物吸出,可边退边吸,直到抽到黑褐色内容物为止,然后固定针位。

② 切开:以尖形刀片沿穿刺针刺入,可见黑褐色内容物溢出。再以中弯钳顺势插入,扩大切口,可见大量黑褐色内容物漏出。换吸引头并伸入腔内反复冲洗抽吸。

③ 扩张:以手指或弯钳伸入扩大切口及下段闭锁的阴道。

④ 缝合:以鼠齿钳钳夹切开的囊腔边缘,与阴道口黏膜做上下、左右间断对合缝合。如囊腔较高,难以将上段阴道黏膜拉下对合缝合,则不缝也可以,可置入阴道模具,缝合阴道口一针,以免模具脱出。

(2) Ⅱ型阴道闭锁:本型闭锁的特点是存在宫颈不同程度的发育不良,以宫颈缺如多见。治疗难点在于是否保留子宫。若患者病情较长,经术前评估存在严重的子宫腺肌病及子宫内膜异位症，则无法保留子宫。若患者病情短，经术前评估子宫体发育好，积血子宫腔较大，无合并或仅合并轻中度的盆腔子宫内膜异位症，则可考虑保留子宫，行阴道成形术及子宫阴道吻合术[7]。

1）保留子宫：手术目的是阴道成形及子宫阴道吻合。手术过程在腹腔镜下完成。手术步骤为：

① 在腹腔镜下打开膀胱腹膜返折，沿膀胱子宫间隙游离至子宫下段，暴露闭锁的宫颈或子宫下段，切除闭锁的宫颈或子宫下段，暴露子宫腔。

② 阴道成形：于外阴前庭正中以气腹针刺入，平行尿道及直肠，于尿道直肠间隙中直达盆底。使吸引器与气腹针针尖"会师"后顺着气腹针的方向引导吸引器穿至外阴，再使中弯钳与吸引器"会师"后顺着吸引器路径返回盆腔内。张开中弯钳，钝性分离，形成可容1指的人工阴道隧道，以2~6号阴道扩张棒（直径25~35 mm）扩张人工阴道隧道，以卵圆钳经人工阴道隧道送入3-0带针可吸收缝线，分别于12、3、6及9点位置将盆腔腹膜与前庭黏膜对应缝合，使人工阴道隧道表面以腹膜覆盖。

③ 置入子宫腔支架管：于子宫腔内经人工阴道置入适合子宫腔大小的梅花头引流管作为子宫腔支架管。

④ 用可吸收倒刺线分别连续吻合子宫前缘与后缘，使出口与人工阴道顶端相对应。保留子宫的手术对患者而言意义重大，但手术难度较高。

2）不保留子宫：手术的目的是解除腹痛症状并阴道成形，切除子宫及阴道成形手术可以同期或者分期进行。人工阴道成形手术方式见 MRKH 综合征所述。

(三)阴道横隔

1. 定义　阴道横隔是阴道中出现一个或数个横隔,以一个为常见,可位于阴道内任何部位,但以上 1/3 段为多见,发生率为 1/21 000~1/72 000。部分病例还可伴有宫颈闭锁、子宫发育不良以及泌尿、骨骼等系统的多发畸形。

2. 分型　根据横隔有无孔,可分为不完全性阴道横隔和完全性阴道横隔。在 ESHRE/ESGE 分类标准中对应的类型为 U0C0V3(U0 指子宫正常,C0 指宫颈正常,V3 指阴道横隔或处女膜闭锁)。

3. 诊断

(1)临床表现与体征

① 不完全性阴道横隔:若横隔位于阴道上段,患者几乎无症状,不影响性生活及月经血排出。若孔较小,经血排出不畅,可表现为经期延长或淋漓不尽。若横隔位于阴道下段,可表现为性交时阴茎受阻。也可出现原发性不孕。分娩时可出现胎先露下降受阻。

② 完全性阴道横隔:患者在青春期前一般无症状,青春期后表现为原发性闭经伴有周期性下腹痛而求医,并因经血潴留出现盆腔包块,甚或出现大小便排出困难。如未及时治疗,可引起生殖道上行感染和盆腔子宫内膜异位症。

(2)辅助检查:通过盆腔 B 超或 MRI 检查可了解阴道横隔的位置。

（3）鉴别诊断：主要应与阴道闭锁、处女膜闭锁和 MRKH 综合征等鉴别，要点见阴道闭锁所述。

4. 治疗　治疗原则为一经确诊即尽快手术。手术的目的为解除梗阻、重建阴道及预防粘连。

（1）不完全性阴道横隔：位置高、孔大、经血无潴留且不影响性生活者可暂不处理。但婚后发现者应予以切除，以免影响胎儿娩出。

① 若在分娩时才发现胎先露压迫横隔，如横隔薄，则应切除；如太厚不利于切除，则应采取剖宫产。

② 对于非孕期不完全性阴道横隔切除，可选择月经干净后进行。其方法是在麻醉下显露横隔，用弯形刀（12号）伸入中心孔，分别切开3点及9点处，纵切横缝。切开处的阴道应能通过2横指。如不够宽大，还可同法切开12点和6点处。但此两处位于尿道与直肠部位，故应掌握切口深度，以免切通直肠与尿道。

（2）完全性阴道横隔：在青春期本型多出现梗阻上段经血潴留，因此，切开方法同阴道闭锁Ⅰ型。只是切开后应检查横隔厚度。原则上应切除横隔基底部，然后将上下黏膜对合缝合，覆盖创面。如该段不够宽大，则可用相应粗细的阴道扩张棒扩张。

（四）阴道斜隔综合征

1. 定义　阴道斜隔综合征指双子宫（偶有完全纵隔子宫）、双子宫颈及阴道斜隔的先天性畸形，常合并斜隔侧的泌尿系畸形，以肾缺如多见。国际上将该综合征称为 Herlyn-Werner-Wunderlich 综合征（Herlyn-Werner-Wunderlich syndrome）。

2. 分型 可分为三型。

Ⅰ型：为无孔斜隔。隔后的子宫与外界和另一侧子宫完全隔离，子宫腔的血聚集在隔后腔内。

Ⅱ型：为有孔斜隔。阴道斜隔上仅有一小孔，经血经此小孔流出，同侧子宫与另一侧子宫因完全子宫纵隔而隔绝。

Ⅲ型：为完全斜隔合并宫颈瘘管。瘘管连接两个宫颈，或者位于隔后腔和对侧宫颈。

3. 诊断

（1）临床表现及体征：分型不同，其症状表现也不一样。Ⅰ型表现为月经来潮后的痛经和阴道内包块。妇科检查时在窥器下可见斜隔侧阴道膨隆。Ⅱ型和Ⅲ型的主要表现为月经淋漓不尽及阴道异常分泌物（血性白带）。如继发感染，则表现为阴道流脓。妇科双合诊可扪及阴道一侧膨隆，并可扪及双子宫体。可有轻度压痛，合并感染时压痛明显。

（2）辅助检查：合并感染时查血常规可见白细胞计数升高，盆腔 B 超检查可提示双子宫（或纵隔子宫），一侧子宫腔及阴道内积血或积液。泌尿系 B 超检查可发现斜隔同侧肾缺如。盆、腹腔 MRI 检查能够明确判断子宫畸形的类型、斜隔的位置、子宫腔及阴道积血情况以及泌尿系畸形情况等（图 21-10、图 21-11）。

（3）鉴别诊断：需与阴道壁囊肿。盆腔脓

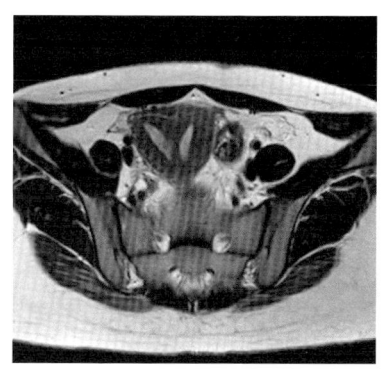

图 21-10 阴道斜隔综合征的 MRI 表现，横断位。可见子宫呈完全性纵隔子宫表现

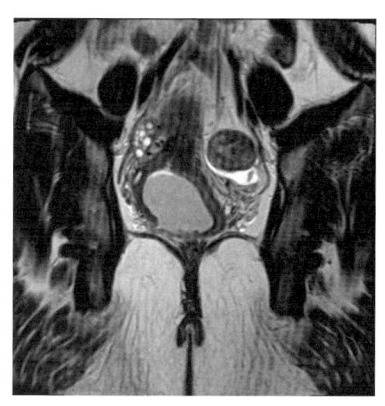

图 21-11 阴道斜隔综合征 MRI 表现，冠状位。可见隔后腔位于右侧

肿、盆腔或卵巢肿物相鉴别。阴道壁囊肿不会出现周期性变化，无周期性下腹痛症状。影像学检查提示子宫及双附件正常。盆腔脓肿具有发热和腹痛症状，妇科检查无阴道壁肿物，盆腔 B 超可

协助鉴别。

4. 治疗 一经发现,应及时手术治疗。手术目的是切除阴道斜隔。一方面,可迅速消除症状,可减少子宫内膜异位症、盆腔感染和盆腔粘连等并发症的发生;另一方面,可保护患者的生育能力。

(1)隔后腔准确定位:显露阴道肿块后,在最突出的部位穿刺抽吸。抽出陈旧性血液或内容物后,固定穿刺针,顺针头切开隔膜达隔后腔。吸净并冲洗隔后腔,尽量多地切除斜隔膜。但不要过度牵拉隔膜,以免误切或误剪膀胱、尿道或直肠。确保引流通畅后,用可吸收缝线连续或间断缝合隔膜创面,以减少出血。

(2)隔后腔难以定位:采取腹腔镜下切开患侧子宫腔,将腹腔镜持针器或吸引器自切口插入子宫腔,经子宫颈管达隔后腔,定位后经阴道切除斜隔。

(五)阴道纵隔

1. 定义 阴道纵隔(longitudinal vaginal septum)是双侧副中肾管融合形成阴道时纵向中隔未吸收所致,常与子宫畸形如纵隔子宫和双子宫有关。

2. 分型 根据对阴道间隔是否阻断,可分为完全性阴道纵隔(即阴道斜隔)及不完全性阴道纵隔(图21-12)。

3. 诊断

(1)临床表现与体征:大多数阴道纵隔患者表现为性交困难、不孕或分娩困难等症状,故根

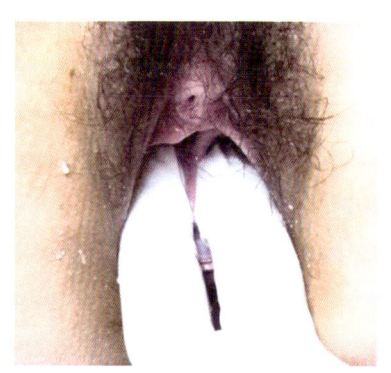

图 21-12 不完全性阴道纵隔

据症状或妇科检查即可确诊。

（2）辅助检查：盆腔 B 超检查可提示并发的双子宫（或纵隔子宫），盆腔 MRI 检查能够综合评估子宫和阴道的形态特点。通过泌尿系 B 超检查可评估是否伴有泌尿系发育异常。

4. 治疗　如阴道纵隔妨碍性交或经血排出，可择期行纵隔切除术。如阻碍分娩，应立即行纵隔切开或切除术。

手术要点：

（1）术中用单叶阴道拉钩牵开两侧阴道侧壁，充分暴露阴道纵隔。

（2）用直止血钳距离阴道前后壁各 0.5 cm 处边钳夹边剪除阴道纵隔。注意避免损伤邻近阴道前壁的尿道及膀胱与邻近阴道后壁的直肠。

（3）切缘创面较大时可连续或间断缝合切缘。

（4）若合并子宫纵隔，可同期在宫腔镜下行子宫纵隔切除术。

（5）如在分娩过程中发现阴道纵隔，可从纵隔中央部剪开，用纱布压迫止血，待胎儿及胎盘娩出后检查创面并缝合切缘。

四、子宫畸形的诊断与治疗

（一）纵隔子宫

1. 定义　纵隔子宫（septate uterus）是胚胎发育时期双侧副中肾管融合形成子宫，其隔膜吸收障碍所致。纵隔子宫是临床上最常见的子宫发育异常。纵隔子宫在子宫发育异常中占80%～90%。

2. 分型

（1）不全纵隔子宫：纵隔在宫颈内口以上将子宫腔部分分离。

（2）完全纵隔子宫：子宫腔完全分离直至宫颈内口，可合并宫颈和（或）阴道发育异常，常见的为双子宫颈和阴道纵隔。

在ESHRE/ESGE分类标准中对应的类型为U2（U2a指不全纵隔子宫，U2b指完全纵隔子宫）；宫颈类型C1为纵隔宫颈，C2为双宫颈；阴道类型V1为非阻塞性阴道纵隔，V2为阻塞性阴道纵隔（即阴道斜隔）。

3. 诊断

（1）临床表现及体征：患者常以复发流产、不孕或早产而发现，或在体检时偶然发现。

（2）辅助检查

① 超声检查：是最常用的诊断方法。在超声声像图上，纵隔子宫的典型特征为两个内膜回

声区域，子宫底部浆膜面完整，无凹陷或切迹，是与双角子宫和双子宫畸形鉴别的重要依据。三维超声能够显示子宫的冠状平面，对诊断的准确性更高。

② 盆、腹腔 MRI 检查：能综合评估子宫、宫颈及阴道的形态特点，同时评估泌尿系发育异常情况。宫腔镜检查是在直视下评估子宫腔和子宫颈管结构和形态改变的微创方法。联合腹腔镜或者 B 超能一并观察子宫的外形特征。

（3）鉴别诊断：需要与宫腔粘连、双角子宫和双子宫等相鉴别。宫腔粘连的粘连带位于子宫腔中部，易误认为不全纵隔子宫，宫腔镜检查或 MRI 检查可助明确诊断。双角子宫及双子宫也表现为双子宫腔，宫腹腔镜检查或 MRI 检查可助明确诊断。

4. 治疗　大部分纵隔子宫不影响生育，无须手术治疗[8]。当出现反复流产、早产、不孕或胎儿生长受限等情况时，则应实施手术治疗。手术原则是切除纵隔组织，恢复子宫腔的正常形态。手术时机以月经干净后 1 周内为宜。

宫、腹腔镜下子宫纵隔切除术的手术要点为：

（1）腹腔镜探查：探查盆腔，明确纵隔子宫诊断后，在腹腔镜监视下行宫腔镜手术。

（2）宫腔镜手术：全面了解双侧子宫腔形态及双侧输卵管开口等情况。在对一侧子宫腔操作时，对另外一侧可置入球囊或金属探条为指示，以针状电极自子宫纵隔下极向上切开纵隔组织至子宫底部。通过腹腔镜下透光试验，调暗腹腔镜光源亮度，将宫腔镜依次置于子宫底部及两侧子宫角，见子宫腔内透出的光亮均匀一致时，表明纵隔组织已基本切除。合并阴道纵隔时可同期切除，详见阴道纵隔所述。

（二）单角子宫

1. 定义　单角子宫是胚胎发育时期副中肾管侧方融合障碍所致，表现为一侧副中肾管发育正常，与正常的宫颈及阴道相通。另一侧发育不全，形成不同程度的发育异常。

2. 分型

（1）单角子宫伴功能性残角子宫：一侧为单角子宫，对侧为交通或不交通的功能性残角子宫。

（2）单角子宫伴无功能的残角子宫：一侧为单角子宫，对侧为无功能性的残角子宫。

在 ESHRE/ ESGE 分类标准中对应的类型为 U4（U4a 指单角子宫伴功能性残角子宫，U4b 指单角子宫伴无功能性残角子宫）。

3. 诊断

（1）临床表现及体征：患者的临床表现与残角子宫的类型有关。功能性残角子宫与单角子宫相交通时，经血可排出。功能性残角子宫与单角子宫不交通，可导致周期性经期腹痛，成为患者就诊的主要原因。

（2）辅助检查：盆腔 MRI 检查能够判断残角子宫是否具有内膜，是否与单角子宫相交通，并明确诊断残角子宫的类型。CA125 检测可协助判断是否合并存在子宫内膜异位症。泌尿系 B 超能够检查是否合并泌尿系发育异常。

（3）鉴别诊断：需要与子宫肌瘤相鉴别。无功能的残角子宫易误认为是浆膜下子宫肌瘤，盆腔 MRI 检查有助于鉴别。

4. 治疗　手术治疗原则是切除功能性残角子宫。残角子宫破裂为妇科急腹症，需要紧急手术切除[9]。有周期性腹痛患者，为了避免继发性子宫内膜异位症或残角子宫妊娠的发生，可择期腹腔镜下切除残角子宫。对无腹痛症状的残角子宫患者，若经超声或 MRI 证实残角子宫有子宫腔，宜择期腹腔镜下切除残角子宫。在手术中，注意辨认单角子宫与残角子宫。在有积血存在或者并发感染的情况下，如残角子宫增大，体积甚至大于单角子宫，则容易出现误切，应该加以注意避免。

（三）双体子宫

1. 定义　双体子宫是胚胎发育过程中双侧副中肾管融合形成子宫时发生异常。完全性的融合障碍可形成两个独立的子宫体和宫颈，称双子宫（uterus didelphys）；部分融合障碍形成不同程度的子宫体分离，单个宫颈，称双角子宫（bicornuate uterus）。

2. 分型　双体子宫是 ESHRE/ ESGE 分类标准中提出的一类子宫发育异常，包括了我们熟悉的双角子宫、双子宫和弓形子宫等。在 ESHRE/ ESGE 分类标准中分为三个亚型：

（1）U3a：指不全双体子宫，子宫底部内凹未达宫颈水平，仅部分子宫腔分离。

（2）U3b：指完全性双体子宫，子宫底部内凹将子宫体完全分离直至宫颈水平,伴或不伴宫颈阴道发育异常。

(3) U3c:指双体纵隔子宫,是双侧副中肾管融合障碍并发吸收障碍所致,子宫底部组织内凸厚度大于子宫壁厚度的150%。

3. 诊断

(1)临床表现与体征:患者常有不孕、流产、早产、胎儿生长受限或分娩障碍等病史。

(2)辅助检查

①超声检查:二维超声检查能够发现子宫底向下凹陷。三维超声能够获得冠状面图像,有助于明确诊断。

②盆腔MRI检查:能够综合评估子宫、宫颈及阴道的发育异常。泌尿系B超能够评估是否伴有发泌尿系发育异常。

③宫、腹腔镜联合检查:能够直接观察子宫内外的形态特点,是评估子宫发育异常的"金标准"。

(3)鉴别诊断:需与子宫纵隔相鉴别。子宫纵隔有两个子宫腔,但是子宫底部无凹陷,是最重要的鉴别点。

4. 治疗 患者有早产、流产和不孕等病史,并排除其他因素引起,可行手术治疗。手术原则是融合双侧子宫体,恢复子宫的正常解剖结构。手术方式可选择宫、腹腔镜联合子宫融合术。

五、性发育异常的分类及处理

性发育异常(disorders of sex development)是一类染色体、性腺及性器官先天性发育异常的疾病。本病不属于女性先天性生殖道发育异常的范畴，但是接受妇科医生诊治的雄激素不敏感综合征及先天性肾上腺皮质增生症（congenital adrenal hyperplasia，CAH）就属于性发育异常的范畴。这些疾病与女性先天性生殖道发育异常有类似的临床表现，但是病因大为不同，处理的原则也有其特点。本章对性发育异常做一个简要的介绍，有助于读者更好地掌握此类疾病的诊疗。

（一）性发育异常的分类

以往对性发育异常按真假两性畸形分类。这是由当时诊断方法的局限，只能以性腺病理为基础进行分类。目前诊断手段已经大为进步，对性发育异常的认识也更为清晰。本书介绍了北京协和医院葛秦生教授等的分类方法[10]，感兴趣的读者可进一步参阅国际上通行的芝加哥共识分类方法。值得注意的是，国际上对于性发育异常并无一致认可的分类法。

1. **性染色体异常** 包括性染色体数与结构异常：①特纳综合征；② X0/XY 性腺发育不全；③超雌；④真两性畸形（嵌合型性染色体）；⑤ 46, XX/46, XY 性腺发育不全；⑥精曲小管发育不全综合征（Klinefelter 综合征）。

2. **性腺发育异常** 包括：① XX 单纯性腺发育不全；② XY 单纯性腺发育不全；③真两性畸形（46, XX 或 46, XY）；④睾丸退化；⑤性反转。

3. **性激素量与功能异常**

（1）雄激素过多：先天性肾上腺皮质增生

(包括 21- 羟化酶缺乏、11- 羟化酶缺乏、3β- 羟甾体脱氢酶Ⅱ缺乏、P450 氧化还原酶缺乏),早孕期外源性雄激素过多。

(2)雄激素缺乏(合成酶缺乏):17α- 羟化酶 /17,20- 裂解酶缺乏(完全型、不完全型),5α- 还原酶 2 缺乏。

(3)雄激素功能异常(雄激素不敏感综合征,完全型 / 不完全型)。

(二)雄激素不敏感综合征

1. 定义　雄激素不敏感综合征(androgen insensitivity syndrome, AIS)指雄激素靶器官上的雄激素受体出现障碍,而导致对雄激素不反应或反应不足,是最常见的 46, XY 性发育异常类型,为 X 连锁隐性遗传。对于一个女性携带者而言,其 46, XY 后代中患雄激素不敏感综合征的可能性为 1/2,其 46, XX 后代中有 1/2 是携带者[11]。

2. 分型

(1)完全型雄激素不敏感综合征(complete AIS, CAIS):指无男性化表现的雄激素不敏感综合征。

(2)不完全型雄激素不敏感综合征(incomplete AIS, IAIS):指有男性化表现的雄激素不敏感综合征。

3. 诊断

(1)临床表现及体征

①完全型雄激素不敏感综合征:表现为原发性闭经及女性体态,青春期后有乳腺发育。部分患者可因大阴唇或腹股沟包块就诊。外生殖器呈

女性形态，阴道为盲端或无阴道，直肠指检未触及子宫及宫颈。

②不完全型雄激素不敏感综合征：患者的临床表现变化较大，主要特点为不同程度的男性化，包括阴蒂增大以及阴唇部分融合。

（2）辅助检查：通过染色体核型检查46，XY。在青春前期黄体生成素和睾酮水平与年龄相符。在青春期后黄体生成素水平高于正常男性，睾酮和雌激素水平处于正常高限或升高。人绒毛膜促性腺素刺激后，有血睾酮和双氢睾酮正常升高。

（3）鉴别诊断：完全型雄激素不敏感综合征需与46，XY单纯性腺发育不全以及46，XY 17α-羟化酶缺乏相鉴别。其中46，XY单纯性腺发育不全患者睾酮及雌激素水平低下，睾丸为条索状，有子宫、宫颈及阴道，予人工周期可有阴道出血，46，XY 17α-羟化酶缺乏，睾酮及雌激素水平低下，伴高血压和低血钾，无子宫、宫颈及阴道。

4. 治疗　发育不全或者位置异位的睾丸容易发生肿瘤。诊断明确后，如患者按女性社会性别生活，为了预防性腺恶变，需行性腺切除。手术时机视患者的类型、睾丸部位、外生殖器畸形程度以及是否能长期随诊等因素而定。对于完全型雄激素不敏感综合征表现为无阴道者，需行阴道成形术。手术方式见MRKH综合征的手术治疗。对于不完全型雄激素不敏感综合征者，因无女性正常的阴道前庭，根据患者的外生殖器畸形程度，可行阴蒂整形。阴道成形术的类型宜选用肠代法，效果较为理想。性腺切除后需补充雌激素治疗，以维持其第二性征。

（潘宏信　罗光楠）

参考文献

[1] Listed NA. The American Fertility Society classifications of adnexal adhesions, distal tubal occlusion, tubal occlusion secondary to tubal ligation, tubal pregnancies, Müllerian anomalies and intrauterine adhesions. Fertil Steril, 1988, 49(6): 944-955.

[2] Grimbizis GF, Gordts S, Di S S A, et al. The ESHRE/ESGE consensus on the classification of female genital tract congenital anomalies. Hum Reprod, 2013, 28(8): 2032-2044.

[3] 潘宏信.美国妇产科医师协会第728号委员会意见：苗勒管发育不全的诊断、管理与治疗.国际妇产科学杂志，2018(3).

[4] 朱兰，郎景和，宋磊.关于阴道斜隔综合征、MRKH综合征和阴道闭锁诊治的中国专家共识.中华妇产科杂志，2018, 53(1): 35-42.

[5] 潘宏信，罗光楠.MRKH综合征的诊治现状及热点问题探讨.中华医学信息导报，2018. 33(12): 21.

[6] 潘宏信，青春恰自来——MRKH综合征患者与"石油"俱乐部.中华医学信息导报，2018. 33(13): 27.

[7] 秦成路，杜敏，张可，等.罗湖三式治疗先天性阴道闭锁合并宫颈闭锁1例报告.中国微创外科杂志，2016, 16(01): 75-78.

[8] 杨益民，黄欢，冯力民，等.纵隔子宫诊断与治疗相关临床问题解析.国际妇产科学杂志，2017, 44(03): 248-251.

[9] 夏恩兰，彭雪冰，马宁，等.宫腔镜手术治疗单角子宫成功妊娠三例报告及文献复习.中华妇产科杂志，2013, 48(9): 689-691.

[10] 田秦杰，葛秦生.性分化与发育异常的新分类.中国实用妇科与产科杂志，2001, (04): 7-9.

[11] Coutifaris C, Kilcoyne A, Feldman AS, et al. Case29——

2018: a 31-year-old woman with infertility. N Engl J Med, 2018, 379(12): 1162-1172.

第二十二章
先天性泌尿系畸形

一、概况

先天性泌尿系畸形是指由于胚胎发育过程中的异常，导致泌尿系统在形态和功能上出现的异常状态，其中以肾和输尿管发育畸形最为常见。

在女性中，由于中肾管紧邻副中肾管，故在泌尿系畸形时常合并存在生殖系统的发育异常，如阴道斜隔常合并斜隔侧的肾和输尿管缺如。据报道，在对称性女性生殖道畸形中，如纵隔子宫、MRKH综合征、阴道闭锁和处女膜闭锁，合并泌尿系畸形的概率为0.35%（1/289），而在非对称性女性生殖道畸形中，如单角子宫、残角子宫和阴道斜隔等，则合并泌尿系畸形的概率为85.53%（65/76）[1-3]。

二、常见疾病介绍

先天性肾发育畸形的常见类型包括肾缺如、肾发育不良、肾囊性疾病、马蹄肾、盆腔异位肾和重复肾等。先天性输尿管发育畸形的常见类型包括输尿管缺如、输尿管膨出、输尿管开口异位、重复输尿管以及肾盂输尿管连接部梗阻等。其他泌尿系畸形还包括膀胱外翻、尿道上裂、尿道下裂、尿道瓣膜及重复尿道等。现将常见先天性泌尿系畸形简单介绍如下：

1. 先天性肾缺如　多数无明显症状，不易发现。发病率约为 1/1200，男女发病比率为 1.8∶1，并且缺如肾以左侧居多。近年来随着孕期检查的加强及超声和 MRI 等影像学检查手段的进步，绝大多数能在产前得到诊断。在肾缺如患者中，大部分合并同侧输尿管缺如，其余的有输尿管部分发育等。1/3~1/4 的女性合并生殖道畸形，还可以合并消化道、心血管及肌肉骨骼系统的畸形。

2. 肾发育不良　肾发育不良指影响肾的大小、形状和结构的发育异常。通常发育不良的肾体积小，伴或不伴肾单位数量的减少。单侧者大部分可无任何症状，双侧性的严重患者常在新生儿期死亡。肾发育不良还可能同时伴有肾盂、输尿管缺失，以及输尿管闭锁和狭窄等。目前多数肾发育不良能通过孕期超声检查发现，在产前得到诊断，出生后定期监测。

3. 肾囊性疾病　肾是人体器官中囊肿的好发部位，常见有单纯性肾囊肿和多囊肾两种不同的病变。前者是肾囊性疾病中最常见的类型，可发生于任何年龄。但随着年龄的增大，发病率升高，多无症状，常于体检时影像学检查发现，多数无须处理。后者属于遗传性疾病，又可分为成年型和幼年型两类。成年型为常染色体显性遗传病，幼年型为常染色体隐性遗传病。

4. 马蹄肾　马蹄肾指两侧肾的上极或下极在脊柱大血管前相互融合在一起，形成"马蹄"形的先天性肾畸形。绝大部分为肾下极融合。其发病率约为 0.25%，多数患者可无症状，少数可出现尿路梗阻、结石和感染等症状,或扪及下腹部包块而就诊发现。部分患者可合并存在心血管、生殖、神经和骨骼系统的畸形。

5. 异位肾　是指肾没有长在正常肾窝的位置。异位肾常见的位置有盆腔、髂窝、腹部、胸腔和双侧交叉等。异位肾一般较正常肾小,超过半数存在肾盂积水,其原因与肾盂输尿管连接部梗阻、输尿管膀胱连接部梗阻、膀胱输尿管反流及肾旋转不良有关。多数患者无症状,仅在影像学检查时偶然发现。

6. 重复肾　是肾和输尿管的重复畸形,通常重复肾融合在一起,不能分开,体积较正常肾大。两肾通常呈上下排列,但有各自独立的肾盂、输尿管和血管。两条输尿管可在接近膀胱处汇合成一条进入膀胱,也可各自独立进入膀胱。部分上肾输尿管也可异位开口于尿道、阴道或前庭等位置。

7. 输尿管膨出　又可称为输尿管囊肿或输尿管脱垂,以儿童多见。输尿管末端向膀胱内膨出。膨出的外层组织为膀胱黏膜,中间为薄层肌肉和胶原纤维,内层为输尿管黏膜。输尿管膨出常与输尿管重复畸形合并存在。部分患者可阻塞膀胱颈内口,或脱出于尿道外口,造成尿路梗阻、感染、输尿管上端扩张和肾积水等。

8. 异位输尿管开口　输尿管开口于膀胱三角区以外的位置称为异位输尿管开口,可开口于尿道、阴道、前庭或子宫等,常与泌尿系重复畸形合并存在。80% 的异位输尿管开口见于双输尿管中的上输尿管。依据输尿管开口位置的不同，临床可表现为持续阴道排液、尿失禁、反复尿路感染和盆腔包块等。典型患者诊断不难，可在外阴、阴道和尿道内找到一个针尖状小孔，持续有液体流出。多数异位开口输尿管的上端连接一个功能较差的肾，存在肾积水和输尿管扩张等情况。

9. 肾盂输尿管连接部梗阻　是引起小儿肾积水的常见尿路梗阻性疾病，会导致肾盂排空障碍，继发肾积水，严重者会造成肾功能不可逆的损伤。可有 50% 的患者合并存在其他泌尿系畸形，如肾发育不良、肾囊性疾病、马蹄肾和异位肾等。部分患者可在胎儿期通过超声检查发现，出生3天后需再次行超声检查以确认肾积水情况。儿童期发病者症状多样，包括腰痛、下腹痛、恶心、呕吐、血尿和高血压等。

10. 尿道下裂　常与尿生殖窦异常共存，往往外阴性别不清，阴蒂肥大，尿道口位置异常，阴道的中下段缺失同时存在。表现为外阴异常以及无法进行性生活等。通过染色体检查、生殖激素的检测、膀胱尿道检查和 MRI 可以明确。

三、诊断思路

先天性泌尿系畸形疾病种类繁多，具有多种不同的临床表现，但主要可以归纳为以下几类症状，再通过必要的辅助检查手段，一步一步来明确诊断。

1. 以不能控制的外阴或阴道流液为主要临床表现，并且从幼时起就持续存在，排除继发于近期手术和放疗等，需考虑输尿管开口异位的可能。

2. 以渐进性排尿困难为主要临床表现,需考虑输尿管膨出的可能。

3. 以反复泌尿系感染为主要临床表现,需考虑膀胱输尿管反流、异位输尿管开口和输尿管膨出等的可能。

4. 以肾功能不全为主要临床表现,尤其是婴幼儿期发病,需考虑先天性双肾发育不良的可能。

5. 以腹部包块为主要临床表现,需考虑重复肾、重复输尿管积水和肾盂输尿管连接部梗阻导致肾积水等可能。

6. 有生殖道畸形的患者,尤其为不对称畸形者,应特别关注是否存在泌尿系畸形。

四、常见检查手段

1. 尿常规　通过尿常规检查可以初步判断是否存在尿路感染及肾功能异常等情况。

2. B超　具有无创以及可多次重复检查、不需要造影剂且价格低廉等优点,能观察肾及肾盂形态及肾实质情况,有无重复肾及重复输尿管,肾是否缺如或异位,输尿管有无扩张积水,肾盂输尿管连接部及膀胱输尿管连接部有无狭窄。但B超易受肠道气体干扰,在对输尿管形态的显示及反映肾功能的情况上存在一定缺陷[4]。

3. X线检查　多数泌尿系畸形都需要行X线检查,必要时可结合超声检查。常用的主要有静脉肾盂造影(intravenous pyelography, IVP)、逆行尿路造影和排尿性膀胱尿路造影等。

(1)静脉肾盂造影:通过静脉注入碘剂。碘剂经血液循环排泄进入肾，经肾小球过滤和肾小管浓缩，进入肾盂、肾盏、输尿管和膀胱，可显示这些部位的解剖结构，同时还能了解肾的功能。对于重复肾、重复输尿管、异位肾、输尿管开口异位及肾盂输尿管连接部梗阻，一般都能清晰地显示。但对有碘过敏史、严重肝或肾功能不全、急性肾炎、肾盂肾炎和甲状腺功能亢进者应谨慎使用。需注意的是，当某侧肾功能较差时，往往需要延迟摄片才能显影，按常规时间摄片易发生漏诊及误诊。

（2）逆行尿路造影：当通过静脉肾盂造影检查上尿路显示不理想或存在肾功能不全而不宜选用静脉肾盂造影时，可行逆行尿路造影。在膀胱镜下将输尿管导管插入输尿管开口，对外阴或阴道内有小孔持续流液者，可直接插入输尿管导管直至肾盂并注入造影剂。由于局部造影剂浓度高，可清晰地显示病变部位。但存在尿路感染者不宜选用该方法。

（3）排尿性膀胱尿路造影：常用于确定有无存在膀胱输尿管反流，是膀胱输尿管反流检测及分级的金标准。将含造影剂的生理盐水500 ml通过导尿管注入膀胱，嘱患者排尿，通过X线片观察尿液是否通过输尿管向上反流，并根据反流到达输尿管和肾的情况及输尿管和肾盂扩张情况进行分级。

4. 计算机体层摄影尿路造影（computed tomography urography, CTU） 即泌尿系CT造影，具有扫描时间短和图像分辨率高的特点，能更清晰地显示泌尿系器官，多方位观察病变。在注入造影剂后扫描肾、输尿管及膀胱，可观察到肾皮质和髓质的强化程度变化及肾盂、输尿管、膀胱充盈和扩张情况，可全程显示泌尿系并可进行各种重建。该检查在一定程度上能反映肾的分泌和排泄功能，并可减少普通X线检查时的反复摄片。

5. 磁共振尿路造影（magnetic resonance urography, MRU） 是一种无创且不需要造影剂、扫描速度快以及能多方位全尿路造影的技术。重T2加权成像技术凸显泌尿系中水的信号，抑制周围的组织信号，能利用尿液中的水作为天然对比剂，达到造影目的。该技术具有高度的准确率，对诊断泌尿系解剖变异、确定梗阻部位以及程度及病变细节优势明显，适用于婴幼儿、肾功能不全以及对造影剂过敏患者，但对体内有心脏起搏器及金属植入物的患者禁止使用。

五、治疗原则

先天性泌尿系畸形的处理主要依据肾功能是否正常以及肾盂输尿管有无积水决定，防止梗阻对肾的继发性损害。对于肾功能正常或基本正常，无明显肾及输尿管积水的无症状患者，可随访观察。对已经出现肾功能异常或明显肾输尿管积水的患者，需要手术治疗。具体手术方式取决于患侧肾功能情况及对侧肾的情况。对肾功能尚可、有输尿管梗阻或反流者，可做保留肾功能的手术。对患侧肾基本无功能、对侧肾功能良好者，可切除患侧肾及输尿管。

1. 双肾缺如 患儿出生后无法存活。对于一侧肾缺如的患者，研究发现其孤立肾患肾疾病的概率与正常人相比并无差异。但建议孤立肾患者尽量不要参加身体接触性运动及重体力劳动,并应定期随访。

2. **双侧性的肾发育不良** 需注意肾功能的保护,避免使用肾毒性药物,在稳定期控制每日饮食蛋白质摄入量在 1.5 g/kg 以下。肾衰竭者需行肾透析或移植。对于单侧性的肾发育不良,若无输尿管积水,未引起高血压等并发症,可不处理。有输尿管积水及导致高血压者,结合肾功能情况,切除发育不良的小肾是首选治疗。

3. **单纯性肾囊肿** 通常疾病进展缓慢,一般根据病情决定治疗方案。对无症状囊肿未压迫肾实质及肾盂肾盏,无出血、感染和恶变情况者,可不作处理。但当囊肿直径 > 4 cm 且出现症状时,对于不愿手术或高龄、有手术禁忌者,可采取 B 超定位下囊肿穿刺抽液再打入硬化剂的方法,但复发率偏高。目前对这类患者多采取腹腔镜下肾囊肿去顶减压术,创伤小,恢复快,是首选的手术治疗方法。多囊肾患者的治疗原则是预防感染,保护肾功能,控制高血压。对早中期患者,行肾囊肿去顶减压术是目前比较公认的治疗方法,能保护肾功能,延长生存期。晚期肾衰竭者需长期肾透析治疗,有条件者可考虑肾移植。

4. **异位肾** 相较于正常肾而言,异位肾患者发生结石和积水的概率增高,因此,处理方式主要针对是否有梗阻情况而定。对结石较小、没有积水者可采取非手术保守治疗。对保守治疗无效者,可采取体外冲击波碎石术等其他治疗方法或手术治疗。手术治疗包括肾盂切开取石、肾实质切开取石、肾部分切除、肾切除和输尿管切开取石等。另一点要注意的是，异位肾多数位置较低，缺乏肋骨的保护，易受到外部撞击而受伤，因此，平时需要注意做好防护，减少外伤。马蹄肾患者大多数无任何临床症状，但发生肾肿瘤的机会比正常人明显增高，需引起重视。

5. 重复肾及重复输尿管畸形　若无梗阻情况，无须任何治疗。若合并异位输尿管开口，有梗阻但不严重，梗阻侧肾尚有功能，可行异位开口的输尿管膀胱再植术。若已出现明显的梗阻、反流或感染情况，并且肾功能较差，则需手术切除有病变的部分肾和重复输尿管。

6. 输尿管膨出的患者　无肾积水及膀胱出口梗阻者，可随访观察。多数患者反流能消退，肾积水也能得到改善。仅对反复感染、下肾梗阻和膀胱出口梗阻者应行手术治疗。对于肾盂输尿管连接部梗阻导致的肾积水，离断性肾盂成形术是首选手术。

综上所述，先天性泌尿系畸形涉及多种疾病，临床表现多变，需要根据患者的具体情况采取个体化的治疗方案，以重建和恢复正常的排尿功能。轻症患者可以采取非手术保守治疗，重症患者多数最终需要采取手术治疗。

（杨春波　金杭美）

参考文献

[1] 洪丽华, 金杭美. 女性生殖道畸形患者发生泌尿系统畸形的临床特点分析. 中华妇产科杂志, 2004(08): 15-18.

[2] Renda R. Renal outcome of congenital anomalies of the kidney and urinary tract system: a single-center retrospective study. Minerva Urol Nefrol, 2018, 70(2): 218-225.

[3] Srinivas MR, Adarsh KM, Jeeson R, *et al*. Congenital anatomic variants of the kidney and ureter: a pictorial essay. Jpn J Radiol, 2016, 34(3): 181-193.

[4] Dias T, Sairam S, Kumarasiri S. Ultrasound diagnosis of fetal renal abnormalities. Best Pract Res Clin Obstet Gynaecol, 2014, 28(3): 403-415.

第二十三章
尿道憩室

一、概述

1. 定义　尿道憩室（urethral diverticulum, UD）是指位于尿道周围与尿道相通的囊性腔隙，多见于成年女性。在女性尿道憩室的年发病率约为 0.02%。

2. 病因　尿道憩室根据病因可分为两类。

（1）先天性尿道憩室：非常罕见，病灶多位于尿道前腹侧，为中肾管未闭并与尿道相通的先天缺陷，多见于儿童。

（2）获得性尿道憩室：绝大部分的尿道憩室由非特异性因素如炎症等引起的尿道旁腺阻塞、扩张和脓腔形成，而后破溃入尿道。尿液在腔内积聚后引发反复感染，进而憩室腔内上皮化而永久存在。长期处于炎症反应可导致部分憩室腔内结石形成（1.5%~10%）甚至囊壁细胞恶变（1%~6%）。因尿道旁腺分布于尿道下 2/3 段的 3—9 点方向，故获得性尿道憩室常位于尿道后外侧。分娩、外伤或医源性尿道损伤也是获得性尿道憩室的病因之一[1]。

二、检查与诊断步骤[2]

1. 采集病史　充分了解患者的症状。对于有泌尿系不适主诉的患者，应详细询问排尿情况

(如排尿滴沥、尿频、尿急、尿痛、排尿费力和尿失禁等)、尿液性质(如脓尿、血尿和泡沫尿等)、既往尿路疾病史、泌尿系创伤手术史、合并症以及药物治疗对泌尿系影响可能等。症状不典型者还需了解患者的性生活状况和生育史等。对于有泌尿症状的患者，泌尿功能评估量表可量化患者症状，辅助评估治疗效果。常用的有泌生殖困扰量表、尿失禁影响问卷简版 IIQ-7 及尿失禁生活质量问卷等。

2. **体格检查** 细致的专科查体是诊断和鉴别尿道憩室的重要环节。尿道憩室大多位于尿道外口或阴道前壁，通过查体可了解憩室的部位、大小、形状和质地，挤压后是否有液体溢出，溢出液性质以及是否伴有压痛等。对于合并尿失禁症状的患者，还需进行尿失禁专科查体及相关评估，以指导治疗方案的拟定。

3. **实验室检查** 通过肾功能检查以排除上尿路异常，通过尿常规检查及尿细菌培养可明确憩室存在的感染源，肿瘤标志物对于可疑合并肿瘤患者具有参考价值。

4. **影像学检查** 影像学检查能增加尿道憩室的确诊率。在怀疑女性尿道憩室时，恰当的影像学检查有助于明确诊断和指导手术细节，目前用于确定尿道憩室的方法有：

(1) 经阴道的超声检查：明确憩室的形态、大小、位置以及与尿道的关系等复杂性的信息，可作为尿道憩室的筛查手段，但难以区别憩室及其他囊性病变。

(2) MRI：特异性最高，能准确地显示尿道病变,可测量和评价病变的性质、部位、大小、形态、内部信号及有无赘生物等。目前推荐MRI作为诊断尿道憩室的首选手段。

(3)尿道造影:包括正压尿道造影和排泄性尿道造影,可显示憩室的形态、大小、憩室开口位置及数目等。但由于尿道造影是一种侵入性的有创检查,患者的不适感明显,并且需要接受辐射照射,因而临床使用受限。

5. 膀胱镜尿道检查 通过膀胱镜尿道检查可明确憩室开口的部位和数目,也有助于指导阴道壁切口的选择。镜下可见尿道括约肌和膀胱颈的形态,鉴别引起下尿路症状的其他疾病。若憩室开口过小,可在尿道镜检查下行经阴道囊腔内亚甲蓝注射,辅助明确憩室诊断,确定憩室的开口位置。

三、组织学特点

尿道憩室的主要上皮类型为鳞状上皮、柱状上皮和移行上皮。尿道憩室的恶变率很低(<3%),其中可以见到的肿瘤以腺癌为多,其次为移行细胞癌和鳞癌[3]。

四、治疗

1. 治疗原则 尿道憩室的治疗需结合患者的临床表现。对于无明显症状且未提示恶性肿瘤或尿道结石的女性,可观察随访或保守治疗。对于憩室内结石、憩室合并肿瘤或有症状但保守治疗无效(如有反复泌尿系感染、尿后滴沥、排尿困难、性交疼痛和脓瘘等)的患者,建议手术治疗。

2. 随访观察和保守治疗　适用于如下情况：

（1）初发、无症状的患者。

（2）有症状但不明显影响生活或处于急性炎症期的患者，可予抗生素和抗胆碱能等药物治疗。

（3）对于症状不重的小憩室，可以采用排泄后手法减压、抽吸和憩室填塞等方法治疗。

（4）孕期女性在围生期。

（5）合并尿失禁，可先行盆底功能锻炼治疗。

3. 手术治疗　尿道憩室的术式包括尿道憩室切除术、尿道憩室切开术、造袋术和电灼术等，尚无统一的标准术式。目前为了减少术中尿道的损伤，经阴道憩室切除术是治疗女性尿道憩室的最佳治疗手段。

手术要点为：

（1）憩室切除手术在尿道筋膜内进行并紧贴憩室边缘。

（2）完全切除憩室体、颈和憩室开口。

（3）纵向关闭尿道切口，横向重建尿道旁筋膜。

（4）严密止血。

（5）严格关闭死腔。

（6）多层缝合加固。

若憩室开口大，术中需要行阴道、膀胱、Martius 瓣或部分憩室囊壁转移和衬垫来完成尿道的修补。

术后对阴道用纱布填塞，24~48 h 后取出。围术期抗生素使用满 24 h 后，可改口服抗生素延长使用以预防感染。术后 10~14 天拔除导尿管，可根据手术及术后情况酌情延长留置导尿时间。术后4~6周观察患者的症状转归和创面愈合情况，以评估憩室修复情况，必要时可选择膀胱尿道造影排除是否合并尿道阴道瘘。术后常见并发症包括尿路感染、浅表伤口感染、新发压力性尿失禁、尿道阴道瘘和尿道狭窄等。术后5年的憩室复发率约为23.4%。

五、女性尿道憩室合并压力性尿失禁

压力性尿失禁可能与尿道憩室并存。这类患者的治疗方式目前尚存在争议。在手术的同时行抗尿失禁手术可避免二次手术，对压力性尿失禁的有效治疗率可达80%左右。但有研究统计结果显示憩室切除术后有70%的压力性尿失禁症状可自行消失，即同时行抗尿失禁手术可能造成过度治疗，且同期手术使切口感染率、憩室复发率以及吊带网片的侵蚀率明显增加。因此，临床上对于术前可疑合并压力性尿失禁者，主流思想倾向于分期治疗，即在术后关注患者的症状转归，必要时再行抗尿失禁手术治疗[4]。

（钟霜霜　金杭美）

参考文献

[1] Zhou L, Luo DY, Feng SJ, et al. Risk factors for recurrence in female urethral diverticulectomy: a retrospective study of 66 Patients. World J Urol, 2017, 35(1): 139-144.

[2] Crescenze IM, Goldman HB. Female urethral diverticulum: current diagnosis and management. Curr Urol Rep, 2015, 16(10): 71.

[3] Laudano MA, Jamzadeh AE, Dunphy C, *et al*. Pathologic outcomes following urethral diverticulectomy in women. Adv Urol, 2014, 2014: 861940.
[4] Neveü P, Ouzaid I, Xylinas E, *et al*. Managing female urethral diverticulum with a standardized technique using a pacifier-trick artifice to facilitate dissection. Int Urogynecol J, 2018.

第二十四章
聚丙烯网片吊带相关并发症及处理

一、并发症的分类

国际妇科泌尿学会/国际尿控学会（IUGA-ICS）对网片、移植物或吊带术后并发症出现的部位、是否有症状、疼痛程度、网片暴露发生的时间及位置进行了分类，术语见表24-1[1]。

1. 疼痛程度

a. 无症状或无痛的。

b. 仅表现为诱发痛（在阴道检查过程中出现）。

c. 性交过程中出现的疼痛。

d. 体力活动过程中表现的疼痛。

e. 自发痛。

2. 临床诊断时间

T1：术中至术后 48 h

T2：术后 48 h 至术后 2 个月

T3：术后 2 个月至术后 12 个月

T4：术后 12 个月以上

3. 暴露位置

S1 阴道内：缝合区域。

S2 阴道内：缝合区域以外。

S3 穿刺路径：除腹腔内（S5）。

S4 其他皮肤和肌肉骨骼处。

S5 腹腔内。

表 24-1 IUGA/ICS 网片吊带相关并发症的分类

概述	A：无症状	B：有症状	C：感染	D：脓肿
1. 阴道：无表皮损伤，包括突出（如由于皱褶或者重叠网片纤维可触及或收缩挤出）	1A：临床检查植物异常	1B：有症状如偶尔不适或者疼痛、性交困难（或伴侣）或出血	1C：感染（可疑或实际）	1D：脓肿
2. 阴道：≤1 cm 暴露	2A：无症状	2B：有症状	2C：感染	2D：脓肿
3. 阴道：≥1 cm 暴露或者网片挤出	3A：无症状	3B：有症状	3C：感染	3D：脓肿
	1－3Aa：如无移植物相关疼痛	1－3B：(b－e) 如有移植物相关疼痛	1-3C：(b－e) 如有移植物相关疼痛	1－3D：(b－e) 如有移植物相关疼痛
4. 尿道：侵蚀或者穿通，包括移植物穿通，形成瘘管和钙化	4A：微小术中失误如膀胱损伤	4B：其他下尿道并发症或尿道溢留	4C：输尿管或者上尿道并发症	4D：脓肿
5. 直肠或膀胱：侵蚀或者穿通，包括移植物穿通，直肠或肠管损伤	5A：微小术中失误直肠或肠管损伤	5B：直肠损伤或侵犯	5C：肠管损伤或侵犯	5D：脓肿
6. 皮肤和（或）肌肉骨骼：并发症，包括排泄时痛性肿块或瘘管形成	6A：无症状，临床检查有异常发现	6B：有症状如排泄痛或肿块	6C：感染如窦管形成	6D：脓肿
7. 患者：包括血肿或症状性	7A：出血性并发症，包括血肿	7B：复苏或重症监护	7C：死亡有其他并发症	

二、并发症的临床表现

1. 阴道点滴出血或阴道异常分泌物。
2. 疼痛、盆腔痛或性交疼痛(本人或性伴侣)。
3. 反复泌尿系感染。
4. 排尿障碍,如排尿困难、尿潴留或尿不尽感。

三、并发症的诊断评估[2]

1. 首先需要详细询问病史,充分了解前一次手术时网片或吊带植入的位置、范围及患者前一次手术的治疗目的。
2. 盆底重建术网片植入途径可以经腹、经腹腔镜或经阴道网片植入,需要进行详细的妇科检查,明确网片或吊带暴露的部位。
3. 植入网片材料覆盖的表面区域经过的手术路径和器械是不同的。尽管每种器械都会设计得保证将网片植入到特定的盆腔结构,但结果可能因操作者的熟练情况不同而有差异。
4. 网片植入术中及术后都存在相邻器官损伤的风险,如骶骨、椎间盘、膀胱、直肠、肌肉骨骼和神经等。
5. 对并发症的诊断可能需要进行膀胱镜、直肠镜、结肠镜和超声等影像学检查。

四、并发症的处理方法

1. 网片阴道内暴露
(1)门诊处理

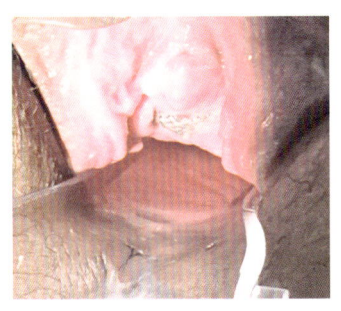

图 24-1 吊带阴道内暴露

① 暴露网片吊带的直径 ≤ 1 cm(图 24-1)(按照目前 ICS-IUGA 提出的共识网片并发症处理分类标准进行分类,根据网片暴露分类、时间和位置(Category/Time/Site, CTS)可分为 CTS 1 — 3 类)[1]。

② 无症状及异味;暴露部位为阴道前后壁,易在门诊剪除。

③ 对术后 3~6 个月内出现的暴露,可采用门诊观察、期待和随诊,也可局部应用雌激素保守试验性治疗。

(2)阴道骶骨固定术后网片暴露:阴道骶骨固定术后网片暴露的手术治疗多可经阴道切除。若难以切除,则需要更复杂的手术操作,可考虑开腹或腹腔镜途径。

(3)手术处理

① 对于暴露网片直径 > 1 cm(图 24-2)(CTS 4 – 6 类)[1] 或阴道顶端部位的暴露,门诊处理困难。

② 门诊反复处理不愈合。

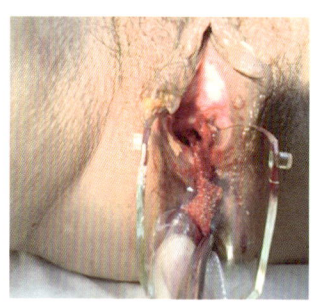

图 24-2 前壁网片阴道内暴露

③ 局部有明显感染表现。

④ 术后 6 个月后出现的暴露且有症状者。

⑤ 因网片皱缩或暴露造成的血尿、疼痛等症状者,均建议入院,通过手术去除暴露网片。手术切除暴露网片边缘的阴道壁组织直至新鲜组织之后进行缝合,并尽可能保证缝合时无张力。

2. 网片侵入邻近器官　经阴道植入网片侵蚀入膀胱、尿道、直肠或小肠等器官的并发症较为罕见(图 24-3),应转诊至专业资深医师处,

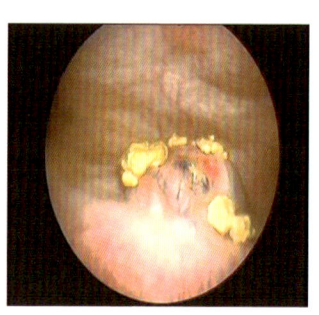

图 24-3　网片膀胱侵蚀

同时建议联合相关专科医师共同诊治。

3. 网片引起疼痛

（1）疼痛原因：盆底重建术后疼痛的原因较为复杂，常由多因素导致，需要进行详尽、全面的盆腔骨骼和肌肉检查，明确疼痛的相关结构及位置，并判断与手术操作的相关性和困难性。肛提肌张力及压痛也可能导致术后疼痛。持续性疼痛有可能是中枢性的，不来自外周组织结构的异常或损伤。

（2）保守治疗：包括盆底物理治疗、触痛点注射法、应用破坏或改变外周及中枢疼痛传导的药物。

（3）手术治疗：若保守治疗无法缓解疼痛，则需要考虑手术拆除部分或全部网片。手术拆除网片涉及的操作范围较大，可能会增加相关部位神经损伤和出血的风险，必要时需要泌尿、结直肠外科和疼痛科医师的协助。

（4）手术拆除网片疼痛未完全缓解：在严重疼痛者，即使拆除网片也未必能完全缓解疼痛，因此，需要尽快转诊，并在手术治疗前应充分如实告知。目前的手术方法还难以预计术后疼痛和性交疼痛的缓解程度。

4. 切口和穿刺孔并发症

（1）非感染性切口和穿刺孔并发症：包括肉芽组织及窦道形成，需要仔细检查是否存在网片或缝线暴露。

（2）保守治疗：包括观察、化学制剂和激光烧灼法。

（3）手术治疗：若问题持续存在，需转诊至专业资深医师。拆除网片是处理方法之一。

5. 骶骨骨髓炎或椎间盘炎

(1) 诊断：选择行骶骨阴道固定手术的患者术前应排查椎间盘疾病。存在固定的术后腰背部疼痛者需要考虑此并发症。为了预防椎间盘炎，适宜的骶骨缝合位置应在第一骶椎面上。MRI 平扫检查是最适宜的诊断方法。

(2) 治疗

① 一旦诊断，应立即转诊至专业资深医师。

② 进行多学科协作，包括关节外科、神经外科、感染科和盆底重建外科等多科医师联合治疗。

③ 保守治疗应首选用抗生素。

④ 若合并脓肿形成，则需要手术引流和拆除网片，甚至必要时行骶骨、腰椎或椎间隙清创重建术。

五、抗尿失禁手术吊带相关并发症的诊治

1. 术后短期排尿障碍

(1) 尿道中段悬吊带术 (mid-urethral suspension, MUS) 后的短期排尿障碍：较常见，通常分为暂时性及隐匿梗阻性。

① 暂时性排尿障碍：可能与手术后尿道旁组织水肿、麻醉效应、阿片类药物及疼痛有关。绝大多数是自限性的，可随诊观察，多在术后 1~2 周自愈。

② 隐匿梗阻性排尿障碍：可能与排出道梗阻或膀胱功能障碍有关。应根据症状评估，并予以对症处理。

(2) 评价方法——术后残余尿：应有术前残

余尿量的评估,以排除其他原因,如糖尿病造成的神经末梢炎,甚至轻度的神经源性膀胱,因它们在处理上完全不同。如是因吊带放置过紧引起的排尿困难,患者术后会持续存在排尿不畅、费力、尿不尽、尿频、尿潴留或残余尿量增多等,需要尽快处理。

(3)吊带下压松解术

① 若患者术后1周仍有尿潴留,可行尿道内置扩棒,下压吊带进行松解,同时留置尿管或行自我清洁间断导尿,以预防膀胱过度扩张或膀胱高压而导致尿液反流。对于无法行自我清洁间断导尿者,则需暂时留置导尿管。除非合并泌尿系感染,否则在此期间无须预防性使用抗生素。

② 患者尿后残余尿量<100 ml后,可停止自我清洁间断导尿。留置尿管的患者若残余尿量<150 ml,则可拔除尿管。

(4)吊带剪开松解术:若残余尿量增多持续存在6周不缓解,一般采用在尿道侧方剪开吊带。对于发生严重尿潴留(无法排尿或每次只能排尿50~100 ml,且残余尿量大),如无其他尿潴留相关损伤的原因存在,处理上可更积极,可考虑术后2周时行吊带松解术。

2. 术后长期排尿障碍

(1)诊断:对术后长期(3个月及以上)排尿障碍的患者,应咨询有处理吊带并发症经验的资深医师。诊治前应详细了解患者术前基础排尿情况及相关尿动力学检测结果,还需要评估患者是否存在影响排尿功能的状况,如糖尿病、便秘或神经系统疾病等。

（2）体格检查：应包括盆腔检查，以判断盆底肌肉功能降低或盆腔器官脱垂的存在。对于术后新发的排尿困难，更多地需要考虑为吊带植入手术所导致。

（3）辅助检查：包括通过残余尿量测定或无创尿流率进行明确诊断，低尿流率合并高逼尿肌压力提示尿道受阻。多通道尿动力学检测在诊断术后排尿障碍方面缺乏准确性，对其结果的判定应谨慎。若不能除外吊带侵蚀，需行膀胱镜检查确诊。

（4）处理：由吊带手术导致尿道出口梗阻的长期排尿困难应行吊带松解术，宜采用原切口处切开。但对于术前就存在逼尿肌功能障碍者，吊带松解术不能彻底地缓解长期排尿障碍。对此类患者，术前需谨慎选择手术，并有家属知情同意，可采取清洁间断导尿解除尿潴留。

3. 吊带暴露

（1）诊断：吊带暴露通常指植入的吊带暴露于阴道内，发生率约为3%（图24-1）。

（2）保守治疗：采用大孔径单丝吊带且无症状者，无论是否阴道内局部应用雌激素制剂，均可采用期待治疗。

（3）手术治疗：若阴道内局部雌激素治疗无效，应手术切除暴露部位边缘的阴道壁组织直至新鲜组织。缝合关闭暴露的创面时要尽可能保证无张力及切缘外翻缝合。

4. 吊带膀胱暴露

（1）诊断：吊带造成的邻近器官损伤主要发

生在膀胱,为少见并发症。

(2)治疗

① 膀胱切开取出吊带:暴露侵入膀胱的吊带网片可产生附着结石,拆除吊带时较困难,可行经腹膀胱切开。在直视下去除暴露网片,并缝合膀胱黏膜。

② 膀胱镜膀胱内切除侵蚀吊带:在膀胱镜下取结石,并行激光清除侵蚀膀胱的吊带部分。在腹腔镜监视下膀胱内切除侵蚀入膀胱的部分吊带。手术困难者可腹腔镜与经阴道手术联合操作,尽量避免行尿道切开术,应当将此类患者转诊至专业资深医师。

5. 吊带术后疼痛　尿道中段无张力吊带治疗压力性尿失禁分为经耻骨后和经闭孔两种路径。经耻骨后路径术后疼痛率低,经闭孔路径有术后发生腹股沟区和大腿内侧疼痛并发症的可能,少数患者呈持续性疼痛,必要时可取出吊带。

(牛　珂　鲁永鲜)

参考文献

[1] Haylen BT, Freeman RM, Swift SE, et al. An International Urogynecological Association (IUGA)/International Continence Society (ICS) joint terminology and classification of the complications related directly to the insertion of prostheses (meshes, implants, tapes) & grafts in female pelvic floor surgery. Int Urogynecol J, 2011, 22(1): 3-15.

[2] Committee Opinion No. 694: Management of mesh and graft complications in gynecologic surgery. Obstet Gynecol, 2017, 129(4): e102-e108.

第二十五章
尿 瘘

一、定义与分类

1. 定义 尿瘘是指生殖道与泌尿道之间有异常通道,尿液不自主地自阴道流出。女性的泌尿道与生殖道在解剖上紧密相邻,泌尿道及生殖道手术均可导致尿瘘。

2. 分类

(1)根据解剖结构分类:可分为膀胱阴道瘘、尿道阴道瘘、膀胱尿道阴道瘘、宫颈膀胱瘘、膀胱宫颈阴道瘘、输尿管阴道瘘及膀胱子宫瘘等(图25-1至图25-3)。

(2)根据病变程度分类:可分为简单、复杂和极复杂尿瘘。简单尿瘘指膀胱阴道瘘瘘孔直径<3 cm,尿道阴道瘘直径<1 cm。复杂尿瘘指膀胱阴道瘘瘘孔直径>3 cm或瘘孔边缘距输尿

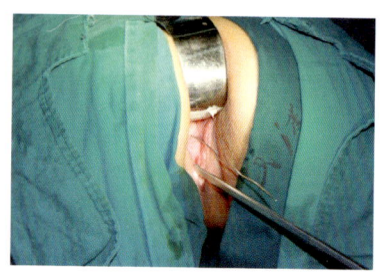

图 25-1 膀胱阴道瘘:金属探针所处位置为瘘孔位置

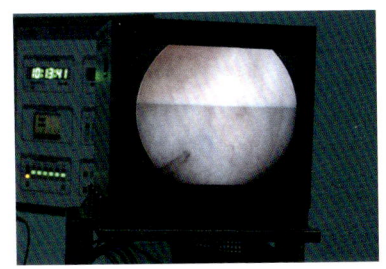

图 25-2　为图 1 金属探针在膀胱镜下所见

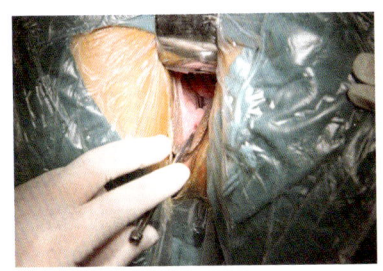

图 25-3　尿道阴道瘘：金属尿管所在位置为瘘孔位置

管开口 < 0.5 cm，尿道阴道瘘瘘孔直径 > 1 cm。其他少见的尿瘘均归类为极复杂尿瘘。

二、流行病学及病因

1. 流行病学　目前每年至少有 10 多万例新发尿瘘患者，困扰全世界 200 万女性。不同国家和地区的尿瘘病因和发病率有差异，与当地的经济发展和医疗卫生情况有一定关系。在经济欠发达的国家，产伤仍然是女性尿瘘的主要病因。

膀胱阴道瘘在许多国家和地区仍是一种常见疾病，常发生于难产、外伤和妇科手术之后，少数发生于恶性肿瘤和放疗之后。有报道显示非洲、南美洲及中东地区每1000例分娩有1~3例发生膀胱阴道瘘。在我国农村和山区难产引起的尿瘘时有发生。在欧美等发达国家，由产伤引起的尿瘘已少见，取而代之的是恶性肿瘤、放疗或妇科手术损伤，如子宫全切术等。

2. 病因

（1）产科因素导致的尿瘘：多因素分析结果显示，年龄、产程和胎位均与尿瘘的发生成正相关，而产次和地域为负相关。旧法接生、滞产、臀位难产、年龄在35岁以上以及第1次分娩为产伤引起尿瘘的主要相关因素，且农村产妇尿瘘的发生率高于城市。

（2）妇科因素导致的尿瘘

① 膀胱及输尿管损伤的常见部位：随着泌尿生殖道瘘发病原因的变迁，目前以医源性损伤最为常见，而50%的医源性泌尿系损伤是由妇科手术导致的，其中以子宫全切术损伤的概率最高。妇科手术引起的损伤主要为膀胱损伤，其次为输尿管损伤。文献报道显示良性妇科疾病手术中泌尿系损伤的发生率为0.4%~2.5%，其中以膀胱阴道瘘为多见。最常见的损伤部位为膀胱三角与阴道穹隆之间。腹腔镜手术中发生膀胱损伤的概率为0.34%，常见的损伤部位有膀胱顶部、底部及膀胱三角。膀胱三角由于距离输尿管开口近，造成手术修补难度相对增加。腹腔镜手术发生输尿管损伤的概率约为0.16%。根据输尿管在盆腔的走行，输尿管在盆腔内有五个部位易发生损伤：与髂血管交界处、阔韧带基底部内行处、子宫骶韧带旁处、与子宫动脉交叉处和子宫颈旁

注入膀胱处。

②不同术式对膀胱及输尿管损伤的影响：根据手术方式的不同，腹腔镜、开腹及阴式手术造成的损伤略有差异。腹腔镜手术出现损伤与手术者的经验密切相关，如缝合阴道残端时即使下推充分，因手术者定位不准，缝合时跨度过大也可导致缝线穿透膀胱。止血时对能源器械使用不当，可导致止血时间过长或热辐射部位远而引起膀胱或输尿管损伤。更有甚者，因经验不足、镜下操作力度控制不当或解剖层次不清而直接损伤膀胱。阴式手术由于经阴道操作，手术视野小，它跟经腹手术的差别在于解剖顺序是自下而上进行的，整个过程是依靠术者的触觉完成，对手术者要求高，在分离膀胱阴道间隙时由于层次不清可直接进入膀胱或者手术过程中没有紧贴宫颈而导致输尿管切断或缝扎。阴道前壁修补也可能造成输尿管膝部的损伤。

三、诊断

1. 症状　妇科手术引起的泌尿生殖道瘘的典型表现为阴道不自主漏尿，可伴血尿、发热和腰痛等不适。

2. 生化检查　对于术后阴道漏液，首先应明确漏出液的性质，可通过生化检查腹腔渗出液和尿液的肌酐值，快速判断是尿液还是腹腔渗出液。如果腹腔渗出液中肌酐值与尿中肌酐值接近，则为尿漏。

3. 亚甲蓝试验　通过亚甲蓝行膀胱灌注可帮助鉴别尿瘘的类型。在膀胱灌注前应向阴道填塞白色纱布1块。如果灌注亚甲蓝后约300 ml见阴道纱布蓝染，一般提示膀胱阴道瘘；如灌注过程中阴道纱布未蓝染，拔除尿管后见纱布蓝染，一般提示尿道阴道瘘；如前后均无蓝染，一般考虑输尿管阴道瘘。亚甲蓝试验操作简单，但不能明确瘘孔的部位、大小及数量。对于复杂性尿瘘，可能漏掉其他类型的尿瘘。

4. 膀胱镜检查　对怀疑膀胱阴道瘘患者，建议进一步行膀胱镜检查：①了解膀胱内的状态，明确有无结石及新生物，同时可做相应处理。②明确瘘孔的部位、大小、数目以及与输尿管开口的关系。

5. 其他检查　膀胱阴道瘘一般不会引起肾功能异常、肾积水或输尿管积水等。术前特殊检查一般有尿培养联合药敏以及双肾、输尿管和膀胱B超等。如怀疑合并其他类型的尿瘘，可对患者进行肾功能测定、放射性核素肾图和逆行肾盂造影等。这样不仅可明确诊断膀胱阴道瘘，还可确定其发生部位以及是否合并肾盂积水、输尿管损伤或梗阻，了解肾功能情况。对有盆腔恶性肿瘤病史的患者，则应取瘘管的膀胱开口和阴道开口处组织进行活组织检查，指导治疗方案的选择。多层螺旋CT尿路成像具有较高的分辨率和强大的三维处理功能，可从各角度直接显示瘘管及其两端结构，为制订膀胱阴道瘘手术方案提供更多信息。

四、手术时间的选择

在术中发现的损伤，无论是输尿管损伤还是

膀胱损伤,如无污染,一般建议术中直接修补。

1. 膀胱阴道瘘手术修补的时机

(1)损伤类型:由于热辐射效应,能源器械可导致瘘孔周边组织受损,早期与正常组织不易鉴别。能量级别越高,可能损伤的范围就越大。对于这类损伤,术后发现无论早晚,建议术后3~6个月进行修补。好处在于瘘孔大小明确,周围瘢痕组织及新生血管都已形成。

(2)瘘孔的大小:瘘孔越大,组织缺损就越多,缝合之后张力也就越大。一般以瘘孔直径0.5 cm为界限。如果瘘孔直径>0.5 cm,则应等待瘘孔周围瘢痕组织形成,使瘘孔缩小后再进行手术治疗。

(3)发生膀胱阴道瘘距手术的时间:对术后72 h确诊的膀胱阴道瘘,可立即修补。此时组织炎症反应轻微,血供丰富。尽早行膀胱阴道瘘的修补可避免瘘口长期受尿液的刺激。有研究证实,早期手术并不增加膀胱阴道瘘修补的失败风险。与延期手术的修补成功率相比,差异无统计学意义。

(4)患者的身体状况:若患者的全身情况差,如合并恶病质、营养不良、重度感染或贫血等,早期手术不能耐受,或瘘孔周围血供差而影响手术效果,建议患者的全身情况改善后再行手术治疗。瘘孔周围组织感染也可增加手术后感染的概率,影响伤口愈合。一般建议术后3~6个月行手术修补。

2. 输尿管阴道瘘手术时机的选择 涉及输尿管损伤时一般建议早期发现、早期处理。一旦确诊，应立即修复。尤其对于合并输尿管梗阻者，为了减少继发性肾功能损伤或挽救肾功能，建议发现后尽快手术治疗。术前应充分评估术前风险。对于一般情况差不能耐受手术者，要根据具体情况对症处理。必要时为了挽救患侧肾功能，可行经皮肾造瘘术。

五、手术方式的选择

患者一旦确诊为泌尿生殖道瘘，绝大多数需要采取手术治疗。一些小的膀胱阴道瘘的瘘孔通过留置导尿管及加强抗感染治疗有自愈的可能。一般来说，对于留置导尿管超过4周或输尿管支架植入4周瘘孔没有愈合者，一般需进行手术治疗。

1. 输尿管阴道瘘　一般采取腹腔镜或开腹的方式进行修补。根据输尿管损伤部位的不同，可以做输尿管吻合术或输尿管膀胱植入术。

2. 膀胱阴道瘘　膀胱阴道瘘修补有经阴道途径和经腹途径。一般来说，根据瘘孔部位的高低决定是经阴道途径还是经腹途径，同时要参考缺损部位的大小。

（1）经阴道途径

1）适应证：适合位置较低的小瘘孔。优点在于手术创伤小，给患者带来的痛苦少。缺陷在于手术视野小，手术难度增加。尤其是特殊的体位如跪俯卧位，体位摆放难，而且对麻醉要求高（图25-4）。对经阴道途径的膀胱阴道瘘手术，可以采用Foley尿管牵引，分离开始前行Foley尿管牵引堵塞瘘孔可帮助寻找和排除其他部位瘘孔。分离时一方面可帮助暴露手术野，在分离过程中也可更清楚地显示组织层次以降低手术难度，在损伤较少组织的前提下达到修补包围瘘孔的目的（图25-5）。

2）向心分离法修补瘘口：

① 经尿管通入亚甲蓝液，以确定瘘孔的大小、部位及数量。

② 估计瘘孔的直径。在瘘口边缘外以瘘口直径的2/3为长度，以瘘口为中心分离环切阴道黏膜，分离阴道黏膜至瘘口边缘。

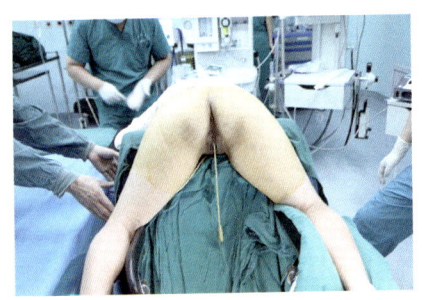

图25-4 经阴道途径膀胱阴道瘘修补特殊体位：跪俯卧位

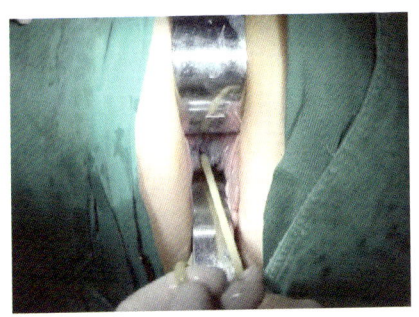

图25-5 经阴道途径Foley尿管牵引瘘管

③ 用 3-0 可吸收缝线缝合膀胱全层。注意，为了方便暴露手术野，在一针一线缝合后再打结。缝合膀胱黏膜全层后再次行亚甲蓝试验，观察有无亚甲蓝液流出。用 3-0 可吸收缝线同法缝合游离的阴道壁。对阴道壁用 2-0 可吸收缝线加固缝合。为了提高手术成功率，建议缝合 3 层。

④ 留置导尿管，使膀胱处于松弛状态。向心分离法可修补任何直径的瘘孔。如瘘孔过大，可加用去细胞真皮补片或阴道壁转瓣修补。

3）离心分离法修补瘘口：首先充分游离周围组织。在充分游离后瘘口局部通畅无张力，可自行靠拢。瘘口及分离后的阴道壁缝合同向心法分离修补瘘孔。在复杂瘘孔修补过程中两种分离方法多被术者同时使用，目的是既能分离出瘘孔，又不造成新的损伤。

缝合第一层和第二层时需采用不同的轴向缝合，优点在于：①防止不同层次的缝合线处于同一垂直面上而导致组织覆盖不完整，不利于伤口愈合。②对不同层次采用不同方向的缝合可保留不同方向的血供，便于伤口愈合。③从不同方向减轻组织张力（图 25-6）。

4）缝合的方法：多采用褥式内翻间断缝合。两针间距约 0.5 cm，进针与出针离瘘孔缘约 0.3 cm。既要求将膀胱组织尽量多缝合，又不要穿通膀胱黏膜。要注意对瘘孔角的缝合。此处是尿瘘手术失败的好发部位。所以在修补大瘘孔时，往往先在两侧角采取半荷包缝合，再缝合瘘孔缘的其他部位。我们在修补尿道膀胱阴道瘘时，只要尿道残留 2 cm 以上，均按横行缝合并

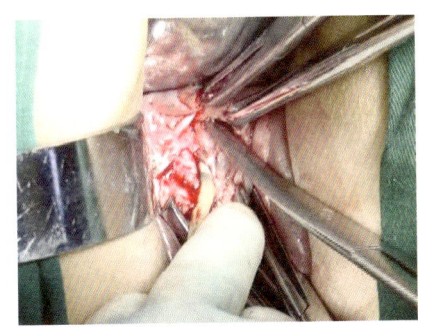

图 25-6　经阴道途径 Foley 尿管牵引离心法分离瘘管

取得好效果(图 25-7 至图 25-9)。

5)合并尿道功能不良的处理:可将膀胱底翻转并覆盖在缝合缘上面。膀胱底翻转的方法是从尿道后韧带向耻骨支延伸部位的双向膀胱底纵行缝合各一针,结扎固定,然后把覆盖在创缘上面的重叠的膀胱底用一针缝合固定在尿道壁上。实践证明,这种操作对尿道控制排尿起着良好作用。所以缝合时要特别注意,勿穿透膀胱黏膜层。

(2)经腹路径

① 适应证:对于较高部位的瘘孔或经阴道修补不方便的瘘孔,可采用经腹路径进行修补。经腹路径又可以分为膀胱路径和膀胱外路径。

② 膀胱路径缝合方法:对患者行全麻或硬膜外麻醉后,取仰卧位。取脐下至耻骨上正中切口,显露膀胱前壁。纵行打开膀胱,检查瘘孔情况。双侧输尿管留置双 J 管,以便操作过程中保护输尿管。自膀胱内壁沿瘘口周围约 1 cm 环形切开膀胱全层。对相邻多发瘘孔者,环绕靠近边

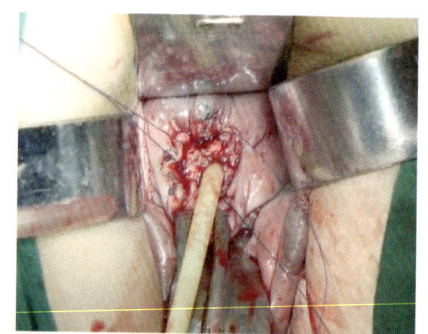

图 25-7 全层缝合膀胱壁

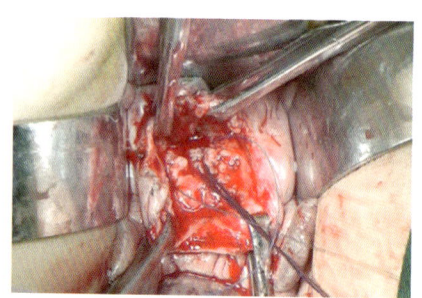

图 25-8 膀胱筋膜层及肌层加固缝合

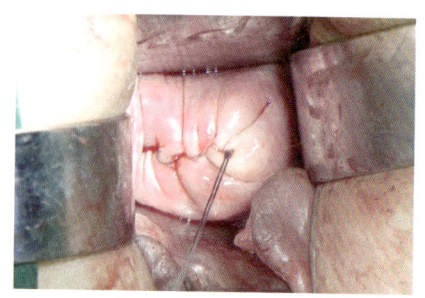

图 25-9 横行连续缝合阴道壁

缘的瘘孔切开，保证切缘组织血供丰富。进一步于膀胱壁与阴道壁之间充分游离，切除阴道瘘孔周围的瘢痕组织。用 2-0 可吸收缝线横行间断褥式外翻缝合阴道壁全层，用 3-0 可吸收缝线纵行间断缝合膀胱肌层，用 4-0 可吸收缝线连续缝合膀胱黏膜层。

③ 膀胱外路径手术方式：切口同前所述，切开盆底腹膜后暴露膀胱，充分游离膀胱后壁与阴道之间的平面直达瘘口处。切除瘘口并修剪周围的瘢痕组织，以创缘面渗血良好、可无张力缝合瘘口为原则。同经膀胱路径术式，依次缝合阴道和膀胱壁。

六、复杂膀胱阴道瘘阴道修补的手术要点及预后

1. 类型 复杂膀胱阴道瘘的类型包括巨大膀胱阴道瘘、尿道膀胱阴道瘘、尿道断裂、尿道完全缺损、尿瘘合并阴道中重度瘢痕狭窄或闭锁以及手术修补失败需二次手术修补的瘘。膀胱阴道瘘手术修补的失败率高达 6.4%~25.6%，成为妇科及泌尿外科的难点，尤其是对于复杂的膀胱阴道瘘的修补。而经阴道的膀胱阴道瘘修补术因不会增加更多的手术创伤和瘢痕，创伤小，更符合微创的理念而受到广大患者的欢迎。

2. 手术时机的选择

（1）新鲜瘘孔：如为外伤或手术创伤造成的新鲜瘘孔，伤口无污染者可立即手术。

（2）伴随伤口污染：在控制好感染及水肿消退后进行手术。

（3）压迫坏死性瘘及炎症性瘘管：待损伤后3～4个月局部炎症水肿充分消退、组织软化后再行修补。

（4）手术失败再修补者：至少为手术后6个月。

（5）放疗导致的瘘孔：放疗结束后6～12个月。

（6）肿瘤手术或放疗后损伤的瘘：应在肿瘤控制后修补。

（7）生育年龄的患者：手术宜选择月经干净后的3～7天进行。

3. **手术策略**

（1）准备修补区应有足够的血液供应。

（2）局部组织无感染和癌肿。

（3）有足够的手术视野。

（4）易减张缝合瘘孔。

（5）有介入丰富血供的组织及术后通畅的尿液引流。

（6）对瘘孔周围组织充分分离，适当修剪创缘瘢痕，保证良好的组织血供，做到无张力、不漏尿、无感染，达到解剖和功能上的修复。

（7）缝合线用可吸收缝线，不穿透黏膜，以免结石形成。

（8）缝合时不要漏缝瘘孔两侧端，缝合方向是膀胱层横向，阴道壁纵向，可避免膀胱瘘孔缝合与阴道壁切口缝合在相同平面因血供受影响而影响切口愈合。

4. **手术要点**

（1）取跪俯卧位或胸膝卧位，有利于显露和操作。

（2）明确瘘孔的性质及部位。

（3）判断瘘孔的高低：对高位膀胱阴道瘘及位于膀胱三角区的瘘孔，应选择经腹瘘孔修补术或阴腹联合的瘘孔修补术。低位的瘘孔一般选择经阴道修补术。

（4）判断瘘孔的数量及大小：对于较大的单个瘘孔，可选择膀胱镜检查，进一步确定瘘孔缺损的大小，判断周围是否有足够的覆盖组织以及是否需要组织转瓣和组织填充。对于较小的瘘孔，一般通过亚甲蓝寻找瘘孔的出口，借助探针和导尿管可了解瘘孔的大小及走行。术中还可以用于指示瘘孔的位置。对于较大的瘘孔，首先必须找到足够的自体或异体组织。使用自体组织时应注意带蒂皮瓣距瘘孔的距离及自身血供情况。对于异体组织，要确定组织的大小及缝合的位置，确保手术成功。介入皮瓣可提高手术治愈率。

（5）精确的分离和暴露瘘孔：切除瘘孔瘢痕是复杂膀胱阴道瘘修补术能否成功的关键，分离和暴露瘘孔时需做到既要完全暴露瘘孔，又不能扩大瘘孔；既要剔除瘢痕组织，又要尽可能地保留组织修补瘘孔。有研究认为，以 Foley 导尿管牵引辅助暴露和分离瘘孔可提高经阴道的膀胱阴道瘘手术修补成功率，既安全、可靠，又简单易行。

5. 常用的手术方式　在复杂尿瘘修补过程中往往需要利用自体组织或异体组织垫补缺损的部位。

（1）利用自身带蒂组织做尿道成形：如残留尿道周边黏膜，可用大阴唇皮肤岛状移植做尿道成形，还可用阴道前壁黏膜和带蒂膀胱黏膜肌瓣等做尿道成形。

（2）利用自体或异组织修补缺损膀胱：用带蒂阴道黏膜或宫颈阴道黏膜代替膀胱。用自身带蒂组织移植覆盖阴道壁创面，如子宫浆肌瓣或大、小阴唇皮肤。

（3）利用自身带蒂组织填充瘘孔缝合部位：如球海绵体肌脂肪垫填充，宫颈瓣、大网膜、腹直肌移植、股薄肌移植和阴道壁组织填充等。

（4）经阴道途径的膀胱阴道瘘修补：一般在阴道壁与尿道、膀胱壁之间的平面进行向心或离心分离。此处组织疏松，易分离，出血少。应将瘘孔旁膀胱和阴道的瘢痕组织适当切除。用 3-0 可吸收缝线行膀胱瘘孔创缘做间断缝合，可对膀胱壁全层缝合，再用 3-0 可吸收缝线仅膀胱筋膜及肌层加固。对阴道瘘孔创缘用 2-0 可吸收缝线间断缝合。手术中必须确保牢靠的组织覆盖及无张力缝合。缝合完毕后插入气囊导尿管，注稀释亚甲蓝溶液入膀胱，检查缝合口有无漏液。如有漏液，则再加缝合。

6. 术前准备　术前应做好阴道准备和肠道准备，术前 3 天清洁阴道并使用肠道抗生素预防感染。已绝经的患者，术前阴道局部涂抹雌激素有利于手术及术后伤口的愈合。

7. 术后准备　术后应充分引流膀胱，尽可能保证膀胱处于空虚状态，减少缝合处的张力。术后留置导尿管的时间为 1~4 周。另外，注意保持大便通畅及高蛋白质饮食，避免排便用力而导致伤口裂口。

七、妇科肿瘤放疗所致尿瘘的处理

放疗引起的泌尿系损伤发生率极低,是放疗最为严重的泌尿系损伤之一。放疗后发生尿瘘的概率约为 0.33%,平均发生时间为放疗后 2.7 年。根据瘘孔形成的部位不同,可有膀胱阴道瘘和膀胱宫颈瘘等,以膀胱阴道瘘最为常见。

放疗引起的尿瘘一般发生于放疗末期或放疗结束后。放疗引起的尿瘘的周边组织往往存在以下几个特点:瘘孔周围组织广泛纤维化;毛细血管散在坏死,瘘孔周围组织血供少;盆腔内组织愈合能力下降。鉴于以上特点,放疗引起的尿瘘一般修补的成功率极低。为了提高放疗引起的尿瘘修补成功率,一般在修补时选择合适的皮瓣协作修复。选择的皮瓣至少要血供丰富且愈合能力强,最好是未经射线照射的组织。常用的皮瓣有腹膜瓣或 Martius 瓣,也有报道用大网膜瓣或腹直肌瓣。

对于肿瘤本身引起的瘘孔,首先应治疗原发病。在手术切除肿瘤的同时切除受侵部位的膀胱并进行修补。如果膀胱受侵部位过大,切除后无法修补,可行肠管代膀胱或输尿管造瘘。如原发病不能手术,为了减少漏尿对患者造成的痛苦,可行输尿管造瘘或双肾造瘘。

八、预防

1. 术前评估　术前应充分评估手术风险,如既往盆腔手术史,是否合并子宫内膜异位症、盆腔巨大包块、盆腔结核及后腹膜肿瘤均可引起输尿管解剖位置改变，从而引起输尿管移位等。

2. 术前检查　应完善相关检查，必要时行泌尿系彩超、肾图和逆行肾盂造影等，以明确有无输尿管积水，判断肾功能是否良好，观察输尿管走行，有无输尿管畸形等。

3. 合理选择术式　对于大子宫或评估膀胱宫颈间隙不清楚者，尽量不要选择阴式手术。对于盆腔粘连较重的患者，尽量不要选择腔镜手术；对于盆腔巨大肿物或肿物与盆侧壁粘连的患者，应尽量选择开腹手术。

4. 提高手术者的操作技能　应先分清解剖，必要时游离输尿管，但需注意游离输尿管时可直接损伤输尿管。在处理宫旁组织前应充分下推膀胱，对有剖宫产史者要尤其注意。剖宫产后往往存在膀胱与子宫界限不清，容易引起膀胱损伤。在处理子宫旁血管时应打开阔韧带前后叶，将输尿管往下外方推开。离断子宫时应紧贴宫颈，缝合阴道残端时充分下推膀胱，以免缝线透过膀胱。一般来说，至少应游离至阴道切缘部位以下1 cm处。无论是腔镜手术还是开腹手术，应做到点对点止血，电凝或缝扎时都要尽量减少对周围组织损伤，并应防止热损伤或缝扎损伤。对于距离输尿管或膀胱较近部位的止血，可选用对侧旁损伤较小的超声刀或压迫止血。如果解剖困难，可于术前或术中行输尿管及双 J 管植入术。这样既可以帮助明确输尿管的走行，又可有效地防止输尿管损伤的发生。

（许学先　杨文武　周利梅）

第二十六章
粪　瘘

一、分类

粪瘘指肠道与生殖道之间的异常通道,最常见的是直肠阴道瘘。

1. 可根据瘘孔与阴道的位置分类

(1)低位瘘:瘘孔位于齿状线以下者为低位瘘。

(2)中位瘘:瘘管累及阴道直肠间隙,且瘘孔在阴道中下段者。

(3)高位瘘:瘘孔位于阴道直肠间隙上段,有腹膜覆盖者称为高位瘘。

2. 根据复杂程度分类

(1)单纯型瘘:指瘘管只累及阴道直肠隔,瘘孔在阴道中下段,瘘孔直径 <2.5 cm。

(2)复杂型瘘:指位于直肠阴道隔上段、瘘孔 ≥ 2.5 cm 的瘘,或合并有尿瘘。

二、病因及诊断

1. 常见的病因

(1)产伤(约占 70%):由于会阴三度裂伤缝合手术失败,或者行会阴切开术缝合时缝线透过肠黏膜所致。

(2)炎症性肠病。

(3)手术创伤(妇科和结直肠手术):小肠

多见,结肠阴道瘘较少见,多由手术损伤或术后粘连所致。

(4)感染:直肠周围或盆腔脓肿、憩室炎、前庭大腺炎和盆底炎症性疾病。

(5)盆底肿瘤和盆底放疗(主要是子宫颈癌放疗)后等。

2. 诊断

(1)临床表现:阴道内排气、排便和排脓,稀便时更明显。部分患者因为排液的刺激会产生会阴部皮肤红肿和瘙痒,甚至产生溃疡、感染和出血等。另外,还有先天畸形导致的粪瘘,为非损伤性直肠阴道瘘,发育畸形出现先天性直肠阴道瘘时常合并肛门闭锁。

(2)体检:大的瘘孔诊断比较容易,一般通过妇科检查,可在阴道内看到粪便或从阴道能看到肛门指诊的手指。小的瘘孔诊断上有一定的困难,可用尿瘘探针探查。如果从肛门里能触及尿道探针即可诊断。对于特殊的Y形或筛状瘘孔,只能结合临床症状做出倾向性判断。钡剂灌肠对诊断有一定的帮助(图26-1、图26-2)。

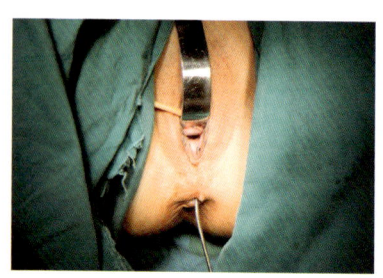

图26-1 直肠阴道瘘,金属探针所在位置为瘘管

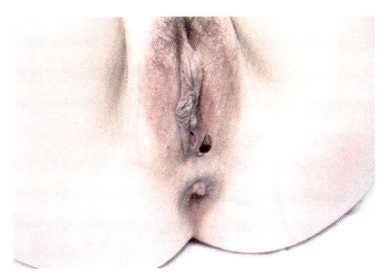

图26-2 直肠会阴瘘

三、治疗

1. 手术时机

(1)手术损伤:术中应立即修补。

(2)先天性粪瘘:应在患者15岁左右月经来潮后再行手术,过早手术容易造成阴道狭窄。

(3)压迫坏死性粪瘘:应等待3~6个月后再行手术修补。

(4)对高位巨大直肠阴道瘘合并尿瘘者、前次手术失败阴道瘢痕严重者,应先行暂时性乙状结肠造瘘,之后再行手术修补。

2. 修补手术的路径　对高位瘘采用开放或腹腔镜修补,位置较低的瘘可经阴道或直肠修补。

3. 粪瘘的修补原则

(1)保持修补处良好的血供。

(2)缝合张力小。

(3)避免感染。

4. 修补方法　粪瘘的修补主要是切除瘘管,游离周围组织后进行多层缝合。在切除瘘管的过程中需注意尽可能多地保留瘘管周围的组织及血供。对于部位较高的陈旧性粪瘘，按尿瘘修补的原则方法及手术要求分离瘘孔的周边组织，使阴道壁与直肠黏膜分离。先全层缝合直肠壁，再缝合直肠筋膜层，后缝合阴道壁。如直肠阴道瘘瘘孔近于肛门，可在瘘管探针的指引下首先从正中剪开肛门与瘘孔之间的阴道直肠隔，人工形成Ⅳ度会阴裂伤，再分层缝合。

5. 围术期护理

（1）术前准备：术前建议充分的肠道准备。一般术前可口服抗生素3天。术前3天无渣饮食，术前1天及术晨清洁灌肠可减少肠道内容物经过创面引起感染的机会，术前应维持电解质稳定。

（2）术后准备：正常直肠内存在 25~80 cmH$_2$O 的压力。直肠阴道瘘修补成功的关键是瘘口处直肠壁的重建以及恢复直肠肛管的高压力区。术后应口服抑制肠蠕动的药物，保持会阴清洁。术后5天内控制饮食及不排便，必要时术前及术后给予静脉高营养。

（许学先　杨文武　周利梅）

第二十七章
女性性功能障碍

一、定义

女性性功能障碍（female sexual dysfunction, FSD）是指性反应周期的某一阶段或某几个阶段发生异常而影响性活动正常进行的一类疾病。女性性功能障碍最常见的分类系统是 DSM-IV-TR（2000）分类法[1]。该分类法将女性性功能障碍主要分为四大类。

1. 性欲障碍（sexual desire disorder）性欲障碍分为功能减退的性欲障碍（hypoactive sexual desire disorder, HSDD）和性厌恶障碍（sexual aversion）。功能减退的性欲障碍指持续或反复地缺乏或不存在性幻想或想法和（或）性交活动欲望。它会引起显著的痛苦或人际关系方面的困难，而排除其他障碍、毒品、药物或全身病理状态所致。性厌恶障碍指持续或反复极度厌恶和回避所有（或几乎所有）的与性伴侣之间的性接触的行为，引起显著的痛苦或人际关系方面的困难。它通常与性创伤、滥用药物或疼痛病史有关。

2. 女性性唤起障碍（female sexual arousal disorder, FSAD）性唤起障碍指持续或反复不能达到或维持充分的性兴奋，或对性刺激没有生理反应（即生殖器润滑和肿胀），引起显著的痛苦并由此导致对个人或人际关系中的压力。美国泌尿系疾病基金会（American Foundation Urinary System Disease, AFUD）根据主观上缺乏性兴奋和性愉悦，客观上缺乏外阴肿胀及润滑或其他躯体反应等的临床表现，将女性性唤起障碍分为主观性唤起障碍亚型、生殖器性唤起障碍亚型、混合型性唤起障碍亚型（包括主观和生殖器）及错过性兴奋唤起障碍亚型。主观性唤起障碍亚型指尽管存在刺激和阴道润滑，但仍然缺乏性欲愉悦和性兴奋或者感觉性愉悦和性兴奋减退。生殖器性唤起障碍亚型指尽管主观性唤起存在，但外阴充血和阴道润滑不足，或者对任何形式的性刺激感觉减弱。混合型性唤起障碍亚型在缺乏性兴奋及生殖器肿胀的女性中最为常见。错过性兴奋唤起障碍亚型指当生殖器充血肿胀时，女性没有参加或意识到。与女性性唤起障碍有关的典型因素包括更年期或患有血管疾病、冠心病、糖尿病以及吸烟和药物副作用等。

3. 性高潮障碍（female orgasmic disorder, FOD） 性高潮障碍指在充分的性刺激和性唤起之后持续或反复高潮延迟或缺失，引起显著的痛苦或人际关系方面的困难。它包括原发性性高潮障碍（从来没有经历性高潮）和获得性性高潮障碍（即在有可靠的性高潮后不能再体验性高潮）。获得性性高潮障碍通常与功能减退的性欲障碍有关，也可以与盆腔手术和药物（如抗抑郁药）有关。

4. 性交疼痛障碍（sexual pain disorder） 性交疼痛障碍分为性交疼痛（dyspareunia）、阴道痉挛（vaginismus）和非性交性疼痛（non coital sexual pain disorder）。性交疼痛指持续或反复地

出现不完全是由缺乏润滑或阴道痉挛引起的，发生在性交前、性交中或性交后的生殖器疼痛。阴道痉挛指持续或反复地阴道外 1/3 肌肉结构不自主地痉挛性收缩。非性交性疼痛指非直接性行为性疼痛障碍，即在非插入性刺激下引起持续或反复的生殖器疼痛。

二、病因

女性性功能障碍的病因包括心理性和器质性两方面。其中心理性病因包括配偶或伴侣双方新鲜感消退、社会文化背景、性经历、幼年经历、个性因素以及其他因素。器质性病因包括中枢与周围神经系统病变与损伤、性激素水平异常、器质性疾病（如内分泌及代谢疾病、心血管疾病、精神疾病、慢性盆腔疼痛综合征、肿瘤和盆底手术等）、药物以及妊娠分娩等。

三、检查与诊断步骤

1. 采集详细病史　在充分考虑患者隐私的前提下，选择在相对私密的环境中与患者充分沟通。充分了解患者的婚姻、性生活、性伴侣、性经历和幼年经历等，评估患者的身体状况，应考虑患者既往手术史（尤其盆底手术史）、合并症及治疗药物对性功能的可能影响。

2. 体格检查　由于女性性功能障碍的诊断标准主要是依据患者所述症状，而无客观的诊断方法指标或金标准，因此，体格检查的目的是了解是否是由于合并器质性病变，尤其妇科疾病所引起的性功能障碍，如阴道痉挛等。

3．实验室检查　首先排除相关疾病影响,如糖尿病、高血压、高脂血症、甲状腺功能不全和肾上腺功能低下等。检测睾酮、雌激素和孕激素等激素水平。此外,可采用阴道光体积描记仪测定阴道血流动力学。采用肌电图判断盆底肌肉痉挛收缩状态,检查阴部诱发点电位、生殖器交感神经皮肤电反应、振动感觉阈值以及外生殖器接触敏感性。测定阴道和小阴唇氧分压以评估生殖器血流量。使用记录性刺激基线确定性唤起指标。

4．性功能评定量表　性功能评定量表具有综合、规范及定量的特点,目前使用得较为广泛的量表包括普适量表及特异性女性性功能障碍评估量表[2,3]。

（1）普适量表：女性性功能指数量表（female sexual function index, FSFI）包含19个条目,6个维度,分别为性欲（2项）、性唤起（4项）、阴道的润滑度（4项）、性高潮（3项）、性生活的满意度（3项）和性交疼痛（3项）。各条目得分采用0~5分或1~5分,总分为36分。分数越低,则性功能障碍越严重。一般认为低于26.55分时,患者有性功能障碍。由于受文化和种族等因素的影响,在制定各国版本时对诊断标准分值进行了修订。目前中国城市女性为23.45分。FSFI是目前国内外应用最广泛的女性性功能障碍评测工具。

（2）特异性女性性功能障碍评估量表

① 性欲低下筛查量表（hypoactive sexual desire disorder screener, HSDD Screener）：该量

表用于筛查女性性欲低下者,由自评量表和半结构访谈两部分组成。自评量表仅包含4个问题,需要在5 min内完成。采用五级评分法,当分值≥7时提示有性欲低下的可能。但最终的诊断结果需结合医生半结构的访谈内容而确定。医生的半结构访谈由5个问题构成。医生根据需要选择问题进行访谈,以协助做出最后的诊断。

② 女性性趣及性欲减退量表(sexual interest and desire inventory-female,SIDI-F):是专门用以测量绝经前期女性性欲低下严重程度的诊断量表。共有13个条目,分别采用了4级、5级和6级评分法,总分值为0~51分。总分≤33分显示有性欲障碍。分数越低,则病情越严重。

③ 性欲减退量表(decreased sexual desire screener,DSDS):是供未经培训的医护人员使用的女性性欲减退筛查量表。量表共有5个条目,1~4条为是非题,第5条由7个选择题构成,共需5~10 min完成。

④ 女性性功能曲线(profile of female sexual function,PFSF):针对手术和自然绝经女性性欲低下,适合更年期女性的心理,包含6项、37个问题的多维问卷。评分说明清楚,每一分项具有内部一致性,体现不同女性的性取向,但过长选项和缺乏评定标准限制了临床应用。

⑤ 亚利桑那州性经验量表(Arizona sexual experience scale,ASEX):该问卷用于测试抗抑郁药相关的性功能障碍,分别定量涵盖女性的性欲、性唤起、阴道润滑、达到性高潮能力及性高潮满意度5个性功能的核心内容。得分5~30分,

≥ 19 分作为诊断女性性功能障碍的标准。分数越高，则女性性功能障碍的可能性越大。

四、治疗原则

女性性功能障碍的治疗原则由其病因决定。器质性女性性功能障碍需根据病因采用药物治疗，心理因素所致者则需进行心理治疗[4,5]。

1. 心理治疗　需求助于心理治疗师，根据病情采取基本辅导、心理疗养和干预引导等方法进行改善。

2. 行为疗法　放松训练对因过度紧张引起的阴道痉挛效果较好。在轻松愉悦的氛围下，夫妻双方专门接受为期 2 周的专业培训，治疗目的是方案专一化。通过肌肉感觉训练锻炼性功能相关的肌肉，可恢复阴道和尿道周围肌肉的收缩能力，发挥更好的弹性作用。

3. 药物治疗

（1）雌激素补充治疗：可改善阴道壁弹性伸缩，提高性交润滑能力，增强绝经期性欲望，对自然或人工绝经女性恢复阴道萎缩引起的女性性功能障碍有效。常用药物有：口服药如戊酸雌二醇（补佳乐），经皮吸收的药物如雌二醇凝胶，阴道用药如雌三醇软膏（欧维亭）、普罗雌烯阴道胶囊及雌二醇环。替勃龙（Tibolone）为组织选择性雌激素活性调节剂，包含雌激素、弱孕激素及弱雄激素活性，适用于医源性或自然卵巢衰退的女性。

（2）雄激素补充治疗：能明显提高绝经后女性性欲望，适用于老年、垂体功能障碍、卵巢功能障碍（包括卵巢功能早衰、特纳综合征和双侧卵巢切除）、下丘脑及肾上腺功能减退、甲状腺功能减退等引起的性功能低下。常用雄激素：①口服：甲睾酮，常用剂量为 0.25~0.8 mg，较少有胃肠道反应，耐受性更好。②经皮：适用于双侧卵巢切除术后、围绝经期和自然绝经女性。③局部：将乳膏制剂每日用于阴蒂和小阴唇。

（3）血管活性药物：①西地那非：为选择性磷酸二酯酶 V 型抑制剂（phosphodiestesterase type 5 inhibitor, PDE5I），用于治疗女性抗抑郁药物所引起的性唤起障碍。②左旋精氨酸：形成 NO 的前体物质。NO 是阴蒂和阴道血管平滑肌舒张的神经递质，NO-cGMP 途径是阴蒂勃起的调控信号。③酚妥拉明：为非选择性 α_1 肾上腺素能受体阻滞剂，与阴蒂血管平滑肌 α_1 受体结合，扩张血管，改善性欲和性唤起，提高性反应敏感性，缓解绝经后女性阴道干涩。

（4）前列腺素 E_1 局部的血管舒张剂：前列腺素 E_1 乳膏用于女性性唤起障碍。

（5）多巴胺受体激动剂：多巴胺是中枢神经系统的重要神经递质。性欲中枢的多巴胺能在神经元受到刺激时产生性欲。阿扑吗啡是多巴胺受体激动剂，可改善性欲低下、性唤起和性高潮缺乏。

4. 盆底康复治疗 可以改善性交疼痛，通过查体确定性交疼痛的部位，在靠近疼痛部位贴上皮肤电极片或者使用阴道电极探头，加用经皮神经电刺激（transcutaneous electrical nerve stimulation, TENS）1~2 Hz，持续 20 min，可缓解局部疼痛症状。

对于阴道痉挛，盆底康复治疗中的阴道压力探头可以协助患者正确地收缩和放松盆底肌。通过生物物理反馈，指导女性在被插入时放松盆底肌。

（苗娅莉　安　方）

参考文献

[1] American Psychiatric Association. Diagnostic and statistical manual of mental disorders (DSM-IV-TR). American Psychiatric Association, 2000.

[2] Drawbridge J. Williams gynecology by John Schorge, Joseph Schaffer, Lisa Halvorson, Barbara Hoffman, Karen Bradshaw, and F. Cunningham. J Midwifery Womens Health, 2010, 55(4): e59-e59.

[3] Levin RJ, Both S, Georgiadis J, *et al*. The physiology of female sexual function and the pathophysiology of female sexual dysfunction (Committee 13A). J Sex Med, 2016, 13(5): 733-759.

[4] Miller MK, Smith JR, Norman JJ, *et al*. Expert opinion on existing and developing drugs to treat female sexual dysfunction. Expert Opin Emerg Drugs, 2018, 23(3): 223-230.

[5] Krakowsky Y, Grober ED. A practical guide to female sexual dysfunction: an evidence-based review for physicians in Canada. Can Urol Assoc J, 2018, 12(6): 211-216.

第二十八章
子宫托

子宫托是治疗女性盆腔器官脱垂的一线方法。目前应用最广泛的是硅胶子宫托,有惰性、柔软以及易反复清洁等优点。硅胶子宫托有不同形状,每个形状有 5~6 个直径大小间隔 5~7 mm 的不同型号。

一、分类

子宫托根据原理不同,可以分为支撑型和空间填充型。支撑型有环形和盘形等。空间填充型有茎杆形、面包圈形和立方体形等。

1. 支撑型子宫托(图 28-1)

(1)原理:基于弹性作用力原理发展,由耻

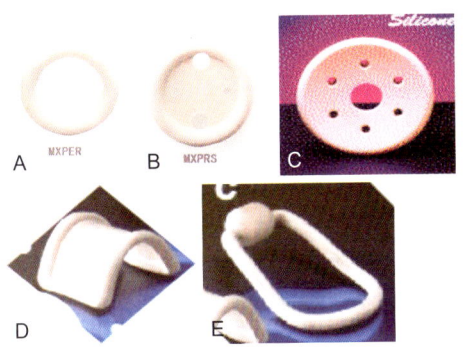

图 28-1 支撑型子宫托类型(图片来自美国库柏公司资料)。
A. 环形环膜型;B. 盘形;C-E. 拱形尿失禁型

骨联合作为支持。

（2）适用人群：支撑型多用于Ⅰ-Ⅱ期脱垂，且会阴条件较好的患者。

（3）优点：支撑型子宫托有易取易放的优点，患者容易学会自行取放，方便自理。

2. 空间填充型托（图28-2）

（1）原理：除了支持作用外，在托和阴道壁之间产生负压吸力，以维持子宫托的位置。

（2）适用人群：多用于Ⅲ-Ⅳ期脱垂，会阴条件差（如阴道口较宽）的患者。

（3）常见类型：茎杆形（Gellhorn）是最常用的类型。立方体形的子宫托有6个吸杯，可自动调整位置，适用于重度脱垂，在其他类型子宫托放置失败后再使用。

（4）缺点：空间填充型子宫托的缺点是不易取放，产生低氧环境，导致感染分泌物增多。茎杆形需3~4周取放1次，面包圈形需每天定期取放。

（5）注意事项：空间填充型子宫托与阴道或宫颈之间产生的负压吸力使子宫托不易脱落。在取出时仅牵拉是不能直接将托取出的，必须先将

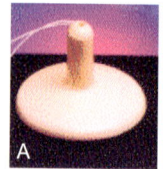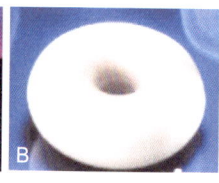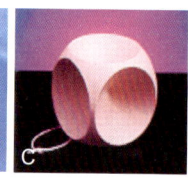

图28-2 空间填充型子宫托类型（图片来自美国库柏公司资料）。A. 茎杆形（Gellhorn）；B. 面包圈形（Donut）；C. 立方体形（Cube）

示指置入子宫托盘状部分的后方再向外牵拉,即先解除了负压后才能取出。有一部分使用这种子宫托的患者能够自己放置,但不能自行取出,需要家属帮忙取放。少部分无人帮助的患者需要定期到门诊由医生取放。

二、适应证

适用于有生育要求,孕期女性,年龄较大,有手术禁忌,不愿手术,想为手术创造有利条件,术后复发不愿再次手术的患者。

三、禁忌证

阴道炎、活动性盆腔炎症性疾病、严重的阴道溃疡以及依从性差等因素。

四、使用方法

一般子宫托类型的选择与盆腔器官脱垂的严重程度和阴道口的完整性有关,大小与阴道的长度及宽度有关。需要根据每个患者的脱垂程度和阴道、会阴条件,选择合适的类型和大小。

1. 子宫托类型的选择　脱垂程度轻、会阴条件好者试戴支撑型的成功率高。脱垂程度重但会阴条件好者也可先选择支撑型子宫托。当支撑型试戴失败后,再选择空间填充型子宫托。

2. 子宫托大小的选择　可用手指或测量器测量阴道的宽度和深度来选择托的大小。对中国人群而言,临床上最常用的环形子宫托直径为 64 mm 和 70 mm,茎杆形子宫托直径为 51 mm 和 57 mm。一般情况下推荐从中间的型号开始试戴，如果不合适再调整[1]。

3. 子宫托的试戴　患者选择子宫托后，必须通过试戴才能保证有好的效果。初次在门诊由医生选择子宫托的类型和大小，告知和指导患者或家属取放方法。试戴时患者取膀胱截石位，将子宫托平行放入阴道达穹隆处，使子宫托与阴道壁之间可容1指。试戴的子宫托颜色为黄色，不可长时间（<30 min）使用。试戴合适后患者可带回家练习，每天自己学习取放2次。3天左右后返回门诊，让医生了解试用情况。如试戴合适，需更换为正式的硅胶子宫托，颜色为粉色。如果不合适，可更换类型或大小后再试戴和评估。一般选择能够舒适佩戴的大号子宫托（图28-3、图28-4）。

4. 子宫托合适的标准　放置子宫托后脱垂复位，在患者咳嗽、用力、运动和大小便时不脱出，无不适感，不影响行动及大小便，满足以上

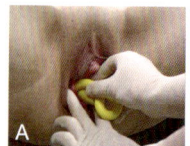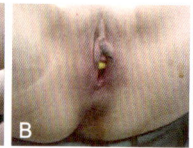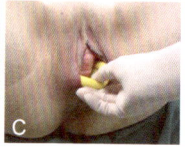

图 28-3　环膜形子宫托的放置和取出

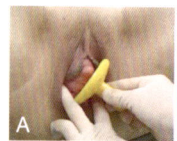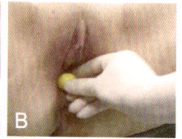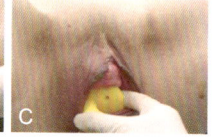

图 28-4　茎杆形子宫托的放置和取出

条件者为佩戴合适。如患者增加腹压后子宫托脱出，说明子宫托偏小；如患者有排便困难或有异物感，说明子宫托偏大，需要更换型号或大小。试戴子宫托的患者需要在医院试戴时能自行排尿后再回家。

五、随访时间

建议环形子宫托每 3～6 个月随访一次，茎杆形及面包圈形子宫托最好每 4～6 周随访一次，立方体形子宫托需要每晚取出清洗，并需要经常随访。对于依从性差、出现泌尿系症状或其他并发症的患者，需要更加严密地随访。使用子宫托一段时间后，随着症状和体征的改变，有可能需要更换型号。一般建议在连续使用 5 年后或子宫托有损坏的情况下更换。

六、注意事项

1. 有阴道或宫颈溃疡、炎症的患者，需经治疗后佩戴。取下子宫托后，用肥皂水和清水（可用消毒液消毒后）清洗后再使用。

2. 安放子宫托前需要排空膀胱，不同类型的子宫托的安放和取出方法不同。阴道干燥者，可在放置前涂抹润滑剂。

3. 佩戴的正式子宫托可视个人情况每 2～3 周清洗一次。国外资料显示最长时间可达 3～6 个月。如白带增多，有异味，需增加清洗频率。适当局部使用雌激素有利于长期使用子宫托。

4. 佩戴过程中若出现疼痛、阴道出血、异常分泌物或排尿、排便困难，需及时到医院就诊。

5. 需要在使用前和使用后每年做宫颈细胞学检查。

6. 必要时需家庭成员辅助取放。

环膜形子宫托和茎杆形子宫托的放置和取出见图28-3和图28-4。

七、成功率

文献报道子宫托的成功率为41%~87%。有研究表明[2]，在使用子宫托的患者中，子宫脱垂者的成功率最高，阴道前壁膨出者次之，阴道前后壁膨出者成功率最低。局部使用雌激素是成功坚持使用的重要因素。对戴子宫托、无雌激素使用禁忌的患者应常规局部使用雌三醇软膏。另有研究表明，如阴道长度较短（≤6 cm）以及阴道口较宽（4指宽），放置子宫托后失败的可能性大[3]。此外，有子宫切除术史及经产次数多也被认为是子宫托放置失败的高危因素。

八、并发症

使用子宫托者最常见的并发症为分泌物增多、异味、溃疡及出血等。症状轻者，经过合理治疗后多可好转。少见的严重并发症多与不合理使用子宫托有关，如长期放置而忽略取出的患者，可发生子宫托阴道嵌顿、移位、膀胱阴道瘘或直肠阴道瘘等[4]。另外，也有报道子宫托引发急性肾衰竭的个例[5]。

（杨俊芳　韩劲松）

参考文献

[1] 杨俊芳, 韩劲松. 硅胶子宫托治疗盆腔器官脱垂的临床研究. 中华妇产科杂志, 2012, 47(7): 529.

[2] Hanson LAM, Schulz JA, Flood C G, et al. Vaginal pessaries in managing women with pelvic organ prolapse and urinary incontinence: patient characteristics and factors contributing to success. Int Urogynecol J Pelvic Floor Dysfunct, 2006, 17(2): 155-159.

[3] Trowbridge ER, Fenner DE. Conservative management of pelvic organ prolapse. Clin Obstet Gynecol, 2005, 48(3): 668-81.

[4] Lim BK, Collaris R RJ. Migration of a hodge pessary into the abdominal cavity; a rare complications. J Obstet Gynaecol Res, 2008, 34(3): 436-438.

[5] Onyemekeihia UR, Esume CO, Oladele CO, et al. Herbal vaginal pessary induced acute renal failure. Indian J Nephrol, 2009, 19(4): 158-160.

第二十九章
女性盆底康复治疗

女性盆底康复治疗（pelvic floor rehabilitation, PFR）指综合运用物理康复治疗手段，促进盆底神经、肌肉和筋膜等的恢复，改善、重建或恢复女性盆底结构和功能，预防和治疗女性盆底功能障碍性疾病的治疗方法[1]。女性盆底康复治疗是防治女性盆底障碍性疾病的首选措施。

一、女性盆底康复治疗的方法

物理康复治疗通常用于急、慢性肌肉骨骼损伤的复健。女性盆底康复治疗常用的方法包括主动性物理疗法和被动性物理疗法。

（一）主动性物理疗法

主动性物理疗法主要包括运动疗法和生物反馈技术，主要指患者通过一定的频率、强度及疗程的治疗，有意识地主动缩放盆底肌，达到促进肌肉力量和耐力、增加肌肉协调性以及促进肌肉放松的效果。

1. 运动疗法　盆底康复治疗最主要的运动疗法是盆底肌肉锻炼（pelvic floor muscle training, PFMT）。主要应用于产后常规康复、预防盆底功能障碍、治疗尿失禁和轻中度盆腔器官脱垂以及改善性生活质量等，是盆底障碍性疾病的重要非手术治疗方法。

（1）凯格尔（Kegel）训练法：为最经典、最基本的盆底康复方法。指患者通过一定的收缩频率、强度及疗程，有意识地主动缩放盆底肌肉。方法为做缩紧肛门的动作，每次收紧不少于3 s，然后放松 2~6 s。连续做 15~30 min，每日做 3 次；或每日做 150~200 次，持续 3 个月或者更长[2]。凯格尔训练法不受时间、地点及体位的限制，经济、简便易行，是盆底康复的首选方法和主要方法。但该法有时较难持之以恒，停止训练后疗效持续时间不确定，不适用于有精神、心理及神经障碍而无法配合者，以及盆底肌力差不能有效收缩者、肌肉疲劳或肌肉痉挛者。在专业人员指导督促下的盆底肌训练能获得更理想的效果。

（2）其他盆底肌锻炼方法：有腹式呼吸、桥式运动和核心功能运动等。其中，在腹内压增加的日常活动之前或期间有意且有效地进行盆底肌肉收缩（又称 Knack 法）也是自身盆底肌肉锻炼的一部分。

2. 生物反馈（biofeedback）疗法　生物反馈疗法指通过提供反馈信息，指导患者进行正确的盆底肌肉训练的各种治疗方法。生物反馈疗法能够有效地控制不良的盆底肌肉收缩，并对这种收缩活动进行纠正和改进。近 40 年来，生物反馈技术已被广泛用于盆底康复治疗中。常用的生物反馈疗法包括初级的手法康复疗法、盆底康复器疗法、高级的肌肉生物反馈、膀胱生物反馈、A3 反射及场景生物反馈等疗法。

生物反馈疗法的优势在于：医师能够根据患者的诊断结果使用合适的生物反馈疗法，建立适合患者的生物反馈的个体化生物反馈模式，同时根据疾病的机制和病理等情况，制定新的多种、标准化及程序化治疗模式。

（1）手工康复疗法：手工康复疗法根据1948年凯格尔所推荐的方法进行了改良。医师用手工方法指导患者进行盆底肌肉锻炼，只适合于最初的肌肉锻炼，可以单独使用，或者同其他技术一起使用。包括下列阶段：

① 唤起肌肉知觉：医师将手指按在患者会阴的中心腱上，保持一定的压力，观察中心腱的弹性。将中指和示指放在患者阴道穹隆后部，后退1.5 cm处6点钟位置，以收缩放松的反射模式唤醒盆底深层肌肉群，并教会患者在家里使用一个镜子，模仿上述锻炼。

② 提高肌肉收缩质量：让患者进行盆底肌肉单独收缩，医师通过手触或者肉眼检查腹部或臀部肌肉是否收缩，教会患者在盆底肌肉收缩的同时放松腹部和臀部肌肉。

③ 锻炼盆底肌肉：医师要求患者进行盆底肌肉收缩练习，运用肌肉不疲劳和肌肉对抗的概念，逐步增加肌肉收缩的持续性。

④ 腹压增加时的训练：当患者盆底肌肉肌力达到4级以上时，在不同腹部压力增加的情况下（如大笑、咳嗽、跳跃和按压腹部肌肉等），练习下腹部肌肉和盆底肌肉协调收缩。

（2）盆底康复器疗法：是借助辅助工具通过增加盆底肌的负重训练而加强盆底肌肉功能，属于初级的生物反馈。

盆底康复器又称阴道哑铃,是由医用材料制成的一种可以反复使用的圆锥体或球体。可将其放置在阴道内,尾部有一根胶绳,以方便取出。盆底康复器常分为五个重量级,编号为1—5,重量逐步增加。选择一个适合患者盆底肌肉力量的康复器。标准是患者收缩盆底肌肉时康复器不会从阴道里脱出。一般患者的肌力是1级就用1号的康复器,依次类推。

训练时从最轻或直径最大的球囊开始,逐渐增加重量或改换直径较小的球。操作方法如下:选择合适型号的盆底康复器并清洗干净。将其涂上润滑剂,取仰卧位或蹲位放入阴道内1指深度,将尾部胶绳留在阴道外以备取出。收缩阴道后站立,两腿如肩宽,控制盆底康复器不滑出,避免使用腹部、臀部及腿部肌群。练习原地踏步、下蹲、行走、上下楼梯、咳嗽和跳跃,每次10~20 min。锻炼结束后,采取仰卧位或蹲位,手拉胶绳,将康复器取出,清洗、晾干后下次备用。推荐的方案为每次15 min,每天1次,持续3个月,80%的患者可获成功。

盆底康复器疗法有简单易行、安全、无不良反应及方便有效等特点,不受场地、时间和技术等限制,可作为长期居家康复训练方法。国外关于阴道康复器的疗效研究主要集中在尿失禁和性功能障碍的患者,国内目前更倾向于使用阴道康复器结合生物反馈和电刺激技术进行综合的盆底康复治疗。

(3)肌肉生物反馈疗法:生物反馈是借助电

子仪器将某些生理功能加以描记并转换为声、光等可被察觉到的信号,并将模拟的声音或视觉信号进行反馈,使患者学会自主控制盆底肌的收缩与放松,同时有利于盆底康复工作者更好地指导患者掌握正确的锻炼方法。

肌肉生物反馈疗法使用压力治疗头或者肌电治疗头进行盆底肌肉电信号的记录和指导患者盆底肌收缩。同时,这些生物反馈仪还配有表面电极,记录腹肌和内收肌等收缩情况。肌肉生物反馈是使用得最多的康复疗法,补充了人工康复疗法的不足。可通过生物反馈仪器检测盆底肌肉电信号活动。

训练方法及建议方案为:

Ⅰ类肌纤维生物反馈疗法:从 3 s 开始训练,收缩 3 s,休息 3 s,逐渐加强,至达到收缩 30 s,休息 30 s,治疗时间为 10~15 min。

Ⅱ类肌纤维生物反馈疗法:快速收缩 1 次,休息 2~3 倍,收缩时间逐渐加强,至可达到快速收缩 10 次,休息时间仍为 2~3 倍收缩时间,治疗时间为 10~15 min。

(4)膀胱生物反馈疗法:是将导尿管插入膀胱内,自然或是人为充盈膀胱,在膀胱充盈过程中,通过与导尿管连接的三通管来显示逼尿肌收缩情况和压力变化。通过检测肌电图,显示充盈过程中盆底肌收缩情况,再通过视觉传输给患者,使患者学习通过收缩盆底肌来中断逼尿肌收缩及压力升高,并学会在充盈期抑制盆底肌收缩。

训练方法:膀胱生物反馈疗法使患者在使用

盆底肌肉收缩时,能够肉眼观察到膀胱收缩的轨迹。该技术具有非常好的生理作用,能够很快地调节控制膀胱的反射。

(5) A3反射模拟:A3反射模拟是控尿反射中非常重要的反射。当膀胱储存尿液到一定程度时,膀胱逼尿肌收缩,膀胱压力增加,身体反射性收缩盆底肌肉,从而反射性地抑制膀胱逼尿肌收缩,让膀胱可以容纳更多的尿液。通过A3反射曲线,可训练患者在咳嗽时控尿的能力。

训练方法:通过仪器设备模拟A3反馈曲线,嘱患者按照模块收缩盆底Ⅰ类肌纤维。在此过程中嘱患者咳嗽,训练盆底肌肉收缩,使盆底肌肉收缩的峰值早于咳嗽时的腹压峰值。

(6) 场景生物反馈:正常情况下,患者在咳嗽、打喷嚏、搬重物或爬楼梯等场景下,腹压突然增加,膀胱压力也随之增加(膀胱逼尿肌没有收缩),身体反射性地收缩盆底肌Ⅱ类肌纤维,使尿道压力增加,以抵抗因腹压增加造成的膀胱压力突然增加时出现的漏尿。

针对患者不同场景存在漏尿的情况,选择所需的检测模块,使用各种模拟场景反射曲线,如提重物或上下楼梯等动作,训练患者在各种情况下的盆底肌肉收缩能力。

(二)被动性物理疗法

被动性物理疗法也称物理因子治疗,包括电刺激疗法、磁刺激和激光治疗等。

1. 电刺激疗法(electrical stimulation) 盆底电刺激疗法的原理为通过电流刺激盆底相关神

经，引起所支配的肌肉收缩，或通过刺激盆底肌周围神经，使神经传导加强，间接引起肌肉收缩和筋膜刺激。应根据治疗目的选择电极。最常用的是置于阴道内且距盆底肌较近、电阻较低的阴道电极。在治疗慢性盆腔痛或尿潴留时可选用皮肤电极，治疗排便失禁等后盆腔功能障碍时，可选用肛门电极。电刺激有多种形式，应用于盆底康复治疗的主要是低频电流刺激，其主要参数有波型、频率、脉冲宽度、占空比、上升沿和下降沿时间。不同盆底纤维电刺激的频率、脉宽和间隔时间比值不同，需根据患者的病情及肌纤维功能状况来设定电刺激参数。

（1）肌肉电刺激：肌肉电刺激可以有针对性地加强某些肌群的训练，进一步提高患者收缩肌肉的力量，主要方法有以下几种：

1）唤起肌肉本体感受器：先行盆底肌肉肌力的电诊断，如盆底肌力0级，采用电刺激唤醒肌肉本体感受器，治疗分4个阶段循环进行，即低频脉冲电刺激盆底肌，伴或不伴盆底肌的自主收缩→休息→生物反馈盆底肌主动收缩（肌电图模拟模块指导）→休息（不断进行上述循环达10~20 min）。

2）横纹肌（骨骼肌）的电刺激

① 针对不同的肌纤维采用不同形式的电刺激：

- Ⅰ类肌纤维：常用交流电、双相的长方波，电刺激频率8~32 Hz，脉宽320~740 μs，休息时间（R）=工作时间（T），治疗时间10~15 min。

- Ⅱ A 类纤维：选用交流电、双相的长方波，电刺激频率 20~50 Hz，脉宽 160~320 μs，R=2T，治疗时间 5~10 min。
- Ⅱ B 类纤维：选用交流电、双相的长方波，电刺激频率 40~80 Hz，脉宽 20~160 μs，R=3T，治疗时间 5~10 min。

② 针对不同的肌群采用不同形式的电刺激：

- 肌肉萎缩、不会自主支配收缩盆底肌肉收缩者的电刺激：电刺激参数采用交流电、双相的长方波，低频频率 20 Hz，脉宽 500 μs，R=T，总时间 10~25 min。
- 括约肌的电刺激：由于快速反应需要，尿道横纹括约肌大部分为Ⅱ类肌纤维，常用去极化的长方形两相电流进行电刺激治疗，效果明显。
- 膀胱逼尿肌的电刺激：膀胱充盈和排尿阶段共有 12 个反射，其中 A3 反射指盆底肌肉收缩，抑制膀胱逼尿肌收缩（抑制副交感神经），可引起膀胱再次充盈。通过电刺激盆底肌模拟这种反射原理，反射性地使膀胱逼尿肌抑制，逐步得到膀胱的再次充盈。在膀胱过度活动及急迫性尿失禁的康复疗法中可以使用盆底肌肉治疗头。对于不能使用阴道治疗头的患者，可以使用皮肤电极。将两个电极放在腹股沟上方，两个电极放在大腿内收肌的位置。在此交叉区域中，提供 5~10 Hz 的低频电流。

③ 平滑肌的电刺激：通过刺激血管平滑肌收缩和松弛，治疗尿潴留，改善下肢水肿，以及预防静脉栓塞和乳胀痛等。此外，可以改善子宫内膜和子宫肌层的血液循环，促进组织修复和生

理功能恢复。

（2）神经电刺激：神经电刺激的方法有很多，包括经皮神经电刺激（transcutaneous electrical nerve stimulation, TENS）、外周神经电刺激疗法（peripheral nerve stimulation, PNS）、深部脑刺激（deep brain stimulation, DBS）、脊髓电刺激（spinal cord electrical stimulation, SCES）、经皮脊髓电刺激（transcutaneous electrostimulation, TSE)和运动皮质刺激（motorcotexstimulation, MCS）等，盆底康复治疗最常用的是前两种。神经肌肉电刺激是利用电流作用于受损的神经肌肉组织，通过一系列效应对神经肌肉的修复产生积极的影响，来促进神经的再生，防止肌肉的萎缩，控制神经疼痛。虽然电刺激疗法是最早用于盆底康复的方法，但目前尚未统一电刺激参数及制定规范化的流程，还需进一步临床研究和循证医学探讨。

① 经皮神经电刺激：TENS 是基于闸门控制理论而产生的一种治疗方法，主要通过完整的皮肤表面，应用程序脉冲高低频率电流进行电刺激，兴奋 AB 纤维来抑制细纤维的疼痛刺激上传，缓解疼痛症状，达到镇痛效果。主要用于慢性盆腔痛、性交疼痛、产后子宫复旧痛、手术瘢痕痛、乳胀痛和膀胱过度活动症等。经皮神经电刺激一般无须植入装置，安全有效、使用方便，易于被患者所接受。但其刺激部位主要在局部，达不到整体调节的作用。

② 外周神经电刺激疗法：该方法直接刺激皮下组织，通过皮肤和肌肉传导电脉冲来抑制疼

痛，是治疗交感神经介导的慢性疼痛综合征和外周单一神经病变引起的顽固性疼痛的重要方法。外周神经电刺激分为经表皮和植入式两种，主要通过刺激外周神经，如骶神经、阴部神经和胫神经等来调控膀胱、尿道和直肠的神经及功能，用于治疗顽固性排尿功能障碍、排便障碍和慢性盆腔痛后可使疼痛缓解，症状改善。外周神经电刺激疗法通过电刺激刺激盆底神经纤维，借助突触连接对原有的神经反射产生干预，进而调节膀胱、尿道和直肠等盆底诸多结构和功能的作用。但植入式神经电刺激属于有创治疗，价格昂贵，需要注意评价其并发症和长期应用效果。

2. 磁刺激（magnetic stimulation） 磁刺激是近年渐受关注的神经肌肉刺激技术。与电刺激相比，其刺激能量不受电阻衰减，穿透性强，不需要电极，但目前临床上尚未大规模地开展。磁刺激技术主要用于排尿功能障碍、排便功能障碍和慢性盆腔痛等。

（1）作用原理：是一种基于法拉第电磁感应定律的技术，通过瞬息动态的电磁脉冲刺激盆底神经纤维去极化产生神经冲动，使其所支配的盆底肌肉收缩，并通过对盆底神经末梢和运动终板的重复活动来增强盆底肌肉力量。

（2）治疗方法：该技术并不需要阴道或肛门治疗头。患者坐在装有磁性发射器的治疗椅上，将会阴部位放于治疗椅的中心，盆底肌和括约肌正好位于脉冲磁场区域的作用轴上。

3. 点阵式 CO_2 激光治疗　点阵式 CO_2 激光为气体激光器，用波长为 10.6 μm 和 9.6 μm 的

CO_2 激光光束爆破式和矩阵状排列辐射皮肤黏膜,使其很快愈合。这种治疗方式可使胶原纤维和弹性纤维增生重新排列,使Ⅰ、Ⅲ型胶原纤维含量接近正常比例,使病理性瘢痕组织的结构发生改变,逐渐软化并恢复弹性。

(三)其他疗法

1. 行为疗法

(1)生活方式干预(life style interventions):生活方式干预主要包括减轻体重、戒烟,禁止饮用含咖啡因的饮料,生活起居规律,避免强体力劳动(包括提拎和搬动重物),以及避免参加增加腹压的体育活动等。

(2)膀胱功能训练(bladder function training):膀胱功能训练是通过改变排尿习惯调节膀胱功能,指导患者记录每日的饮水和排尿情况,填写膀胱功能训练表,有意识地延长排尿间隔,使患者学会通过抑制尿急而延迟排尿。膀胱训练的关键部分是制订排尿计划。回顾患者的排尿日记后,初步选择适当的最长排尿间隔。然后指导患者醒来后排空膀胱,白天时每当排尿时间来临排尿(如每 30~60 min),逐渐(通常每周一次)延长排尿间隔,直到每 2~3 h 排尿一次。本方法对有压力性尿失禁和逼尿肌不稳定的混合性尿失禁有一定疗效。

(3)尿急控制训练:可指导她们分散注意力或放松,直到排尿时间到来。有效地分散注意力的方法包括思维锻炼(如做数学题)、深呼吸或无声地"唱"一首歌。主要目的是避免在严重尿急时快速跑向洗手间。另一种方法是快速收缩盆底肌肉数次,这样通常能减轻尿急感。

2. 按摩疗法

(1)适应证:按摩疗法可有效地缓解盆底肌肉的痉挛和疼痛,是肌肉高张型盆底肌筋膜综合征的重要康复方法,适用于任何存在盆底肌肉筋膜疼痛的盆底障碍性疾病患者。

(2)操作流程

① 患者取平卧位或膀胱结石位,两膝弯曲外展。

② 手涂润滑剂,以大拇指指腹按摩会阴中心腱外侧及两侧大小阴唇。将大拇指或示指与中指置于阴道内,按摩肛提肌。

③ 找到肌肉筋膜的扳机点,力度适中,由轻至重,由浅至深,以患者感觉舒适、有热胀感为宜。

④ 每次 30 min,每个疗程 10~15 次。

(3)慎用情况:该法慎用于体内激素水平低下、局部黏膜菲薄或有溃疡者,应避免来回摩擦或按摩损伤处的表面组织。

二、盆底康复治疗的整体观念和流程

盆底康复治疗是集评估、康复评定和效果评价于一体的康复医学,注重用整体的理念和规范化流程来将康复医学、预防医学和临床医学有机地结合。

(一)适应证及禁忌证

1. 适应证

(1)为预防盆底功能障碍发生,作为产后女性的常规性盆底康复,特别是妊娠及分娩时对盆底组织有明显损伤的患者。

(2)压力性尿失禁患者及轻中度盆腔器官脱垂患者。

(3)存在盆底功能障碍相关的临床不适,如下腹部不适、排尿异常、排便异常、性生活障碍及慢性疼痛等与盆底功能相关的异常。

(4)不耐受或不愿意手术的盆底功能障碍患者。

2. 禁忌证

(1)产后恶露、月经期或其他阴道出血时。

(2)孕妇或计划妊娠者。

(3)泌尿生殖道感染急性期。

(4)泌尿生殖器或结直肠恶性肿瘤。

(5)存在伤口感染或裂开的风险。

(6)盆底完全失去神经支配。

(7)过去6个月有盆底手术史,或严重盆腔痛,插入电极后有不适感。

(8)脑电图异常,存在痴呆、癫痫发作、精神或心理障碍,不能配合诊疗者。

(9)装有心脏起搏器或存在严重心律失常者。

(10)有其他不确定病史,请相关专家会诊后,有康复禁忌证。

因此,盆底康复治疗不可盲目进行,需要妇

产科医师进行谨慎评估。

(二)基础评估

盆底康复的基础评估内容包括一般资料、病史、症状、体格检查、实验室及影像学检查。

1. 病史采集

(1)基本信息

① 一般资料:年龄、体重(kg)、身高(cm)、家庭住址、职业、长期服务及随访联系方式等。

② 月经情况:月经周期、月经量、有无痛经及末次月经时间等。

③ 孕产情况:妊娠次数、分娩次数、分娩日期、分娩方式、婴儿体重(kg)和麻醉方式等,生产过程中是否有会阴切开、阴道撕裂、阴道助产(产钳或胎头吸引术)、胎盘残留和清宫以及胎盘娩出时间、产时出血(ml)、产后出血(ml)、产后出血止血方式及第二产程时间等。

(2)病史

1)现病史:脱垂、排尿、排便和性功能等盆底功能障碍主要症状。

2)既往其他有关病史

① 有泌尿、消化系统手术或感染及治疗史。

② 呼吸系统:慢性咳嗽等。

③ 内分泌系统:甲状腺功能亢进、糖尿病和多囊卵巢综合征。

④ 心血管系统:高血压、心脏病和起搏器等情况。

⑤ 生活习惯:吸烟、饮酒、咖啡、浓茶、

大麻和其他。

⑥其他:过敏性食物和药物使用情况。

2. 体格检查

(1)一般检查:常规性检查。

(2)专科检查

1)外阴情况:皮肤情况,阴毛分布,外阴发育是否正常,小阴唇和处女膜分离情况,以及会阴中心腱的位置。

2)阴道和宫颈情况:检查阴道分泌物情况,阴道组织完整性(是否有溃疡)和宫颈情况。

3)做Valsalva运动时

①阴道膨出或脱垂:阴道前壁(膀胱膨出)、子宫颈、阴道穹隆和阴道后壁(直肠膨出)。

②是否有尿道下移。

③是否有尿液自尿道口喷出。

④是否有粪便或气体自肛门喷出。

⑤会阴体活动度:正常或活动度大。

3. 实验室检查 根据患者的病情选择性地进行血和尿常规、尿培养、阴道分泌物检查,以及内分泌、血生化、血糖检查等。

4. 盆底组织影像学检查 利用盆底三维超声和MRI评估盆底肌的形态学变化。

(三)盆底康复评定

盆底康复评定是对不同程度慢性盆底组织损伤患者的功能状况及其水平进行定性和(或)定量描述,对其结果做出合理解释的过程。

1. 客观性康复评定

(1)体征

① 阴道松弛分度[3]：
- 正常：阴道横径能并列容纳2指以下；
- 轻度松弛：阴道横径能并列容纳2~3指；
- 中度松弛：阴道横径能并列容纳3~4指；
- 重度松弛：阴道横径能并列容纳4指以上，或合并有会阴Ⅱ度旧裂伤或阴道前后壁中度以上膨出者。

② 阴道松紧度分级[3]
- Ⅰ级：阴道中下段弹性好，肛提肌收缩力强，阴道横径可容2指；
- Ⅱ级：阴道中段松弛，肛提肌收缩力弱，但阴道口横径可容2指；
- Ⅲ级：阴道中下段及阴道口横径均可容2指以上，阴道缩肌收缩力弱或消失。

③ 盆腔器官脱垂评定：POP-Q评分。

④ 下尿路评估：棉签试验、诱发试验、膀胱颈抬举试验和尿垫试验。

⑤ 下消化道：肛门括约肌张力。

⑥ 神经系统检查：骶神经反射（球海绵体反射）。

（2）盆底肌力评定：肌力（muscle strength）指肌肉收缩时产生最大的力量，又称绝对肌力。肌肉持续性维持一定强度的等张收缩或做多次一定强度的等张收缩的能力称为耐力（endurance）。耐力可分持续耐力和重复耐力，其大小可以用从开始收缩直到出现疲劳时已完成的收缩总次数或所经历的时间来衡量。肌力的测定方法很多，用于盆底肌力测试的方法有：

1）手法肌力测试（manual muscle testing,

MMT）

为了了解骨骼肌的肌力，最早于1916年由Lovett提出了手法肌力测试。通过观察肌肉在不同阻力条件下的运动情况和克服阻力的能力来确定肌力的大小，现在常用的评级方法有：

① 简易4级评分法：被国际尿控学会（ICS）认可简单的4级评分方法：缺失（absent）、减弱（weak）、正常（normal）及增强（strong）。

② 分类型盆底肌力测试（表29-1）：分类型盆底肌力测试是国内外比较通用的方法之一，根据盆底肌肉收缩强度及持续的时间来测定盆底肌力，能收缩并持续4~5s为正常。此方法既可以了解盆底肌收缩的质量，也可以了解盆底肌Ⅰ类肌纤维的持久收缩能力以及Ⅱ类肌纤维在一定时间内的快速重复收缩能力。

表29-1 盆底及肌力分级

分级	收缩质量	保持时间（Ⅰ类肌，s）	收缩次数（Ⅱ类肌，s）
0级	无	0	0
1级	颤动	1	1
2级	不完全收缩	2	2
3级	完全收缩，没有抵抗	3	3
4级	完全收缩，具有轻微抵抗	4	4
5级	完全收缩，具有持续抵抗	≥5	≥5

③ Laycock改良牛津评分法（modified Oxford scale, MOS）

Laycock 改良牛津评分法将肌力分为 6 级：

0 级：没有收缩（no contraction）；

1 级：收缩感（licker）；

2 级：微弱收缩（weak）；

3 级：中等度收缩伴有盆底肌的上提（moderate with lift）；

4 级：良好的收缩伴有盆底肌的上提（good with lift）；

5 级：强有力的收缩伴有盆底肌的上提（strong with lift）。

④ PERFECT 盆底肌指检方法（表 29-2）：PERFECT 盆底肌指检方法不仅可以评估盆底肌的肌力，还可以评估盆底肌的耐力、协同收缩和反射性收缩的能力。

虽然该方法操作较复杂，但是由于不需要仪器就能对盆底肌进行较全面的评估，因此是一项值得在临床上推广的指检方法。

2）仪器测量：仪器测量可以避免手法测量中的人为因素，还可以数字化显示具体数值，便于分析和对比。

① 类型

• 压力测量：通过气囊、传感器和专用描记仪等，运用生物力学原理，测量尿道、阴道和肛门内压力，评估盆底肌肉的控制力和强度。目前有简易的仪表型和数字化的专用仪器测量。常用的测量指标有：阴道静息压力、最大阴道动态压力、Ⅰ类肌纤维耐力及疲劳度、Ⅱ类肌纤维耐力及疲劳度、盆底肌与腹肌收缩协调性。

• 肌电测量：使用腔内（阴道或直肠）表面

表 29-2　PERFECT 盆底肌指检方法 [4]

评估内容	评估方法	结果
肌力 (Power, P)	将示指放入阴道内 4~6 cm，置于 4 点钟和 8 点钟方向，分别嘱患者进行阴道最大自主收缩。根据改良牛津肌力分级系统（0~5 级）评价肌力	改良牛津肌力分级 0~5 级
耐力 (Endurance, E)	选择 4 点或 8 点钟位置肌力较大的位置，将示指放入阴道内 4~6 cm，嘱患者进行阴道最大自主收缩并保持，计数阴道最大自主收缩肌力下降至 50% 之前所保持的时间（以秒计算）	0~10 s
重复收缩能力 (Repetition, R)	手法同上。嘱患者进行阴道最大自主收缩并保持 5 s，间隔 4 s 后再做一次，记录一共能进行的次数（0~10 次）。如阴道最大自主收缩肌力下降至 50% 或不能保持 5 s 则不再继续。超过 10 次可以不再继续	0~10 次
快速收缩能力 (Fast, F)	休息至少 1 min 以上。手法同上。嘱患者尽可能快和强有力地进行快速收缩 - 放松活动次数（0~10次），记录次数。超过 10 次可以不再继续	0~10 次
阴道后壁抬高 (Elevation, E)	将示指和中指置于阴道后壁，嘱患者进行阴道最大自主收缩，感受患者的阴道后壁是否向上抬举 正常情况：可以感受到明显的向上抬举感	是 / 否
下腹部协同收缩 (Co-contraction, C)	下腹部肌肉协同收缩，在进行盆底肌指检时，可以将另一只手放在下腹部，感受患者的下腹部肌肉与盆底肌的协同收缩 正常情况：下腹部肌肉参与	是 / 否
同步 (Timing, T)	取仰卧位，暴露会阴。嘱患者咳嗽，观察咳嗽的同时会阴是否向上抬举，肛门是否向内聚拢 正常情况：当患者咳嗽时，可以看到患者的会阴向上抬举，肛门内聚	是 / 否

电极，通过专用仪器描记盆底肌动态肌电图，了解盆底肌的整体功能，以及各类型肌纤维的功能。可以数字化显示，以便于统计和分析。常用的测量指标有：最大收缩肌电位、I类肌纤维耐力及疲劳度、II类肌纤维耐力及疲劳度、盆底肌与腹肌收缩协调性。

② 指标判定标准（表 29-3）

表 29-3 测量指标判定标准

	正常	异常
阴道动态压力	80～150 cmH$_2$O	<80 cmH$_2$O >150 cmH$_2$O
阴道肌电位	静息电位：0～4 μV 动作电位：20～30 μV	静息电位>4 μV 动作电位<20 μV 动作电位>30 μV
I类肌肌力	III级以上	小于III级
II类肌肌力	III级以上	小于III级
I类肌疲劳度	0	负值
II类肌疲劳度	0	负值
A3反射	盆底肌早于或同时与腹肌收缩	盆底肌晚于腹肌收缩

（3）盆底肌张力评定：肌张力（muscle tone）是指人体在安静休息的情况下，肌肉保持一定紧张状态的能力。必要的肌张力是维持肢体位置以及支撑体重所必需的，也是保证肢体运动控制能力、空间位置以及进行各种复杂运动所必需的条件。对盆底肌可以使用阴道内张力器，通过专用测量仪器了解盆底肌张力情况。

1）手法肌张力测试：常用的分级方法有神

经科分级(表 29-4)。

表 29-4 肌张力的神经科分级方法

级别	表现
0 级	肌张力降低
1 级	肌张力正常
2 级	肌张力稍高,但肢体活动未受限
3 级	肌张力高,肢体活动受限
4 级	肌肉僵硬,肢体被动活动困难或不能

根据被检测者肌张力与正常肌张力水平的比较,可将肌张力异常分为三种情况:

① 肌张力低下(弛缓):肌张力低于正常静息水平。

② 肌张力过高(痉挛):肌张力高于正常静息水平。

③ 肌张力障碍:肌张力损害或障碍,如齿轮样强直和铅管样强直。

2)仪器盆底肌张力测量:通过盆底肌张力功能来评价盆底肌肉、筋膜和结缔组织张力的病理改变以及肌肉的主动收缩功能。仪器测量指标具有客观性、可量化和重复性强的优势。

3)评价指标:评价指标包括盆底肌静态张力、盆底肌动态张力、盆底肌收缩力及Ⅱ类肌纤维反射(表 29-5)。

(4)尿动力学检查详见第二章。

(5)肛肠动力检查:详见第二章。

2. 主观性康复评定 根据患者的具体病情酌情选择相关症状的问卷(详见第三十三章)。

表 29-5 盆底肌张力评价指标

评价指标	定义	正常范围
盆底肌静态张力	指人体在安静状态下，充分放松盆底肌时肌肉保持的紧张度。它是维持盆底肌正常活动的基础	$221 \sim 259 \text{ g/cm}^2$
盆底肌动态张力	指人体主动收缩盆底肌时肌肉的紧张度。它是保证肌肉运动的速度、力量和协调的基础	卵泡期 450 g/cm^2，排卵期 600 g/cm^2
盆底肌收缩力	患者有意识地收缩盆底肌肉时的收缩力量	张力计张开 $5°$ 时盆底肌收缩力（平均值）：200 g/cm^2，张力计张开 $10°$ 时盆底肌收缩力（平均值）：200 g/cm^2
Ⅱ类肌纤维反射	又称肌牵张反射，指骨骼肌在受到外力牵拉时引起受牵拉的同一肌肉收缩的反射活动。牵张反射的反射弧为：感受器（肌梭、腱梭）→传入神经→中枢（脊髓前角 α 运动神经元）→传出神经→效应器（同一肌肉的梭外肌）。表现为受牵拉的肌肉发生紧张性收缩，阻止被拉长。这一反射在控尿功能中发挥重要作用	Ⅱ类肌纤维反射：正常值（在 $5°$ 时曲线出现折点为正常，如果延后出现或不出现，则为异常）

其他还包括排尿日记、大便症状日记、疼痛问卷、疼痛位置标志示意图及盆底功能随访表等。

3. 疗效评价　盆底康复治疗疗效包括主观性评价和客观性评价两部分。主观性评价包括症状缓解、有关症状问卷及生活质量问卷改善等。客观性评价包括体征恢复、POP-Q 评分等情况的改善及辅助检查指标的改善等。另外，可以使用症状日记作为疗效评价中主要结局变量和次要结局变量的资料来源，使用整体印象改善度等进行患者主观评价盆底康复治疗的效果。

4. 随访及管理　随访内容包括症状、功能影响、体检及出现新的病情等情况，必要时进行系统盆底功能评估。可使用电话和医院复诊等方式建立长期随访方式。回访时间根据患者的病情不同进行个体化随访，建议采用 3 个月、6 个月及 12 个月的随访周期进行随访观测和记录。

5. 盆底康复流程（图 29-1）。

总之，在女性盆底功能障碍性疾病的诊治中，盆底康复治疗具有高效和低风险的特点，盆底康复治疗作为一个新的领域，有其特殊性，如何达到个体化治疗，获得更理想的疗效，需要更多的临床实践和总结。

6. 个体化康复治疗

（1）个体化康复原则[5]

1）用电刺激提高肌肉纤维数量，最大肌电位在 25 μV 以上。

2）提高肌肉本体感受器的敏感性，改善肌肉包括血液循环、性激素低下、神经受损和肌肉

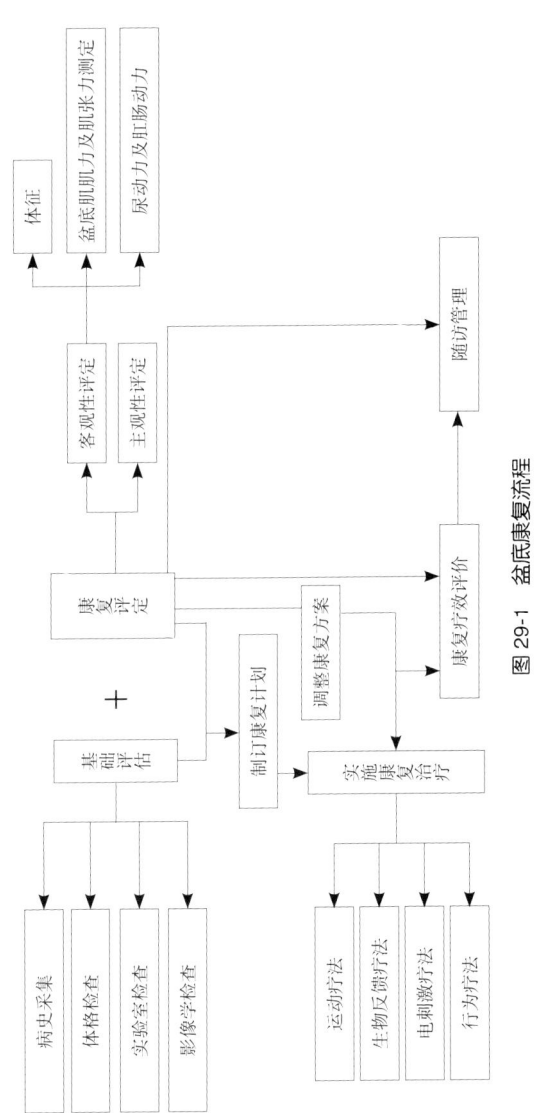

图 29-1　盆底康复流程

纤维化等的内环境。

3）加强盆底深层Ⅰ类和Ⅱ类肌纤维肌力，使其恢复到4级以上，疲劳度不低于-3%。

4）卧位进行盆腹肌肉协调收缩能力训练。

5）立位进行盆腹肌肉协调收缩能力训练。

6）治疗结构破坏和阴道张力功能异常等病因。

7）治疗咳嗽和便秘，并减重。

8）治疗盆腹动力学改变。

9）治疗结构性疾病、神经肌肉电生理异常以及代谢或动力学异常等疾病。

（2）康复治疗推荐方案

1）压力性尿失禁：对轻中度压力性尿失禁患者，可进行电刺激及生物反馈治疗。

① 注意事项

• 在康复治疗过程中应进行多次电诊断，以评估治疗过程中的变化情况，同时询问患者主观症状的变化情况以了解疗效，及时调整治疗方案。

• 在治疗间隔期间指导患者进行主动性盆底肌锻炼。

• 疗程结束后，根据患者的主观症状和客观标准的变化来评价疗效，决定是否需要加做第2个疗程。建议患者使用盆底康复器进行辅助盆底肌锻炼，以巩固治疗效果。

② 压力性尿失禁盆底康复治疗参考方案：见表29-6。

2）膀胱过度活动症（overactive bladder, OAB）：对具有尿频、尿急、夜尿多并排除泌尿系感染后的患者，可进行电刺激及生物反馈治疗。

表 29-6 压力性尿失禁盆底康复治疗参考方案[5]

方案次数	电刺激 频率	电刺激 脉宽	生物反馈	作用
1	50 Hz	250 μs	/	唤醒患者的本体感觉
2	8~32 Hz	320~740 μs	Ⅰ类肌模块	Ⅰ类肌纤维收缩和放松
3	20~80 Hz	20~320 μs	Ⅱ类肌模块	Ⅱ类肌纤维收缩和放松
4	/	/	Ⅰ、Ⅱ类肌模块	Ⅰ、Ⅱ类肌纤维收缩和放松
5	/	/	多种情景模块	各种场景下盆底肌收缩
6	/	/	尿急模块	尿急情况下的控尿反射
7	/	/	A3反射模块	Ⅰ、Ⅱ类肌纤维收缩和放松
8	/	/	会阴-腹部模块	会阴-腹部协调训练

注:"/"表示无

① 注意事项

• 需在治疗中辅以心理疏导和行为指导。

• 需进行必要的辅助检查,以了解疾病的程度及鉴别诊断,如尿常规、尿流率和残余尿量等尿流动力学检查,记录排尿日记。

② 对膀胱过度活动症进行电刺激及生物反馈操作流程:每次治疗 15~20 min,每周 2 次,每个疗程 10~15 次。

③ 膀胱过度活动症盆底康复参考方案:见表 29-7。

3)混合性尿失禁

• 推荐的方案为:每次治疗 15~20 min,每周 2 次,每个疗程 10~15 次。

• 混合性尿失禁第一疗程治疗方案:见表 29-8。

• 混合性尿失禁第二疗程治疗方案:见表 29-9。

(3)效果评价

1)疗效评定:尿失禁的治疗疗效分为治愈、好转和无效。其中治愈为无漏尿,中度尿失禁转为轻度尿失禁、重度尿失禁转为中度或轻度尿失禁为好转,其余为无效。治愈率和好转率之和为总有效率,以总有效率来评价盆底康复治疗的疗效。

2)患者整体印象改善度(patient global impression of improvement, PGI-I):该量表从患者的主观角度评价盆底康复治疗效果。PGI-I 共分为 5 个等级:5 分为很满意,4 分为满意,3 分为一般,2 分为不太满意,1 分为很不满意。PGI-I

表 29-7 膀胱过度活动症盆底康复参考方案 [5]

方案次数	电刺激		生物反馈	作用
	频率	脉宽		
1	10/5/10 Hz	200/500/200 μs	/	抑制逼尿肌过度活跃
2	5/20 Hz	200/250 μs	/	阻断副交感神经传导兴奋信号到逼尿肌,抑制逼尿肌收缩
3	50 Hz	250 μs	/	唤醒患者的本体感觉
4	8~32 Hz	320~740 μs	I 类肌模块	I 类肌纤维收缩和放松
5	20~80 Hz	20~320 μs	II 类肌模块	II 类肌纤维收缩和放松
6	15 Hz	700 μs	/	抑制膀胱逼尿肌收缩
7	/	/	I、II 类肌模块	I、II 类肌纤维收缩和放松
8	/	/	A3 反射模块	I、II 类肌纤维收缩和放松
9	/	/	尿急模块	在尿急情况下的控尿反射
10	/	/	多种情景模块	会阴-腹部协调训练

注:"/"表示无

表 29-8 混合性尿失禁第一疗程治疗方案[5]

方案次数	电刺激 频率	电刺激 脉宽	生物反馈	作用
1	10/5/10 Hz	200/500\200 μs	/	抑制逼尿肌过度活跃
2	5/20 Hz	200/250 μs	/	阻断副交感神经传导信号到逼尿肌,抑制逼尿肌收缩
3	50 Hz	250 μs	/	唤醒患者的本体感觉
4	8~32 Hz	320~740 μs	I 类肌模块	I 类肌纤维收缩和放松
5	20~80 Hz	20~320 μs	II 类肌模块	II 类肌纤维收缩和放松
6	/	/	I、II 类肌模块	I、II 类肌纤维收缩和放松

注:"/"表示无

表 29-9 混合性尿失禁第二疗程治疗方案 [5]

方案次数	电刺激		生物反馈	作用
	频率	脉宽		
1	10/5/10 Hz	200/500/200 μs	/	抑制逼尿肌过度活跃
2	5/20 Hz	200/250 μs	/	阻断副交感神经传导兴奋信号到逼尿肌,抑制逼尿肌收缩
3	15 Hz	700 μs	/	训练Ⅰ、Ⅱ类肌纤维肌力,抑制膀胱逼尿肌收缩
4	/	/	A3 反射模块	训练Ⅰ、Ⅱ类肌纤维收缩和放松
5	/	/	尿急模块	尿急情况下的控尿反射
6	/	/	多种情景模块	会阴-腹部协调训练

注:"/" 表示无

评分在 4 分以上为患者对盆底康复治疗满意。

（4）疾病管理及随访：对尿失禁患者的随访内容包括症状、功能影响、体检及出现新的病情等情况，必要时进行系统的盆底功能评估。应对尿失禁患者进行长期随访，可选择 3 个月、6 个月及 12 个月的随访频率，通过电话或医院复诊进行随访管理。

（范国荣　孙智晶）

参考文献

[1] 张珂, 胡青, 谢臻蔚. 女性盆底康复的方法及技术. 实用妇产科杂志, 2017, 33(7): 482-485.
[2] 李环, 龙腾飞, 李丹彦, 等. 产后盆底康复流程第三部分——产后盆底康复措施及实施方案. 中国实用妇科与产科杂志, 2015, 31(6): 522-529.
[3] 刘娟, 葛环, 李环, 等. 产后盆底康复流程第二部分：康复评估——病史收集、盆底组织损伤及盆底功能评估. 中国实用妇科与产科杂志, 2015, 31(5): 426-432.
[4] Laycock J, Jerwood D. Pelvic floor muscle assessment: the PERFECT scheme. Physiotherapy, 2001, 87(12): 631-642.
[5] 马乐, 朱兰. 妇科泌尿学. 北京: 科学出版社, 2009: 512-545.

第三十章
慢性盆腔痛

一、定义

根据 2004 年美国妇产科医师学会的定义,慢性盆腔痛(chronic pelvic pain,CPP)指定位于骨盆的持续 6 个月及以上的非周期性疼痛,前面是脐和脐以下,后面是腰骶骨部和臀部,疼痛强度足以导致功能障碍或者需要医疗干预的一组综合征[1]。WHO 的报告显示,慢性盆腔痛在世界范围内患病率为 2.1%~24%,育龄女性为高发人群[2]。

二、病因和分类

慢性盆腔痛的病因复杂,可能起源于生殖系统、泌尿系统、消化系统及肌肉骨骼系统等。基于人群的研究发现,妇科疾病所致的慢性盆腔痛只占 20%,来自泌尿和消化系统疾病导致的疼痛更为常见[3]。在每个患者可能为多因素共存(表 30-1),如同时患有子宫内膜异位症、膀胱痛综合征或盆底肌痉挛所致的盆底肌筋膜痛,以及情绪焦虑等。这些因素共同参与了疼痛的发生和发展。而有些情况下,尽管患者疼痛很剧烈,但是经过详尽的病史询问、体格检查和辅助检查也找不到明确病因,称之为慢性盆腔痛综合征(chronic pelvic pain syndrome,CPPS)。

表 30-1　慢性盆腔痛的病因

系统	疾病种类
生殖系统	子宫内膜异位症、盆腔炎性疾病、盆腔淤血综合征、子宫腺肌病、肿瘤、残留卵巢综合征或卵巢残余物综合征
泌尿系统	膀胱痛综合征、尿道憩室、肿瘤
消化系统	肠易激综合征、炎症性肠病
神经系统	阴部神经痛
肌肉骨骼	骶髂关节功能障碍、尾骨痛、肌筋膜痛、梨状肌或肛提肌综合征、纤维肌痛
心理因素	焦虑、抑郁

三、检查和诊断步骤

1. 疼痛强度的评估方法　对于慢性盆腔痛患者，首先要寻找病因和明确诊断。因盆腔痛涉及多器官和多系统，因此，需要详细询问病史及全面查体。为了避免遗漏，建议使用标准化问卷和表格。最常用的评估疼痛强度的方法有视觉模拟评分法（visual analogue scale, VAS）、数字等级评定量表（numerical rating scale, NRS）和语言等级评定量表（verbal rating scale, VRS）等。这些为评价和监测患者临床症状简单、实用且有效的方式。

（1）视觉模拟评分法：由一条长 100 mm 的直线组成。一端标记为 0，表示"无痛"；另一端标记为 100，表示"无法忍受的疼痛"。患者将自身感受的疼痛强度标记在直线上。从 0 点到标记点的长度代表其疼痛水平。

（2）数字等级评定量表：由 0 — 10 间隔相同的 11 个数字组成。0 代表"无痛"，10 代表"最强烈的疼痛"。患者选择一个数字，代表其评分时的疼痛程度。

（3）语言等级评定量表：疼痛分为4级。无痛；轻微疼痛：有疼痛但可忍受，生活正常，睡眠无干扰；中度疼痛：疼痛明显，不能忍受，要求服用镇痛药物，睡眠受干扰；重度疼痛：疼痛剧烈，不能忍受，需用镇痛药物，睡眠受严重干扰，可伴自主神经紊乱或被动体位。患者选择一个最能代表其疼痛水平的级别。

2. 病史　询问疼痛的部位、程度、性质、诱发和缓解因素、发作时间（与月经的关系）、伴随症状、既往的检查和治疗以及对生活质量的影响，应重视心理学评估。

3. 查体　应在不同体位下多系统、全面查体。

（1）肌肉骨骼神经系统：观察患者的步态、姿势、平衡、脊柱和髋关节的弯曲度和对称性等。进行触诊脊柱、骶髂关节检查（如骨盆带疼痛激惹P4试验和Patrick试验等）、耻骨联合检查［局部触诊、特伦德伦堡试验（Trendelenburg test）等］、主动直腿抬高试验（active straight leg raise test, ASLR）及阴部神经走行区域的压痛等[4]。

① 骨盆带疼痛激惹P4试验：患者仰卧，屈髋屈膝。检查者沿着股骨向下施加压力。如骶髂关节出现疼痛，提示骶髂关节病变。该实验诊断骨盆带疼痛的灵敏度和特异度为90%。

② Patrick试验：患者仰卧，患侧膝关节屈曲，将踝外侧放在伸直下肢近膝关节处，类似4字形状。检查者一手按压对侧髂嵴上固定骨盆，另一手放在患侧膝上向下压。如骶髂关节出现疼

痛，提示骶髂关节病变。

③ 耻骨联合局部触诊：患者仰卧，检查者按压耻骨联合部位。如果停止按压后患者疼痛持续时间大于 5 s，则提示阳性。

④ Trendelenburg 试验：患者一只腿站立，另一只腿屈髋、屈膝 90°，出现耻骨联合区域疼痛为阳性。

⑤ 主动直腿抬高试验：患者仰卧，伸直膝关节，抬起一侧腿至离床 20 cm。抬腿困难的严重程度代表骨盆带功能异常的严重度，灵敏度为 87%，特异度为 94%。

（2）腹部检查

① 腹壁触诊：检查感觉、压痛、肿物、疝气、瘢痕和扳机点等。评估结缔组织，如皮下组织和血管改变等。

② Carnett 试验：患者仰卧，做直腿抬高或者抬头动作使腹肌紧张，通过疼痛减轻或加重来鉴别内脏源性痛或肌筋膜疼痛。

（3）盆腔检查：先行阴道单指检查，触诊盆底肌张力、肌力、有无压痛及扳机点等。再行窥器检查、双合诊或三合诊等。盆底肌筋膜痛的患者常常有盆底肌肉的痉挛和疼痛触发点。

4. 针对性的辅助检查　通过针对性的辅助检查可除外感染、炎症和肿瘤等，包括以下内容。

（1）实验室检查：血、尿常规，中段尿培养，子宫颈和阴道分泌物拭子培养（检测衣原体和淋球菌等常见病原体）。

（2）影像学检查：有超声、CT 和 MRI 等，明确盆腔肿块及来源。

（3）其他：如腹腔镜、肠镜及膀胱镜等有创检查。应当根据患者的情况进行个体化选择。

四、治疗原则

1. 定向治疗　通过以上检查，如果能够做出具体诊断，则先治疗相关疾病，即定向治疗。如果高度可疑某种疾病，可以尝试经验性药物治疗。比如，子宫内膜异位症是引起慢性盆腔痛的最常见妇科病因。如果推测诊断很可能为子宫内膜异位症，则可以尝试针对子宫内膜异位症的药物治疗。

2. 非特异性治疗　对于定向治疗失败或疗效欠佳的患者，或无法明确诊断的慢性盆腔痛综合征患者，可行非特异性治疗，即在现代生理-心理-社会医学模式指导下进行多学科综合的个体化治疗策略，包括药物治疗、心理治疗、介入治疗和物理治疗等方法。治疗目标是减轻疼痛、改善症状及提高生活质量。

（1）药物治疗

① 治疗目标：缓解疼痛，改善机体功能和精神心理状态。建议阶梯性使用镇痛药物。

② 常用药物：部分慢性盆腔痛患者的疼痛具有神经病理性特征，因此，对于持续存在中重度慢性疼痛，且影响睡眠或正常日常活动能力的患者，可使用三环类抗抑郁药阿米替林（Amitriptyline）和抗癫痫药加巴喷丁（Gabapentin）等。

阿米替林一般剂量为 10~25 mg 每晚口服。主要不良反应为抗胆碱能反应，如多汗、口干、视物模糊、排尿困难和便秘等,中枢神经系统不良反应可出现嗜睡、震颤和眩晕,可发生体位性低血压。

加巴喷丁以睡前 100 mg 开始,每周增加 100 mg,至 0.3 g 每日 1 次,0.3 g 每日 2 次,0.3 g 每日 3 次。剂量可以依据患者的症状以及对不良反应的耐受力进一步增加,最大剂量为每日 2400 mg。需要 4~6 周才能观察到起效。停药前至少 1 周开始逐渐减量。主要不良反应为眩晕、嗜睡、腹泻、便秘、口干、恶心以及周围性水肿等。

(2)心理治疗:对患者进行心理、人际和职业等全面评估,寻找疼痛的心理因素,以减轻疼痛,或者帮助患者接纳疼痛。如指导患者通过良好的营养、充足的睡眠、放松及避免药物滥用,鼓励其参与体育锻炼、休闲活动和积极工作,帮助其解除不良和消极的想法等。

(3)认知行为治疗:让患者了解疼痛原因的复杂性,生理和心理的因素对疼痛都有重要的影响。帮助患者学会改变姿势、运动和呼吸模式等,以达到松弛肌肉和转移注意力的目的。

(4)介入治疗:如果药物治疗和心理治疗等无创方法无效,可考虑将患者转诊至疼痛科介入治疗,如交感神经阻滞术、射频热凝术、神经毁损术和神经调制术等。

(5)物理治疗:对于存在盆底肌筋膜痛的患者,可以采取物理治疗。例如,如查体时发现紧张痉挛的盆底肌上有明确的疼痛触发点,可以采用按摩拉伸等手法治疗使触发点脱敏,同时配合盆底肌放松等方法缓解疼痛。其他方法还包括经皮神经电刺激、磁刺激、微波治疗和体外冲击波治疗等。中医药和针灸治疗等也有报道。

（陈　娟）

参考文献

[1] ACOG Committee on Practice Bulletins-Gynecology. ACOG Practice Bulletin No. 51. Chronic pelvic pain. Obstet Gynecol, 2004, 103(3): 589-605.
[2] Latthe P, Latthe M, Say L, et al. WHO systematic review of prevalence of chronic pelvic pain: a neglected reproductive health morbidity. BMC Public Health, 2006, 6: 177.
[3] Zondervan KT, Yudkin PL, Vessey MP, et al. Patterns of diagnosis and referral in women consulting for chronic pelvic pain in UK primary care. Br J Obstet Gynaecol, 1999, 106(11): 1156-1161.
[4] Walters C, West S, Nippita A T. Pelvic girdle pain in pregnancy. Aust J Gen Pract, 2018, 47(7): 439-443.

第三十一章
下尿路感染

一、流行病学和高危因素

至少有 50% 的女性一生中会有一次尿路感染，大约 5% 的女性会发生频繁的尿路感染。尿路感染分为上尿路感染和下尿路感染。上尿路感染是指肾盂肾炎，下尿路感染包括尿道炎和膀胱炎。急性单纯的肾盂肾炎较下尿路感染发生率低。尿路感染在女性比男性更为普遍（比例为 20：1），可能是由于女性尿道相对较短，且靠近阴道和直肠，易受其菌群侵袭。

框 31-1 列出了已知的泌尿系感染的危险因素。

二、微生物学

90% 的泌尿系感染为革兰氏阴性杆菌感染，其中大肠埃希菌占 80%~90%。腐生性葡萄球菌是导致膀胱炎的第二常见细菌，在性活跃的女性中感染率约为 10%。其他常见致病菌包括肺炎克雷伯菌、阴沟肠杆菌、沙雷氏菌、变形杆菌、假单胞菌属、普罗威登斯菌和摩根菌属。铜绿假单胞菌感染几乎都是由泌尿道侵入性操作引起的。表皮葡萄球菌是一种院内感染的致病菌，并且能从留置导尿管的患者身上检测到。金黄色葡萄球菌并不常见，但从血源性肾感染的患者中能分离出。其他革兰氏阳性菌如肠球菌和无乳链球菌在

框 31-1　在女性中已明确的高危因素

年龄
遗传易感性
　　母亲有反复尿路感染史
　　非 ABH 血型抗原分泌者
　　P 血型
生理上的变化
　　妊娠
　　使用抗生素后阴道菌群失调
　　阴道 pH 升高
膀胱排空困难
　　盆腔器官脱垂：膀胱膨出或伴有排空障碍的子宫阴道脱垂
神经源性膀胱（如糖尿病或多发性硬化症和脊髓损伤）
抗胆碱类药物
侵入性操作（导尿或膀胱镜检查）
身体功能下降
　　阿尔茨海默病
　　脑血管意外
　　神经系统疾病
　　排便失禁
性交，使用避孕隔膜或杀精剂

膀胱炎发作的病原体中约占 3%。粪肠球菌约占院内尿路感染的 15%，而无乳链球菌在糖尿病患者中占比较高。但粪便菌群中大量厌氧菌很少引起尿路感染。

白念珠菌和其他真菌可引起糖尿病患者、留置导尿管的患者或其他免疫力低下患者的下尿路感染。许多病毒可引起病毒尿症，通常与病毒血症相关。泌尿道的病毒感染常在病毒感染恢复期

（腮腺炎病毒和巨细胞病毒），以及在无症状患者（巨细胞病毒）中表现出急性疾病症状（如儿童的急性出血性膀胱炎和骨髓移植后多瘤病毒感染）。

三、发病机制

大多数尿路感染是上行性感染，粪便菌群最初定植在阴道口和尿道周围，后最终进入膀胱。致病因子，包括菌毛和其他黏附素，促进其黏膜的黏附及沿泌尿道黏膜上升，并刺激宿主的免疫反应。

通常有助于阻止尿路感染发展的因素包括酸性的阴道分泌物、酸性尿、规律排尿、膀胱的黏多糖保护层以及尿液中的免疫球蛋白。绝经前女性阴道的酸性环境有助于抑制肠道细菌如大肠埃希菌等细菌的生长，并且促进乳酸杆菌和其他尿液中不容易繁殖的革兰氏阳性菌的生长。在膀胱内壁附着的黏多糖和尿液中的免疫球蛋白能有效地减少细菌的黏附。Tamm-Horsfall 蛋白的分泌也可能抑制髓袢的细菌黏附于上皮细胞。尿路感染的遗传倾向可能与黏膜的细菌结合力以及血型有关。

四、诊断

1. **临床表现** 患有膀胱炎的女性通常会出现排尿困难，尽管它也可能导致尿频、尿急、夜尿以及耻骨上不适。轻度尿失禁和血尿也偶有发生，肉眼血尿少见。上尿路感染常出现发热、寒战、乏力不适、胁肋和肋脊角压痛，偶尔有恶心和呕吐。这些患者可能没有急性膀胱炎的迹象。

2. 鉴别诊断　鉴别诊断包括念珠菌病和滴虫性阴道炎等性传播疾病。阴道萎缩也可引起一些类似尿路感染的症状。膀胱疼痛综合征(间质性膀胱炎)和尿道综合征是有尿路疼痛,但尿液、阴道和尿道的致病菌培养为阴性。进行鉴别诊断时也要注意到膀胱或尿道结石。

3. 诊断标准　诊断尿道感染的标准包括尿培养≥100 000菌落形成单位/毫升(colony forming units, CFU/ml),培养的微生物不多于两种,并且排除其他原因引起的膀胱炎。症状和体征包括尿急、尿频、排尿困难、耻骨上压痛,以及发热>38 ℃。备选的诊断标准还有肋脊角疼痛或压痛,无其他原因的尿白细胞酯酶和(或)亚硝酸盐升高、脓尿(≥10个白细胞/毫升或未离心尿液中≥3个白细胞/高倍镜视野,或使用革兰氏染色法在尿沉渣中找到微生物[1-2]。

4. 尿液收集方法　为了减少污染,应分开阴唇,从前面到后面用干净纱布清洁尿道周围区,并收集中段尿样本。对常规方法无法获得清洁标本的女性,如肥胖或排尿功能受损,可通过导尿或耻骨上穿刺取尿液。如果尿液已经在膀胱停留超过4 h,细菌计数可能最高。

5. 诊断试验　尿路感染的诊断试验包括尿液试纸检测、尿显微镜检查和尿培养。在膀胱炎诊断不确定或伴有复杂致病因素时,需送检尿培养。无论何种尿液检测方法,都需立即将尿液样本送到实验室,防止将标本保存在室温下而导致细菌继续增殖。储存在4 ℃环境下的尿液样本,细菌停止生长,并且第二天培养时不影响培养结果。

（1）尿液试纸：是一个简单的用于家庭或诊所筛查尿路感染的工具，可检测尿亚硝酸盐和白细胞酯酶。革兰氏阴性细菌能将硝酸盐转变为亚硝酸盐。白细胞酯酶对应于脓尿，表明宿主存在负免疫或炎症反应。

（2）尿显微镜检查：可检测到显著的细菌、白细胞和红细胞。脓尿是指 ≥ 10 个白细胞 / 毫升或未离心尿液中 ≥ 3 个白细胞 / 高倍镜。结核、肾或膀胱结石、膀胱内补片或缝线、肾小球肾炎、间质性膀胱炎、衣原体或脲原体尿道炎可表现为无菌性脓尿。约 50% 的尿路感染不表现出镜下血尿，且细菌菌落计数较低。

（3）尿培养：是尿路感染诊断的标准。对于复杂性尿路感染、尿液试纸阳性的有症状的患者、初始治疗反应不佳、1 个月内复发的上尿路感染且尚未行尿培养的患者，需送检尿液培养。复杂的感染常发生于免疫功能低下、泌尿生殖系统的结构或功能异常（如肾结石和肾功能不全）、妊娠、近期使用抗生素以及对泌尿生殖道进行侵入操作的患者。虽然菌落 ≥ 100 000 CFU/ml 的培养结果是尿路感染的诊断标准，但对于有典型泌尿道症状的患者，即使培养菌落 ≥ 100 CFU/ml，也考虑诊断成立。

6. 基于症状的诊断　由于尿液试纸存在假阴性率，同时尿液镜检和尿液培养的花费问题以及时间滞后问题，部分医生是基于症状得出单纯性尿路感染的诊断，但依据症状为基础诊断的主要缺点是会导致过度医疗和抗生素的不合理使用。同时，它也可能延误引起泌尿系症状的其他病因的诊断。

7. 其他检查　影像学检查通常用于常规使用抗菌治疗效果欠佳、存在变形杆菌等微生物感染、有泌尿系结石史、输尿管梗阻、复发性肾盂肾炎、怀疑尿道憩室以及有儿童时期泌尿道感染史的患者。超声检查可用在上述任何一类患者中,并且用于肾胀肿或肾积水的评估中效果极好。CT 是目前的 X 线诊断结石的标准。CT 比超声以及肾输尿管膀胱 X 线平片更容易定位小的结石,且更容易检测到能透 X 线的结石。经阴道超声可用于检查尿道憩室。MRI 则能提供更多的成像细节,特别是对固体部分,如包块或结石。MRI 对尿道憩室的检出率能达到 86%～100%。

对于抗菌治疗效果欠佳、肉眼血尿、怀疑尿道憩室、怀疑膀胱或尿道存在网片或非吸收性缝合材料的女性尿路感染的患者,可考虑膀胱镜检查。对反复感染和排尿功能障碍的患者,也可行尿流动力学检查。

8. 急性尿痛的诊治流程,见图 31-1。

五、治疗

影响尿路感染抗菌药物选择的一般因素包括细菌敏感性、费用、预期的不良反应发生率和不良反应的严重程度及给药间隔。低血清浓度和组织渗透的药物,如呋喃妥因,不易扰乱肠道和阴道菌群,从而能减少细菌致病性、耐药菌株出现以及抗生素引起腹泻的风险。而氨苄西林和四环素治疗能显著增加患者酵母菌性阴道炎的发病率和治疗的总成本。

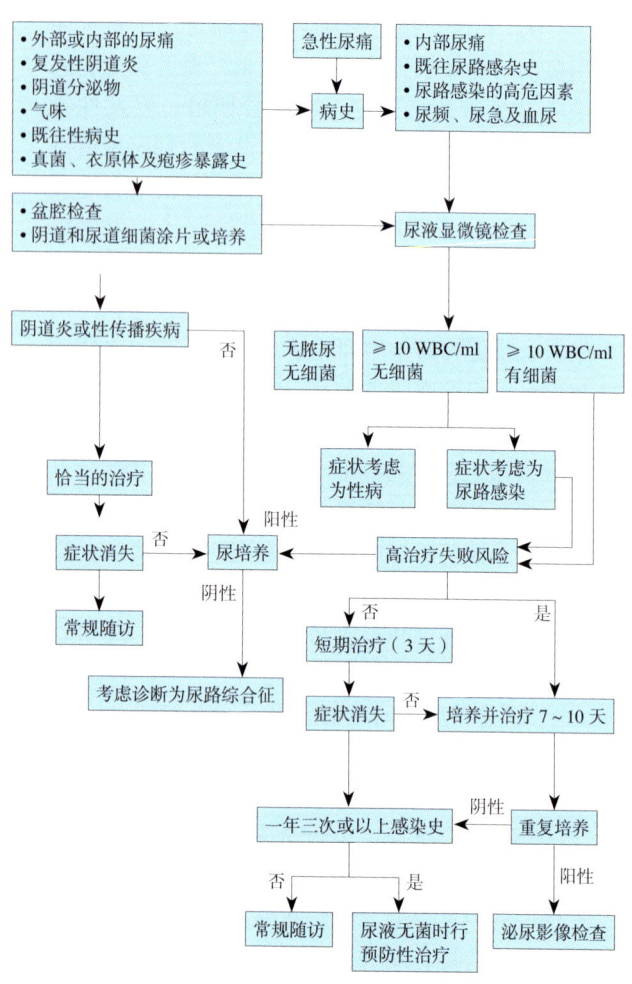

图 31-1 急性尿痛的诊治流程

1. 急性单纯性膀胱炎

(1)定义:急性单纯性膀胱炎是膀胱黏膜浅表感染,很少侵犯固有层或导致严重的疾病。因此,治疗的主要目标是缓解患者的症状。

(2)治疗:根据美国传染病学会(Infections Diseases Society of America,IDSA)指南,急性膀胱炎的一线治疗药物有呋喃妥因水合物微晶(呋喃妥因胶囊)(100 mg 每日 2 次,5 天)、复方磺胺甲噁唑(160/180 mg 每日 2 次,×3 天)或磷霉素(单剂量 3 g 每袋)[1,3]。

呋喃妥因虽然具有组织穿透少及全身不良反应小的优点,但它仍不常规应用于可疑肾盂肾炎。呋喃妥因常见的不良反应包括恶心和头痛,禁用于肾功能不全的患者,长期使用可导致肺炎或周围神经炎。磷霉素的单剂量疗法目前广泛应用,虽然它可能比其他疗法疗效低,但仍被认为是急性单纯性膀胱炎治疗的一线方案,常见的不良反应包括腹泻、恶心和头痛。

氟喹诺酮类如环丙沙星(250 mg,每日 2 次,3 天)与左氧氟沙星(250~500 mg,每日 1 次,3 天)有较好的组织穿透性,因而存在更高的系统性影响的风险,故不应被视为一线治疗药物。β 内酰胺类药物如阿莫西林-克拉维酸疗效较弱,同时有更多的系统性影响,所以应谨慎应用于膀胱炎。阿莫西林和氨苄西林因其微弱的疗效和存在的不良反应,故不应用于经验性治疗,虽然它们有时基于药敏结果会被使用。表 31-1 列出了常用抗生素的剂量、毒性和抗菌活性谱。下尿路感染药物的抗菌谱见表 31-2。

表 31-1 治疗尿路感染常用药物的剂量和毒性

药物	口服剂量和频率	弱毒性反应	强毒性反应
复方新诺明	160 mg/800 mg，每 12 h 一次	过敏	严重皮肤反应、血液疾病
呋喃妥因	100 mg，每 12 h 一次	胃肠道反应	外周神经病变和伪膜性肺炎
氨苄西林	250～500 mg，每 6 h 一次	过敏，真菌繁殖	过敏反应和伪膜性肠炎
四环素	250～500 mg，每 6 h 一次	胃肠道反应，皮疹，真菌繁殖	肝功能损害和肾毒性
头孢氨苄	250～500 mg，每 6 h 一次	过敏	肝功能损害
环丙沙星	250 mg，每 12 h 一次	恶心、呕吐、腹泻、腹痛、头痛及皮疹	心律失常、心绞痛、抽搐、消化道出血和肾炎

表 31-2 下尿路感染药物的抗菌谱

病原体	呋喃妥因	复方新诺明	环丙沙星	左氧氟沙星	头孢氨苄	氨苄西林	磷霉素
大肠埃希菌	+	±	+	+	+	±	+
假单胞菌	-	-	+	±	-	-	+
克雷伯菌	-	±	+	+	+	-	+
变形杆菌	±	±	+	+	±	+	±
肠杆菌	±	±	+	+	-	-	±
肠球菌	+	-	-	±	-	+	±
葡萄球菌	+	+	±	±	±	+	+
黏质沙雷氏菌	-	±	+	+	-	-	±

+：临床有效或 60% 以上敏感；-：临床无效或 30% 以下敏感；±：临床尚不确定或 30%~60% 敏感

泌尿系镇痛药物如非那吡啶（Azo®或Pyridium®）可以一天使用3次，以减轻膀胱不适，但可能会掩盖症状。对于症状顽固的患者，治疗后均需要再次尿培养。症状顽固的原因可能有诊断错误、耐药菌感染或患者的依从性欠佳。在有耐药菌的情况下，7~10天的治疗疗程相对合适。治疗尿路感染常用药物的剂量和毒性见表31-1。

2. 复发性尿路感染

（1）定义：复发性尿路感染指6个月内≥2次的感染或1年内≥3次的感染。感染必须至少间隔2周，或有明确的记录证明前一次感染已治愈。再燃（relapsing）指原发感染治疗的2周内同一细菌再次感染[1-2]。

（2）病因及高危因素：大多数复发性感染是由直肠和阴道的细菌上行性感染引起的。有证据表明，尿路上皮细胞可作为细菌的蓄积地而造成女性再感染。性交是复发性尿路感染最高危的因素之一。阴道菌群的改变也可以造成女性复发性尿路感染，是造成绝经后女性尿路感染风险增高的主要因素。也有证据表明，遗传因素似乎能影响尿路致病菌占阴道定植菌的比率以及细菌对尿路上皮的黏附力。复发性尿路感染的其他危险因素包括膀胱排空障碍、膀胱膨出、尿失禁、膀胱内补片或缝线。

（3）辅助检查：尿培养分离出变形杆菌提示尿路中结石的存在，可考虑适当的影像学或膀胱镜检查。影像学检查如超声、CT或膀胱镜检查虽然在患者中并非常规使用，但对于复发性尿路感染的女性,需要考虑行影像学检查,因为此类女性中可能存在尿路的结构或功能异常。

尿路异常可引起持续性菌尿,见于尿道憩室、感染性结石、显著的膀胱膨出、乳头状坏死、异物、网片、膀胱或尿道缝线、重复或异位输尿管、萎缩性肾盂肾炎(单侧)及髓质海绵肾。

(4)治疗

① 抗生素:连续给予预防性抗生素可以减少高达95%复发性感染的风险,但它亦增加了患者抗生素相关的不良反应以及耐药菌的定植。方案包括每晚一片复方新诺明或呋喃妥因,或10天一次磷霉素。多数权威人士主张治疗6个月或更长时间。对于症状与性交时间有相关性的女性,可考虑性交后预防(性交后单剂量),因为其通常会减少尿路感染抗生素的总体用量。相对于预防,自我治疗为另一种选择。有研究表明大约80%的自我诊断是正确的,但这种方法比常规预防可能导致更多有症状的感染,虽然它很可能会减少总的抗生素用量并减少症状持续的时间[3]。口服抗生素预防复发性尿路感染的有效剂量见表31-3。

表31-3 口服抗生素预防复发性尿路感染的有效剂量

药物	剂量
呋喃妥因	50 mg
复方新诺明	80 mg/400 mg
甲氧苄啶	100 mg
头孢氨苄	250 mg

② 阴道局部雌激素：对绝经后女性，预防尿路感染可考虑局部应用雌激素，尤其是对于存在耐药细菌感染史的患者。阴道局部使用雌激素补充治疗有助于恢复正常的阴道菌群，增加乳酸菌，减少阴道大肠埃希菌的定植，甚至随时间能正向调节黏膜表面黏多糖的厚度[4]。在一项93名绝经后女性的双盲对照试验中，局部使用雌激素能降低90%以上的复发性尿路感染的风险[5]。阴道局部使用雌三醇每晚1次，持续2周，然后每周2次，持续8个月，能明显降低阴道pH，增加乳酸菌并减少大肠埃希菌的定植。

③ 其他治疗：关于益生菌预防复发性尿路感染的数据尚不确定，但益生菌可以阻止阴道定植细菌的附着点，降低阴道pH，并通过产生杀菌剂，抵御其他尿道致病菌。

已证明在实验室环境下蔓越莓汁能减少细菌对尿路上皮的黏附，但临床研究对于其在预防尿路感染的疗效上结论不一。

3. 导管相关性尿路感染

（1）定义：导管相关性尿路感染是最常见的医院内感染（也称医院获得性感染）。疾病预防控制中心定义的导管相关性感染为留置导管患者至少有一个症状或体征与尿路感染相符，并排除其他确定的来源（发热＞38 ℃、耻骨上或肋脊角压痛）和尿培养阳性（两种或以下的细菌菌落数 ≥ 105 CFU/ml，或菌落数为 102～105 CFU/ml，并且尿试纸阳性、脓尿或革兰氏染色找见细菌）。

除了对上述留置尿管患者导管相关性感染的定义外，在48 h内拔除尿管的患者，还要包括排尿困难、尿频和尿急。导尿管相关尿路感染患者可使住院时间延长，导致菌血症和关节感染，甚至死亡。

（2）病因及危险因素：约 2/3 的导管相关的尿路感染是由位于尿道和膀胱的导管表面的生物膜引起的，其余的感染通常来自受到污染的收集系统（导管袋或管道）。

导管相关尿路感染的危险因素包括导管留置时间延长、导管放置技术不良、女性患者及引流袋的细菌定植。目前已证明，减少不必要的导管的使用、自动停止住院患者的导管、常规每 4~8 周更换导管以及对工作人员进行无菌技术培训能减少导管相关的尿路感染的风险。美国传染病学会指南[2]表明需避免对无症状插尿管的患者进行菌尿筛查，因为他们不必治疗。导尿时不必使用抗生素预防感染，但可对一些术后拔除尿管的患者有选择地使用预防性抗生素[3]。

（3）治疗：导管相关性尿路感染的抗生素治疗疗程需要 7~14 天。但对于年轻女性，若感染出现在导管拔除后，可以考虑一个较短的疗程（3 天）。虽然目前认为在出现导管相关的尿路感染时，需要尽可能拔除尿管，但尚没有形成强烈的共识。有数据表明，导管相关的尿路感染一旦诊断成立，需要迅速治疗，及时移除导尿管，因为抗生素往往不能穿透导尿管上的生物膜。在移除导尿管的同时，也能降低复发性感染的风险。

4. 无症状菌尿　疾病预防和控制中心对无症状性细菌尿的定义是在两次独立的培养中均检出相同的细菌，且 ≥ 100 000C FU/ml，并且不存在尿路感染的症状或体征[1]。有些人主张另一个较为宽松的定义,即在一次培养中检出两种或少于两种细菌,且菌落数达到 100 000 CFU/ml。无症状性细菌尿的发生率随着年龄增长而上升。无症状性细菌尿不会引起症状的原因可能是由于黏附力和毒力下降以及宿主的免疫反应等。一般仅在怀孕期间,或在泌尿系手术或髋关节置换术前筛查和治疗无症状性细菌尿。治疗无症状性细菌尿并不能减少症状性感染或无症状性细菌尿的复发风险。

(谢静燕　杨　欣)

参考文献

[1] American College of Obstetricians and Gynecologists. ACOG practice bulletin No. 91: treatment of urinary tract infections in nonpregnant women. Obstet Gynecol, 2008, 111(3): 785-94.

[2] Gupta K, Hooton T M, Naber K G, et al. International clinical practice guidelines for the treatment of acute uncomplicated cystitis and pyelonephritis in women: a 2010 update by the infectious diseases society of america and the European Society for Microbiology and Infectious Diseases. Clin Infect Dis, 2011, 52(5): e103-e120.

[3] Lusardi G, Lipp A, Shaw C. Antibiotic prophylaxis for short-term catheter bladder drainage in adults. Cochrane Database Syst Rev, 2013, (7): CD005428.

[4] Perrotta C, Aznar M, Mejia R, et al. Oestrogens for preventing recurrent urinary tract infection in postmenopausal women. Obstet Gynecol, 2008, 112(3): 689-690.

[5] Raz R, Stamm WE. A controlled trial of intravaginal estriol in postmenopausal women with recurrent urinary tract infections. N Engl J Med, 1993, 329(11): 753-756.

第三十二章
妇科恶性肿瘤对下尿路症状的影响

由于膀胱、尿道、远端输尿管与女性生殖道在解剖位置上毗邻,因此,下尿路功能症状与妇科恶性肿瘤相关。晚期和预后差的妇科肿瘤更容易转移到泌尿系统。尽管下尿路功能症状可能是妇科恶性肿瘤的表现,但是对妇科肿瘤的治疗更容易引起下尿路问题[1]。妇科肿瘤的治疗经常包括盆腔手术,较常见的是子宫全切术,包括筋膜内、经阴道和广泛性切除。子宫切除的方式对下尿路功能的影响至关重要。化疗和放疗也会影响下尿路功能。妇科恶性肿瘤与尿失禁的关系见框32-1。

一、筋膜内子宫全切术对下尿路功能的影响

1. 子宫切除手术中对下尿路的损伤　在妇科良性疾病和恶性肿瘤手术中,膀胱是最容易受到损伤的泌尿器官。总体上,在妇科手术中膀胱损伤的发生率是0.8%。芬兰的研究显示经阴道、开腹及腹腔镜下子宫全切术的膀胱损伤发生率分别是0.2%、0.5%和1.3%。经阴道的子宫全切术中输尿管的损伤发生率是0,开腹和腹腔镜下子宫全切术的输尿管损伤发生率分别是0.2%和1.1%。

2. 子宫全切后对下尿路的影响　筋膜内子

框 32-1　妇科恶性肿瘤与尿失禁的关系

阴道癌
膀胱功能障碍
　逼尿肌过度活动
　　无意识地收缩（神经损伤或炎症），手术和放疗后
　　顺应性降低（神经损伤或纤维化）
　　　广泛盆腔手术
　　　放疗
　逼尿肌过度敏感（神经损伤或炎症），放疗后
　　膀胱阴道瘘

尿道功能障碍
　放疗后固有括约肌功能缺陷
　尿道阴道瘘

子宫颈癌
膀胱功能障碍
　逼尿肌肉过度活动
　　无意识地收缩（神经损伤或炎症），手术和放疗后
　　　广泛盆腔手术
　　　放疗
　　顺应性降低（神经损伤或纤维化）
　　　广泛盆腔手术
　　　放疗
　　逼尿肌过度敏感（神经损伤或炎症），放疗后
　　　广泛盆腔手术
　　　放疗
　　输尿管阴道瘘
　　膀胱阴道瘘
尿道功能障碍
　广泛盆腔手术后解剖支持结构缺陷
　放疗和广泛子宫全切术后固有括约肌缺陷
　尿道阴道瘘

子宫内膜癌
　如果行广泛的盆腔手术或者放疗，治疗导致的尿失禁
　与子宫颈癌导致的尿失禁一样

外阴癌
膀胱功能障碍
　逼尿肌过度活动
　　放疗后神经损伤或炎症引起的不自主收缩
　　放疗后神经损伤或纤维化导致的顺应性下降
　逼尿肌高敏感，由放疗后神经损伤或炎症导致
　膀胱阴道瘘
尿道功能障碍
　广泛盆腔手术后解剖支持结构缺失
　　固有括约肌缺陷
　　远端尿道切除
　尿道阴道瘘

宫全切术不容易引起短期内的下尿路功能障碍，长期影响尚不清楚。

二、广泛子宫切除术对下尿路功能的影响

广泛子宫切除术后下尿路功能障碍的发生率为 20%~80%。广泛子宫切除术后下尿路障碍包括排尿功能障碍（如腹压排尿、排尿缓慢和尿潴留）、储尿功能障碍（如容量减少、感觉减退和残余尿增加）、反复尿路感染和尿失禁。各种类型的尿失禁在因子宫颈癌而进行广泛子宫切除术的患者中的发生率为 20%~50%[2]。

1. 膀胱功能障碍　几乎每项研究都显示，广泛子宫切除降低了逼尿肌的敏感性，进而影响了下尿路功能。子宫颈癌可能没有影响膀胱的敏感性。广泛子宫切除术后，患者自诉正常的膀胱敏感性消失，取而代之的是下腹部胀满感。广泛子宫切除后由膀胱输入的生理性皮质感觉缺失，患者可能变得对膀胱膨胀产生的腹膜牵拉或者周围腹部器官的压迫感不敏感。这种膀胱敏感性的减退常在 1 年内恢复。但如果在术后早期没有注意膀胱排空，则容易导致膀胱乏力[3]。

2. 尿道功能障碍　尽管最近的一些研究显示尿道功能障碍的机制与我们已知的膀胱功能障碍的机制是一致的，然而，广泛子宫切除术后尿道功能障碍的病因并没有完全明确。尿动力学检查结果一致显示，广泛子宫切除术降低了尿道压。很多研究显示，功能尿道长度也缩短了，但是这种改变会随着时间而改善。如果出现尿失禁，进行常规支持膀胱颈的抗尿失禁手术经

常失败，因为在这种患者造成尿失禁的病因主要是固有括约肌缺陷（intrinsic sphincter deficiency, ISD），而固有括约肌缺陷的原因是手术损伤了其支配的神经和营养血管。因此，并不提倡对广泛子宫切除术的患者在手术的同时进行尿道中段吊带手术。

三、泌尿生殖系统瘘与妇科恶性肿瘤

恶性肿瘤手术导致的瘘只占 14%。比较难以估计筋膜内子宫全切术导致的泌尿生殖系统瘘的发生率，因为它是一个不常见的并发症，而且受到很多因素的干扰，如手术的复杂程度和术者的经验。妇科恶性肿瘤的放射治疗也增加了泌尿生殖系统瘘的发生。由放射治疗和手术治疗导致的下尿路并发症如瘘的主要区别是出现时间的不同。由放射治疗导致的泌尿生殖系统瘘出现在治疗结束后数月甚至数年。

四、化疗对下尿路功能的影响

膀胱炎在癌症患者中是常见合并症，在经过化疗、放疗或者感染的患者中膀胱炎的发生比例更高。出血性膀胱炎是最严重的膀胱炎类型。在接受高剂量药物的化疗患者中，高达 40% 的患者会出现出血性膀胱炎。在所有的妇科恶性肿瘤化疗药物中，环磷酰胺最容易引起出血性膀胱炎。在接受环磷酰胺化疗的患者中，有 2%～14% 的患者会出现出血性膀胱炎。环磷酰胺的分解代谢产物——聚丙醛对膀胱具有刺激性，从而导致出血性膀胱炎。异环磷酰胺的一种代谢产物也被认为会引起出血性膀胱炎。通常铂类药物对下尿路功能几乎没有影响，有一些极少的报道显示卡铂具有膀胱毒性。大量水化和经常排空膀胱可以降低这些副作用。另外，硫基乙醇钠（美司钠）可能会降低环磷酰胺代谢产物对膀胱的毒性。

五、放疗对下尿路功能的影响

放疗对膀胱和尿道的功能存在短期和长期的影响。主要的短期影响是放射性膀胱炎，长期影响包括瘘、出血性膀胱炎、膀胱溃疡以及膀胱和尿道功能障碍（如异常的收缩和顺应性）。

六、下尿路功能障碍与女性生殖道肿瘤的关系

1. 下尿路功能障碍和阴道癌　阴道癌罕见，仅占女性生殖道恶性肿瘤的1%~2%。大部分阴道癌病灶位于阴道上1/3，常位于阴道前壁，因此，尿道和膀胱常受到直接侵犯。如果侵犯尿道或膀胱，常由于发生瘘而引起尿失禁或者相关症状。阴道癌与下尿路功能障碍的关系常涉及治疗。手术治疗时需要扩大手术范围，但由于与尿道、膀胱和直肠关系邻近而受到限制。放疗具有恢复快和不损伤外形的短期优点，但是放疗的长期影响，如瘘和阴道、尿道狭窄，同样是严重的并发症。

2. 下尿路功能障碍和子宫颈癌及子宫内膜癌

（1）膀胱功能障碍：子宫颈癌和子宫内膜癌侵犯膀胱比较少见。因为子宫颈癌通常侵犯两侧盆壁，而不是子宫颈前面和后面组织，膀胱和直

肠很少被肿瘤直接侵犯。24%的子宫颈癌患者术前具有膀胱过度活动,广泛子宫切除术后这个比例升高至33%[4]。

(2)尿道功能障碍:宫颈癌或者内膜癌直接侵犯尿道罕见。由任意一种癌症或者癌症的治疗引起的瘘,经常位于输尿管与阴道、膀胱之间,很少在尿道和阴道之间形成瘘。通常在众多因素,如血管改变、神经损伤或者黏膜损伤中,固有括约肌缺陷是最常见的癌症治疗后的尿道功能障碍。

3. 下尿路功能障碍和外阴癌　近一半的外阴癌发生在距离尿道口2 cm内的范围。外阴癌对下尿路的影响很少有报道。低于10%的患者患有排尿困难,尿道梗阻也是不常见的。尿道切除术经常发生,因为外阴癌的手术切除范围要求切除病灶2 cm之外,即可能导致了最常见的泌尿系并发症——尿流方向改变。

有一定数量的患者在外阴癌治疗后新发了尿失禁。对患者进行广泛外阴切除术后,据报道盆腔脱垂(包括阴道前壁和阴道后壁支持缺陷)、子宫脱垂和压力性尿失禁的发生率是4%~24%。报道显示在广泛外阴切除术后,不合并盆腔器官脱垂的尿失禁发生率为5%~50%。

(1)膀胱功能障碍:外阴癌很少侵犯膀胱。外阴癌相关的逼尿肌功能障碍大多数是由于放疗导致的。由于外阴与膀胱位置邻近,以及盆腔外照射不可避免地涉及膀胱,因此,放疗很容易导致膀胱症状。涉及膀胱的放疗也会影响到逼尿肌的活动性和感觉。针对阴道癌的放疗很少导致膀胱顺应性降低,而更容易导致尿急、尿频、尿失禁和排尿困难。广泛外阴切除术对膀胱的影响是很小的。

(2)尿道功能障碍:外阴癌引起尿失禁的最初原因是膀胱出口障碍。膀胱出口功能障碍可以由解剖支持缺陷或者尿道括约肌缺陷引起。括约肌缺陷可能是由血管和神经支配的改变、尿道黏膜的损害、尿道周围瘢痕形成、尿道稳定性改变和膀胱颈位置改变引起。以上所有的改变都可能由于放疗或者广泛切除手术引起。所有的研究都强调了尿道远端一半的切除会引起尿失禁。

七、出血性膀胱炎的管理

1. 病因　放疗、化疗和感染都会引起最严重的膀胱炎,肿瘤也应该为出血性膀胱炎的病因。出血量可能与肿瘤治疗引起的凝血功能改变相关。大量出血时,报道显示有2%~4%的死亡率。

2. 预防　对出血性膀胱炎特别是化疗药物引起者,可以进行预防。美司钠的使用、大量水化和膀胱冲洗都可以减少某些化学药物的膀胱毒性。

3. 治疗

(1)膀胱灌注及膀胱镜检查:随着出血性膀胱炎治疗方法的进步,从膀胱灌注到膀胱切除有许多方法可以使用。

放置一个大孔径的三通尿管进行膀胱冲洗。膀胱镜检查既可以帮助清除残留的血块,也可以发现特定的出血位点,并进行电凝止血。

(2)药物治疗:雌激素和前列腺素都可以治疗出血性膀胱炎,并且有很好的疗效。雌激素的应用途径局限于口服。

(3) 血管介入治疗：有一些患者在保守治疗后仍然持续存在血尿，可以进行经股动脉的非选择性髂内动脉的导管介入和栓塞治疗。

(4) 手术选择：包括髂内动脉结扎和膀胱切除。合并或者不合并膀胱切除的尿流改道可以通过如下手术方式实现，包括经皮肾盂引流、皮肤输尿管引流以及回肠或者乙状结肠收集尿液。

总之，女性生殖道恶性肿瘤与下尿路的关系主要是基于解剖上的关联。妇科恶性肿瘤的治疗手段比肿瘤本身更容易引起下尿路功能障碍。随着手术技术的提高，尿瘘的患病率已经下降，进而尿失禁成为术后首要的并发症。放疗和手术对下尿路的改变可以导致尿失禁。导致尿失禁（膀胱过度活动或者压力性尿失禁）的机制是妇科恶性肿瘤引起的严重损伤和手术创伤、放射治疗影响及组织缺失包括尿道切除术。作为一个独立因素或者协同因素，年龄与癌症和癌症治疗的关系仍旧没有获得清楚的研究。作为癌症的治疗方法，手术和放疗继续成为个体化和改善的治疗手段，降低治疗相关的并发症仍是癌症治疗后生存的重要问题。尽管下尿路功能障碍和尿失禁也许是最显著的治疗相关合并症，但在将死亡率和并发症相比较时，患者整体上对治疗结果是满意的。

（安方 杨欣）

参考文献

[1] Abrams P, Blaivas JG, Stanton SL, et al. The standardization of terminology of lower urinary tract function recommended by the International Continence Society. Int Urogynecol J Pelvic Floor Dysfunct, 1990, 1(1): 45-58.

[2] Bandy LC, Clarke-Pearson DL, Soper JT, et al. Long-term effects on bladder function following radical hysterectomy with and without postoperative radiation. Gynecol Oncol, 1987, 26(2): 160-168.

[3] Long Y, Yao DS, Pan XW, et al. Clinical efficacy and safety of nerve-sparing radical hysterectomy for cervical cancer: a systematic review and meta-analysis. PLoS One, 2014, 9(4): e94116.

[4] Bhattacharya S, Mollison J, Pinion S, et al. A comparison of bladder and ovarian function two years following hysterectomy or endometrial ablation. Br J Obstet Gynaecol, 1996, 103(9): 898-903.

第三十三章
盆底功能障碍性疾病问卷调查

女性盆底功能障碍性疾病（PFD）主要包括尿失禁、排便失禁和盆腔器官脱垂三种，临床上表现为一组疾病症候群，症状各异，对患者生活质量的影响也不尽相同。对盆底功能障碍症状及其对患者生活质量影响的评估能够使临床医师更为准确地判断治疗是否真正对患者有益。经过严格心理学测试的调查问卷是目前被公认为评估患者盆底功能障碍症状及其对生活质量影响最为有效的工具。临床上采用的盆底功能障碍问卷根据设计目的分为三类，即盆底功能障碍症状问卷、生活质量问卷及性功能问卷。除此之外，还有用于评估患者整体健康状况的整体印象（global indices, GI）以及盆腔器官脱垂患者对自我形象认知评估的改良体像量表（modified body image scale, MBIS）。

一、盆底功能障碍症状问卷

1. 尿失禁症状问卷

（1）尿失禁严重度索引（Incontinence Severity Index, ISI）：由 Sandvik 等研制，主要用于尿失禁筛查及其严重程度的分类[1]。该问卷包括 2 个问题，即出现尿失禁的频率和每次的漏尿量，分别计 1~4 分和 1~2 分。将 2 个问题得分相乘即为总分(轻度 1~2 分,中度 3~4 分,重度 6~8 分)。ISI 因其简短、可信、方便而被广泛使用,在测量女性尿失禁方面灵敏可靠,几乎适用于任何背景之下。该问卷先后被翻译为多种语言,并在相应的人群中得到了较好的心理学验证。缺乏尿失禁类型相关问题是该问卷的主要不足。

(2)尿失禁诊断问卷(Questionnaire for Urinary Incontinence Diagnosis,QUID):由 Bradley 等制定,共包括 6 个问题,主要用来诊断尿失禁的类型,即压力性尿失禁(SUI)、急迫性尿失禁(UUI)和混合性尿失禁(MUI)。问卷前 3 个问题与压力性尿失禁有关,后 3 个问题与急迫性尿失禁有关。每个问题有 6 个选项(即等级),相应得分为 0~5 分。将各个问题得分相加即为最后总分(0~30 分)。压力性尿失禁和急迫性尿失禁可各得 15 分。前 3 题得分 ≥4 分可诊断压力性尿失禁;后 3 题得分 ≥6 分可诊断为急迫性尿失禁;前 3 题得分 ≥4 分且后 3 题得分 ≥6 分,则诊断为混合性尿失禁。QUID 属于 A 级问卷。朱兰等曾对该问卷进行了中文版引入及验证,其简体中文版同样具有较好的信度和效度,可用于国内女性尿失禁人群。

(3)国际尿失禁咨询问卷(International Consultation on Incontinence Questionnaire,ICIQ)及简表[2]:ICIQ 于 1998 年由国家尿失禁咨询委员会(International Consultation on Incontinence,ICI)研制开发,用于临床和科研工作中评估患者尿失禁的症状及其对生活质量的影响,是目前

评价尿失禁症状及其对生活质量影响的强烈推荐问卷,具有最高的可信度。该问卷共由"您多久漏尿一次?""通常每次漏多少?(是否需要佩戴护垫?)""总的来讲,漏尿对您每天的生活影响有多大?"以及"何时出现漏尿?"四个问题组成。根据漏尿频次、漏尿量以及漏尿对日常生活的影响程度分别计分,然后相加得出总分。ICIQ 适用于不同年龄、性别以及不同原因的尿失禁患者,可同时评估尿失禁的症状及其对生活质量的影响,因而可以作为一种标准的流行病学工具以及临床研究的基准测量方法。ICIQ 简表是 2004 年 ICI 形成并通过的通用尿失禁评估量表,包括 3 个计分题和 1 个非计分题,主要评价尿失禁的频率、严重程度以及对生活质量的影响,分别计为 0~5 分、0~6 分和 0~10 分,总分为 0~21 分。ICIQ 研究者认为该量表适用于各类人群,但目前较多的研究表明该量表主要适用于中老年女性尿失禁的症状评估,并且可以作为治疗干预的评价指标。至于是否适用于孕产妇等其他人群,还需进一步研究。

(4)泌尿生殖困扰量表(Urogenital Distress Inventory, UDI)及其简表(Urogenital Distress Inventory Short Form, UDI-SF)[1]:UDI 问卷于 1994 年由 Shumaker 等研制开发,用于评估与下尿路功能异常及盆腔器官脱垂相关的特异症状,共有 19 个问题组成,涵盖了尿路刺激(6 项)、排尿梗阻及不适(11 项)以及压力性(2 项)三个方面的症状。每个问题的回答根据症状严重程度分为四个等级:0,从不;1,轻度;2,中度;

3，重度。UDI-6是UDI的短版形式，于1995年由Uebersax等研制开发，共由6个问题组成，为分别从UDI问卷所涵盖的三个方面症状中分别挑选2个重新组合而成。该问卷的长、短两个版本高度相关，均为ICI推荐的A级问卷，选择何种形式的版本取决于其应用目的。长的版本内容翔实，多用于研究；而短版操作性更强，问卷的回应率更高，更适用于临床。UDI-6适用于不同年龄段的女性尿失禁患者，如孕产妇及老年女性等。但对于脊髓损伤和脑卒中等疾病所致的尿失禁是否适用，仍有待进一步研究。宋岩峰等对UDI-6进行了中文版的引入，亦证实了UDI-6中文版具有良好的信度、效度及灵敏度。

（5）布里斯托尔女性下尿路症状问卷（Bristol Female Lower Urinary Tract Symptom Questionnaire, BFLUTS）[1]：此问卷于1996年由Jackson等编制，从ICS男性下尿路症状调查问卷演化而来，包括下尿路症状及其对患者日常生活质量的影响共33项。下尿路症状有20项，其中尿失禁症状8项，储尿期症状4项，排尿期症状8项。对日常生活的影响有13项，其中9项是对普通生活质量的影响，4项是对性生活质量的影响。各项按照5级进行评分（0~4级）。与其他问卷相比，BFLUTS问卷涵盖下尿路症状全面，既可用于评价治疗的有效性，也可用于评估这些症状对性功能和生活质量的影响，是目前国内外常用的经典尿失禁症状问卷之一，属于国际推荐的A级问卷。但是BFLUTS项目较多，相对耗时，使用范围多局限在尿失禁的研究领域。Brookes 等[3]对该问卷内容进行了删减,形成了国际尿失禁咨询委员会女性下尿路症状问卷(International Consultation Incontinence Questionnaire Female Lower Urinary Tract Symptoms, ICIQ-FLUTS)。该问卷分为储尿期、排尿期和尿失禁症状及其对日常生活影响 4 个维度共 12 项,用于量化尿失禁以及其他下尿路症状。分值越高,则症状越严重。ICIQ-FLUTS 作为国际通用量表,长短合适,内容全面,几乎涵盖了所有下尿路症状,适用于下尿路相关症状的筛查。

(6)King 健康问卷(King's Health Questionnaire, KHQ):KHQ 是由伦敦 King 医院妇科泌尿中心的 Kelleher 等于 1997 年设计的[1],由 3 部分组成。第一部分是一般健康问题以及尿失禁的影响;第二部分是尿失禁症状;第三部分涉及生活质量的 6 个方面:角色、生理、社会、个人情感、睡眠及精力。该问卷既是症状问卷,也是生活质量问卷,可对女性尿失禁患者进行快速评估和随访,也可用于对尿失禁新治疗方法的评价,现有多种语言版本可供使用,是 ICS 推荐的 A 级问卷。KHQ 简表(KHQ Short Form, KHQ-SF)保持了原版本的第一、二部分,而对第三部分的 6 个方面仅挑选了其中的一项组合而成,同样具有很好的心理测量性能。KHQ 中文版由王驭良等翻译,并进行了信度和效度检验,结果显示其具有较好的信度和效度。

(7)急迫性泌尿生殖困扰量表(Urge-Urinary Distress Inventory, U-UDI):该量表由 Brown 等

根据泌尿生殖困扰量表（UDI）研制，主要用于膀胱过度活动症和混合性尿失禁患者的评估。U-UDI 共包含 10 个问题，由 2 个分量表组成。前 9 个问题是对患者的急迫性尿失禁症状进行总体评估，最后一个问题则是总结性评估患者的急迫性或混合性尿失禁症状。该量表具有较好的信度和效度。国内高晓雪等将 U-UDI 中文版引入，并证实了该问卷在膀胱过度活动症和急迫性尿失禁患者中具有较好的信度和效度。

（8）膀胱过度活动症调查表（Overactive Bladder Questionnaire, OAB-q）: OAB-q 用于评估膀胱过度活动症患者的症状困扰程度及健康相关生活质量，由 UDI 和健康相关生活质量量表组成。其中症状困扰量表包含 8 个条目，健康相关生活质量量表由应对方式、关注的事情、睡眠和社会关系 4 个维度（25 个条目）组成，所有的条目都采用 Likert 6 分尺度量。目前 OAB-q 已被超过 2500 个多中心临床和社区样本证实有效，适用于症状严重程度不同的膀胱过度活动症患者。该问卷在伴或不伴有尿失禁的膀胱过度活动症患者中都有良好的内部一致性，被 ICI（2009）指南推荐用于评估膀胱过度活动症患者的症状以及对生活质量的影响。目前尚未见 OAB-q 中文版的引进以及中文版信度和效度分析的研究报道。

（9）膀胱过度活动症症状评分表（Overactive Bladder Symptom Score, OABSS）: OABSS 是由 Homma 等在 2006 年研制的，主要用于评估膀胱过度活动症患者的症状，包含 4 个问题，分别用来评估尿频、夜尿、尿急及急迫性尿失禁的严重程度。该量表采用 Likert 评分法,这 4 个症状得分分别是 0~2 分、0~3 分、0~5 分、0~5 分,总分 0~15 分。得分越高,则症状越重。OABSS 对与治疗相关的膀胱过度活动症仅病情变化有很强的敏感性,并因其简便、可靠而成为临床工作中除了排尿日记外的另一个评估患者病情变化的有效工具。Chou 和 Hung 等分别将 OABSS 进行了中文版的引入及验证。研究显示该问卷中文版同样具有较好的信度和效度,以及对治疗后的变化有良好的敏感性。

2. FI 的症状问卷 主要包括 Wexner 量表(Wexner Scale)、排便失禁严重指数(Fecal Incontinence Severity Index, FISI)和克利夫兰临床 FI 评分(Clevelend Clinic Fecal Incontinence Score)等。排便失禁包括气体、黏液、液体和固体失禁四种类型。其严重程度不同,出现的频率也不同。因此,在总分评价中要考虑到不同失禁类型的权重是不一样的。Wexner 量表虽然目前应用较多,具有简单、可靠及敏感等特点,然而却没有分配权重,故而降低了其表面效度和内容效度。另外,FI 频率受被试者的主观感受影响较大。因此,Wexner 量表虽然被证明有效,但有时并不能反应患者的真实感受,这在一定程度上限制了其应用。

(1)排便失禁严重指数:由克利夫兰诊所的 Rockwood 等[1]研制,使用了客观的权重分配方法。该问卷从气体、黏液、稀便、干便失禁 4 个事件来评价患者排便失禁的严重程度。患者根据自身情况选择每个事件发生的频率：≥2次/天、1次/天、≥2次/周、1次/周、1~3次/月以及从来没有。每个事件对应的发生频率得分依次为12分、11分、8分、6分、4分、0分、12分、10分、7分、5分、3分、0分、19分、17分、13分、10分、8分、分、18分、16分、13分、10分、8分和0分。4项得分相加为FISI总分。分值越高，则排便失禁程度就越重。

（2）克利夫兰临床排便失禁评分[1]：由克利夫兰诊所制定，是目前国际上使用地比较广泛的排便失禁症状评分系统。该评分系统从干便失禁、稀便失禁、气体失禁、使用护垫及生活方式改变5个事件来评价排便失禁症状的严重程度。患者根据自身情况选择每个事件发生的频率：从来没有（从未出现过）、偶尔发生（<1次/月）、有时发生（1次/月至1次/周）、经常发生（1次/周至1次/天）、总是发生（>1次/天），分别对应0~4分，将每道题得分相加得到总分。分数越高，提示患者排便失禁的症状越重。

3. 盆底疾病症状的问卷　包括盆底障碍量表（Pelvic Floor Distress Inventory, PFDI）及其简表（PFDI-20）两种。

PFDI由Barber等[1]在2001年所研制。该问卷是在UDI的基础上，增加了盆腔器官脱垂和肛门直肠功能两方面内容，用于评估全盆底疾病的症状困扰情况。但该问卷较为冗长，限制了其临床应用。在其原有基础上发展并简化的PFDI-20则弥补了这一缺陷[1]。问卷的长、短两个版本具有很好的相关性，两者的选择取决于其使用目的。在临床实践和采用多问卷研究以及需要减少花费的情况下，多采用简表；但若需要获取详细资料，则原表可能更为合适。该问卷是目前盆底功能障碍领域应用得最为广泛的问卷之一，已被翻译成多种语言版本。简表的中文版本已由朱兰等在国内人群中完成了验证，同样具有良好的心理学测量性能。

二、生活质量问卷

1. 尿失禁生活质量问卷

（1）尿失禁影响问卷（Incontinence Impact Questionnaire，IIQ）及其简表（Incontinence Impact Questionnaire Short Form，IIQ-SF）：IIQ 由 Shumaker 等[1]于 1994 年设计，共有 30 个条目，主要评估尿失禁对女性活动、角色和情感等方面的影响。IIQ-SF 则将 IIQ 的内容从 30 项缩减至 7 项，涉及日常工作生活 4 个方面（交通出行、家务活动、社会功能以及情感健康），按照影响程度分级"没有影响、有一点儿影响、相当影响、非常影响"分别对应 0 分、1 分、2 分和 3 分，较高的得分对应较高的疾病影响。IIQ-7 是目前国际盆底功能障碍研究中应用地最广泛的尿失禁特殊生活质量问卷之一，其中文版本已由朱兰等在国内人群中进行了有效性验证。

（2）尿失禁生活质量问卷（Incontinence Quality of Life Questionnaire，I-QoL）：I-QoL 由美国华盛顿大学 Wagner 等[1]研制而成，已被翻译成多种语言版本，具有较好的内在一致性、可重复性和有效性。I-QoL 在测量尿失禁对生活质量影响方面无性别的限制，其内容主要涉及尿失禁对患者的行为限制、心理影响以及社会影响等22个问题，是继 IIQ 之后最常被采用的尿失禁生活质量问卷，目前已被广泛应用于尿失禁的流行病学调查、生活质量研究以及临床疗效的评价。

（3）King 健康问卷（King's Health Questionnaire, KHQ）：该问卷既属于症状问卷，也属于生活质量问卷。Kelleher 等[1]最初制定该问卷主要是用于评估女性尿失禁患者，后来应用于不同文化背景的男女急迫性和压力性尿失禁人群。调查结果证实该问卷具有较好的心理学测量性能。具体情况详见尿失禁症状问卷。

（4）急迫性尿失禁影响问卷（Urge-Incontinence Impact Questionnaire, U-IIQ）：由 Shumaker 等[1]研究开发而成，共有30项，主要用于评估急迫性或以急迫成分为主的混合性尿失禁患者的漏尿及膀胱问题对患者的旅行、日常活动、体力活动、情感、人际关系和性功能6个方面的影响。另有研究者在此问卷的基础上额外增加了两项，即对夜间膀胱控制能力和治疗满意度的调查。研究表明该问卷也具有较好的心理学测量性能。

2. 排便失禁生活质量问卷

（1）排便失禁生活质量评分（Fecal Incontinence Quality of Life Scale, FIQL）：于2000年由明尼苏达大学临床研究中心、美国结直肠外科学会（American Society of Colorectal Surgeons, ASCRS）及明尼苏达结直肠基金会（Minnesota Colon and Rectal Foundation）共同研

制，是一种与排便功能相关的特异性生活质量问卷，可更有针对性地评价排便失禁患者的生活质量[4]。朱兰等于 2018 年率先在国内排便失禁人群中对其中文版本进行了有效性验证。FIQL 包含 4 个方面共 29 个问题，即生活方式改变（10 个问题）、心理应对或行为受限（9 个问题）、抑郁或自我感知（7 个问题）以及社交尴尬（3 个问题）。每道题有 4~6 个选项，患者选择最符合自己情况的选项，将各题分数相加。得分越高，说明排便失禁影响越小，患者的生活质量越高。目前 FIQL 已被广泛研究，证实具有一定的实用性、有效性和敏感性，因此被推荐使用。但值得提出的是，FIQL 中包含性生活相关的内容，因此，问卷主要针对成人排便失禁患者。若要将问卷应用于儿童排便失禁患者，需修订问卷的相关内容，并重新进行心理学评估。

（2）曼彻斯特健康问卷[5]（Manchester Health Questionnaire）：曼彻斯特健康问卷由英国南曼彻斯特大学医学院的 Bugg 等在 2001 年通过改编评估女性尿失禁生活质量的 KHQ 问卷后所制定，主要考虑到排便失禁和尿失禁多见于分娩后盆底失神经以及肌源性损伤所致，在症状上有相似之处。该问卷涵盖了健康总体感知、排便失禁的总体影响、角色、生理功能、社会功能、个人关系、情感、睡眠或精力、严重度和应对措施等多个方面共 31 个问题。每个问题根据其影响程度自轻到重得分为 1~5 分，将每题得分相加为总分。得分越高，表明排便失禁对患者的生活质量影响越重。该问卷既可评估排便失禁对生活质量的影响,也可用于女性分娩后排便失禁的研究。

3. 盆底疾病的生活质量问卷　盆底疾病的生活质量问卷主要有盆底影响问卷(Pelvic Floor Impact Questionnaire, PFIQ)及其简表(Pelvic Floor Impact Questionnaire Short Form, PFIQ-7)[1]。PFIQ以IIQ为基础,增加了盆腔器官脱垂及肛门、直肠功能两个方面。为了适应不同的临床以及研究需要,Barber等在2005年设计PFDI-20时也设计了PFIQ简表,即PFIQ-7。这两种版本均具有很好的心理测量性能,目前已有多国语言版本。PFIQ-7设有7项问题,共涉及日常工作生活4个方面(交通出行、家务活动、社会功能以及情感健康),按照影响程度分级"没有影响、有一点儿影响、相当影响、非常影响"分别对应0分、1分、2分和3分。较高的得分对应较高的疾病影响。PFIQ-7简单易懂,临床可行性好,国际验证信度、效度及反应性均较高,可应用于所有盆底功能障碍,为ICS推荐的B级问卷(对于盆腔器官脱垂,目前尚无A级问卷供参考)。朱兰等对其中文版本的有效性进行了验证,进一步推广了其在国内人群中的应用。

三、相关的性功能问卷

性功能对有性活动者的生活质量有重要影响。当评价盆底功能障碍的治疗时,需要将其考虑在内。Daker-White于2002年确立了14个评估男性和女性性功能的问卷,其中只有McCoys女性性功能问卷(MoCoys Female Sexual

Function Questionnaire, MFSQ）和女性性功能指数（Female Sexual Function Index, FSFI）符合最高标准而被推荐使用。上述问卷均属于普通的性功能问卷，虽然也可用于某些研究的特殊人群，但可能无法检测出治疗前后的差异。目前针对盆腔器官脱垂或女性尿失禁患者性功能的问卷仅有脱垂和失禁的性功能问卷（Prolapse and Incontinence Sexual Function Questionnaire, PISQ）一种[6]。该问卷涉及行为或感情、生理以及与伴侣相关的问题，主要根据性问题的频次或影响程度而分级。在使用该问卷之前，需确认研究人群的构成，以及研究人群是否为性活跃女性，以确保该问卷在所研究人群中的有效性。PISQ简表（PISQ-12）是Rogers等[7]在2003年开发的PISQ的简表形式，与原版问卷有较好的相关性。PISQ-12同样经多国语言及人群验证，其中包括朱兰等对中文版本在国内人群中的验证，是目前国际盆底功能障碍性疾病研究及治疗中应用地最为广泛的问卷之一，为ICS推荐的B类问卷（目前尚无A类问卷可供参考）。问卷共12项问题，涉及3个方面，包括情感因素（1~4项）、生理因素（5~9项）以及性伴侣因素（10~12项）。每题选项将频度（"从没有过"至"总是"）分为5个级别，分别对应于0~4分。12项分数总和即为被调查者的性功能评分，满分48分，高分即对应较好的性功能评价。

四、整体印象

整体印象（Global Indices, GI）是一种要求

个体患者为某个特殊情况的严重程度或自身状况对治疗反应划分等级的问卷，是对某个综合现象而不是其中单个成分的总体评价，通常只有单项。GI 简单直接、易于解释，提供了一种简单测量有意义变化的最佳方法，主要缺点是缺乏有关疾病严重程度或疾病改善的信息以及特异性。患者整体印象改善[1]（Patient Global Impression of Improvement，PGI-I）问卷是一种被证实可有效评价尿失禁的整体印象，所包含的单项问题是要求患者将治疗后的病情改善划分等级。PGI-I 问卷的敏感性试验证实，其在尿垫试验、尿失禁频次和尿失禁治疗后 I-QoL 得分的变化上显著相关。因此，可以采用这种简单工具对尿失禁患者的治疗进行有效的整体评价。

五、改良体像量表

体像是心理学领域应用得十分广泛的概念，是人们对自己身体的心理感受，也是对自己身体的态度和认知的总和，影响着个人、社会和心理的多个方面。盆腔器官脱垂作为为一种特殊的女性生殖道隐匿性及毁容性疾病，常常会对患者的体像认知带来不良影响，从而困扰患者的生活。对盆腔器官脱垂患者体像的评估同样应作为盆腔器官脱垂治疗效果临床评价的重要组成部分。最初的体像评估工具由 Hopwood 等与欧洲癌症研究与治疗组织（European Organization for Research and Treatment of Cancer，EORTC）联合开发完成，主要用于研究乳腺癌患者的体像研究，后来被广泛用于多种癌症患者，并逐渐用于良性妇科疾病人群。Jelovsek 与 Barber 于 2006 年对用于乳腺癌患者体像评估的问题进行了修改，制定了专门用于盆腔器官脱垂患者的改良体像量表（Modified Body Image Scale, MBIS）。该量表共由 8 个问题组成：①您曾经对自己的外表感到难为情吗？②阴道脱垂让您感觉缺少吸引力吗？③着装后您对自己的外表有不满意的时候吗？④阴道脱垂让您感觉缺少女性魅力吗？⑤您过去是否难以接受自己的裸体？⑥阴道脱垂让您感觉缺少性吸引力吗？⑦对自己外表的感觉是否让您躲避别人？⑧您曾经对自己的身体感到不满意吗？每个问题的答案依次分为"一点儿也不""有一点儿""相当多"和"非常大"四个等级。判断标准：回答"一点儿也不"为正常，其余回答均视为异常。张迎辉和鲁永鲜等最早在国内将其用于阴道封闭术对老年重度盆腔器官脱垂患者体像影响的相关研究。朱兰等则进一步验证了 MBIS 中文版本在国内人群中的有效性，推广了 MBIS 在国内盆底功能障碍领域的应用。

六、在盆底功能障碍研究中调查问卷的选择和实施

1. 调查问卷的选择　选择调查问卷时，首先应确定该问卷是否能够真正反映所检测的指标，其次是评估该问卷在所调查人群中的有效性，最后是确定拟采用问卷的长度和结构在实际应用中是否便于实施。应尽可能采用那些已被广泛采纳并经过时间和实践考验的经典问卷。

2. 调查问卷的具体实施方法　调查问卷的

实施方法决定了调查问卷的回应率和回应内容，分为由患者自我实施和研究人员参与实施这两种方法。前者既可采用传统的纸笔形式，也可采用电子邮件形式。研究人员参与实施的方法虽然可以增加问卷的回应率，但可能因患者不愿意面对面揭露敏感问题而受到限制。最终采用何种形式取决于受调查人群的接受程度。对目标人群实施问卷之前的调查是必要的，这将有助于决定采取何种实施方法，避免发生不必要的错误。

随着女性盆底医学的发展，对患者主观症状及疾病对生活质量影响的精确量化和选择合适的测量方法进行评价变得越来越重要。当前可利用的问卷仍在接受临床和研究的进一步检验，而对更新、更全面的问卷的开发也在进行中。越来越多的经典问卷在国内人群中的有效性得到了验证并被广泛采纳和应用。随着对女性盆底功能障碍性疾病研究的进展，现有的调查问卷将进一步得到完善，新的问卷也将得到不断开发并应用于临床。

（鲁永鲜　张迎辉　谈　诚）

参考文献

[1] Matthew D, Barber. Questionnaires for women with pelvic floor disorders. Int Urogynecol J, 2007, 18: 461-465.

[2] Avery K, Donovan J, Peters TJ, et al. ICIQ: a brief and robust measure for evaluating the symptoms and impact of urinary incontinence. Neurol Urodyn, 2004, 23: 322-330.

[3] Brookes ST, Donovan JL, Wright M, et al. A scored form of the bristol female lower urinary tract symptoms

questionnaire: data from a randomized controlled trial of surgery for women with stress incontinence. Am J Obst Gynecol, 2004, 191(1): 73-82.

[4] Rockwood TH, Church JM, Fleshman JW, et al. Fecal incontinence quality of life scale: quality of life instrument for patients with fecal incontinence. Dis Colon Rectum, 2000, 43: 9-16.

[5] Bug GJ, Kiff ES, Hosker G. A new condition-specific Health-related quality of life questionnaire for the assessment of women with anal incontinence. BJOG, 2001, 108: 1057-1067.

[6] Rogers RG, Kammerer-Doak D, Villarreal A, et al. A new instrument to measure sexual function in women with urinary incontinence and pelvic organ prolapse. Am J Obstet Gynecol, 2001, 184: 552-558.

[7] Rogers RG, Coates KW, Kammerer-Doak D, et al. A short form of the pelvic organ prolapse/urinary incontinence sexual questionnaire (PISQ-12). Int Urogynecol J, 2003, 14: 164-168.

第三十四章
国际尿控学会推荐的成人神经源性下尿路功能障碍的标准术语

国际尿控学会(ICS)提出成人神经源性下尿路功能障碍(adult neurogenic lower urinary tract dysfunction, ANLUTD)是指神经系统疾病导致的成人膀胱和(或)尿道功能障碍。

一、女性下尿路症状

女性下尿路症状(lower urinary tract symptoms, LUTS)分为三种类型:储尿期症状、排尿期症状及排尿后症状。

(一)储尿期下尿路症状

储尿期下尿路症状指患者在膀胱的储尿期所能感受的症状,通常包括尿频、尿急和尿失禁,其中尿频又可分为日间尿频和夜尿症。

1. 日间尿频 日间排尿次数是指从早晨起床至夜间就寝之间的排尿次数,通常为4~6次。超过上述次数则为尿频。

2. 夜尿症 夜尿是指晚间就寝至清晨起床之间的排尿次数。中国专家共识推荐每晚排尿≥2次为夜尿症的判断标准。

3. 尿急 是指患者突然出现的、难以延迟的强烈排尿欲望。

4. 尿失禁 指不受意识控制的尿液流出。在多数情况下，尿失禁可进一步分类如下：

（1）压力性尿失禁：指腹压突然增加而导致尿液不自主地流出，不是由逼尿肌收缩压或膀胱壁对尿液的张力压引起的。其特点是正常状态下无遗尿，腹压突然增高时尿液自动流出。

（2）急迫性尿失禁：伴随或由突发尿急导致的尿液不自主出，与膀胱内充盈量无关，是由于逼尿肌发生不自主收缩引起的。特点是无法抑制的急迫尿意和尿液流出。

（3）混合性尿失禁：腹压的突然增加和尿急时均有尿液不自主流出。

（4）遗尿：指5岁以上仍不能从睡眠中醒来控制排尿而发生无意识的排尿行为，包括原发性遗尿和继发性遗尿：

①原发性遗尿：是指尿床从婴儿期开始，未曾有持续6个月以上的不尿床期。

②继发性遗尿：是指患者有6个月以上的不尿床期后再次出现尿床的情况。

（5）持续性尿失禁：指持续性的尿液不自主流出。

（6）认知障碍型尿失禁：指因患者认知障碍而产生的周期性漏尿。

（7）运动障碍型尿失禁：因身体残疾无法如厕而导致的漏尿。

（8）性生活时尿失禁：指在性生活过程中发生的漏尿。

（9）其他类型的尿失禁：如在咯咯笑、癫痫发作、圆锥马尾损伤、多系统萎缩Onuf核损害等情况下发生漏尿。

5. 膀胱感觉

（1）正常：指存在正常的膀胱充盈感和逐渐增强的排尿欲望。

（2）增强：也称感觉过敏，表现为提早出现或持续更久的排尿感。

（3）减退：表现为延迟出现的初次排尿感和正常排尿感，不会出现强烈排尿感。

（4）缺乏：指完全丧失膀胱感觉。

（5）非特异性膀胱感知：指虽然没有特定的膀胱感觉，但是能感知腹部饱胀和尿道痉挛等作为膀胱充盈的标志。

（6）异常感觉：是指患者存在神经功能障碍（如脊髓不完全损伤）时膀胱、尿道或盆腔等部位有"刺痛、烧灼或触电感"。

（7）膀胱疼痛：为与膀胱充盈相关的耻骨上或耻骨后疼痛、压迫或不舒适的感觉，通常随着膀胱充盈而加重。排尿后可持续或缓解。

（二）排尿期下尿路症状

排尿期下尿路症状指在排尿期感受到的症状。

1. 尿流缓慢　指与既往表现或与他人相比尿流速度减慢。

2. 尿分叉　尿流为喷雾或分裂状，而不是单个离散流。

3. 间断排尿　尿流在排尿过程中有一次或多次停止或开始。

4. 排尿踌躇　指患者已准备好排尿至尿液排出的时间明显延长。

5. 腹压排尿　指通过鼓肚子、Valsalva 动作或耻骨上加压启动、维持或改善尿流。

6. 终末滴沥　指排尿终末尿液滴沥及排尿时间延长。

(三) 排尿后症状

排尿后症状指在排尿后立即感受到的症状。

1. 尿不尽感　指排尿完成后仍有膀胱充盈感。

2. 排尿后滴沥　指排尿完成后,由尿道溢出少许尿液。

二、成人神经源性下尿路功能障碍的特征

通过下面的评估表来描述成人神经源性下尿路功能障碍的特征。

1. 排尿时间表　仅记录昼夜排尿次数,至少 24 h。

2. 排尿频率/尿量记录　记录每次排尿的时间及尿量,至少 24 h。

3. 排尿日记　记录排尿次数、排尿量、尿失禁次数和程度、尿急程度、尿垫的使用及液体摄入情况等。

三、成人神经源性下尿路功能障碍尿动力学观测值与定义

(一) 充盈期膀胱测压定义

1. 膀胱感觉　指膀胱充盈测压时的感觉。

(1) 正常膀胱感觉:膀胱感觉可通过充盈期膀胱容积及患者症状之间的关系来评估,主要通

过三个定义点进行判断：初次排尿感、正常排尿感及强烈排尿感。

（2）膀胱感觉减退：初始排尿感及正常排尿感延迟出现，不会出现强烈排尿感与尿急或膀胱疼痛等症状。

（3）膀胱感觉缺乏：指患者完全丧失膀胱感觉。

（4）膀胱感觉过敏：表现为提早出现的排尿初感、正常的排尿感、降低的最大膀胱测压容积。

（5）膀胱异常感觉：指与神经系统障碍相关的膀胱、尿道及盆腔内的异常感觉，如刺痛感、灼烧感和触电感等。

（6）非特异性膀胱感知：指与神经系统障碍相关的感觉，如膀胱充盈时的腹部胀感、麻木感觉、痉挛或无膀胱感等。

（7）膀胱疼痛：指与膀胱排尿相关的不愉快感觉（疼痛感、压迫感及不适感）。

2. 充盈期膀胱压力-容积测定　在感觉正常的患者中，测压容积是指膀胱充盈到患者感到其不能再延迟排尿时的容积。在感觉障碍的患者，则被定义为测试者决定终止膀胱充盈时的容积。

3. 膀胱充盈测压中的逼尿肌功能

（1）神经源性的逼尿肌过度活动：是指神经系统障碍诱发的膀胱充盈过程中非自主性的逼尿肌收缩。

① 期相性逼尿肌过度活动：是指膀胱充盈过程中逼尿肌压曲线上出现的波形改变，可以或不会导致尿失禁。

② 终末性逼尿肌过度活动：是指不能抑制的在接近或膀胱最大容量时的逼尿肌过度活动，可引起尿失禁或反射性的膀胱排空。

③ 持续性逼尿肌过度活动：是指不能回归逼尿肌静息压力的持续性逼尿肌过度活动。

④ 复合逼尿肌收缩：指相位逼尿肌活动，多继发逼尿肌及静息压力的升高。

⑤ 高压逼尿肌过度活动：定义为由研究者发现的相位的、终末的、持续性的或与最大的可能会损害患者肾功能和健康的逼尿肌过度活动，在报告中应当报告。

⑥ 神经源性逼尿肌过度活动性尿失禁：指非自主的神经源性逼尿肌过度活动导致的尿失禁。

（2）漏尿点压力

① 逼尿肌漏尿点压力（DLPP）：指在没有应力作用的膀胱充盈过程中出现的尿液漏出时的逼尿肌压力。

② 逼尿肌过度活动性漏尿点压力（detrusor overactivity leak point pressure, DOLPP）：指初次漏尿发生时的最低逼尿肌压力，既非腹压增加又非逼尿肌无抑制性收缩引起。

③ 逼尿肌漏尿点容量（detrusor leak point volume, DLPV）：指初次漏尿发生时的膀胱容量，即非逼尿肌过度活动或低顺应性引起。

④ 腹压漏尿点压力（ALPP）：是指增加腹压的动作过程中出现漏尿时的膀胱压。

⑤ 膀胱顺应性：膀胱充盈过程中压力改变所致的容积改变。

(二)压力 - 流率检查定义

1. 自主排尿人群逼尿肌功能

（1）正常逼尿肌功能：指能够引起在正常时间内膀胱排空的自主逼尿肌收缩，不伴泌尿系统梗阻。

（2）神经源性逼尿肌活动低下：指神经系统功能障碍引起的逼尿肌收缩的强度和持久度降低，从而引起膀胱排空时间延长，或者在正常排尿时间内无法排空。

（3）神经源性逼尿肌无收缩：指神经系统功能障碍引起的逼尿肌不收缩。

（4）平衡性膀胱排空：指观察者发现的由生理性逼尿肌压力导致的膀胱排空及低残余尿量，应当被记录入报告内。

2. 非自主排尿人群的逼尿肌功能　膀胱排空反射诱发是指由患者或治疗师借各种刺激人为诱发的下尿路反射，可导致完全性或不完全性的膀胱排空。

3. 压力流率测定时的尿道括约肌功能

（1）逼尿肌及括约肌功能失调（detrusor-sphincter dyssynergia, DSD）：指逼尿肌收缩排尿时，原应处于松弛状态的尿道括约肌仍处于收缩状态。

（2）尿道括约肌失迟缓：指排尿时尿道括约肌处于持续的收缩状态。

（3）尿道括约肌反射延迟：指患者试图排尿时尿道括约肌受损、松弛障碍而导致尿流延迟。

四、神经源性下尿路功能障碍的临床诊断

1. 脊髓休克期　通常是指急性神经损伤或脊髓损伤后出现暂时性的感觉、运动和反射活动水平减低。脊髓休克期导致的神经源性的下尿路功能障碍是指短暂性的完全无痛性的尿潴留。

2. 脑桥上病变　协调排尿反射的中枢位于脑桥,在脑桥水平以上的神经损伤,因大脑皮质不能感知膀胱充盈和膀胱过度活动,出现尿失禁。逼尿肌括约肌协同性正常。

3. 骶髓上/脑桥损伤　指骶髓上部脊髓或脑桥的神经系统损伤。这类损伤导致的下尿路功能障碍——逼尿肌过度活动及逼尿肌过度活动性尿失禁非常普遍。伴或不伴有逼尿肌-尿道括约肌功能失调,通常或导致非常显著的残余尿量增多和膀胱高压。

4. 骶骨脊髓损伤　指骶骨脊髓的损伤。该类损伤导致的下尿路功能障碍通常表现为逼尿肌无收缩,伴或不伴有膀胱顺应性降低,通常伴有括约肌活动性受损。

5. 骶骨上(马尾或周围神经)损伤　指影响马尾神经和(或)周围神经的损伤。这类损伤导致的下尿路功能障碍通常为逼尿肌无收缩和(或)压力性尿失禁。在糖尿病神经病变的患者中,逼尿肌过度活动通常与这种损伤共存。

6. 混合性神经损伤　指不同水平的中枢神经系统损伤同时存在。

7. 自主神经反射障碍　指 T6 以上的胸椎或颈椎损伤引发的症状。通常由这一区域内交感神

经核受刺激引起，特点是该损伤部位以下的交感神经功能失调或代偿性自主应答。

无症状的自主神经反射障碍指无其他症状的血压升高。

8. 神经源性膀胱过度活动　特点是尿急，伴或不伴有急迫性尿失禁，有日间尿频和夜尿增多。通常由至少保留部分感觉功能的神经系统障碍引起。

9. 排尿功能失调　指在不适合的社会场合下排尿，比如穿戴整齐的或者远离卫生间的公共场合下。

10. 非自主性排尿　既是一种症状，也是一种诊断，是指清醒状态下不定时发生的、非自愿的膀胱排空。

11. 尿潴留　指不能排空膀胱，通常可分为急性或慢性、完全性或不完全性。

（1）急性尿潴留：指急性疼痛性的、可触摸到或感知到的膀胱，通常由膀胱充盈时无法排尿导致。

（2）慢性尿潴留：指无痛性的膀胱，通常排尿后可触摸或感知到，这类患者通常可伴有尿失禁。

（3）完全性尿潴留：指由于解剖性/功能膀胱出口梗阻和（或）逼尿肌活动低下导致无法排空任何膀胱内尿液（或需要使用导尿管）。

（4）不完全性尿潴留：指由于解剖性或者功能性尿道出口梗阻、逼尿肌活动低下或者两者共存所导致的膀胱排空受损。排尿量通常小于残余尿量。

（5）残余尿：指在排尿后仍残留在膀胱内的尿量。

五、神经源性下尿路功能障碍性疾病治疗

(一)扳机点排尿

扳机点排尿是指患者或者治疗师采用外界刺激所诱发的膀胱反射性排空。

(二) Crede 手法排尿

是指采用各种手法增加膀胱内压以实现排尿，伴或不伴有明显的膀胱感觉。

(三)导尿

导尿是指利用导尿管导出膀胱内尿液的技术。

1. 留置导尿　指将导尿管留置在膀胱内，留置时间超过单次排尿周期。

2. 间歇导尿　指按固定间歇进行导尿，随之将导尿管拔出。

（1）清洁间断导尿：指使用清洁技术，如清洁双手或清洗生殖器，用一次性的手套、洁净的可重复使用的导尿管。

（2）无菌间断导尿：指在指定的清洁区域，采用生殖区无菌性清洁准备，用无菌导尿管、器具或者无菌性手套。

（3）完全无菌性间断导尿：指完全无菌性操作，包括生殖器区皮肤消毒，无菌手套、钳子、外套及面罩。

（4）非触碰性间断导尿技术：这是对患者

介绍一种更简单的自行间断导管术,采用早准备好的导尿管(提前润滑的、通常是亲水性的导尿管)。有一个插入辅助器或者特殊的包装,用于插入导管而不直接接触导管表面。

(四)电刺激

1. 直接电神经刺激　是采用直接在神经或神经组织周围植入电极,直接刺激影响靶器官功能的神经或神经组织。

2. 神经电调节　指通过刺激神经或神经组织调节功能,从而达到调节下尿路组织功能或治疗的目的。

3. 经皮神经电刺激(TENS)　指利用经皮电极进行电刺激,诱导下尿路的治疗反应。

4. 盆腔电刺激　指使用电流对盆腔器官或其支配神经进行刺激。

(张　蕾　肖冰冰　陆　叶　靖芳华　杨　欣)

参考文献

[1] Gajewski JB, Schurch B, Hamid R, et al. An International Continence Society (ICS) report on the terminology for adult neurogenic lower urinary tract dysfunction. Neurourol Urodyn. 2018;37(3): 1152-1161.

第三十五章
国际泌尿妇科医学会/国际尿控学会关于报道盆腔器官脱垂手术效果使用术语的联合报告

一、背景

盆腔器官脱垂手术结果报告的含糊不清起源于两项关于评价成功或失败以及进一步手术或再手术的研究。一项是 Olsen 的报道称女性在一生中需要接受抗尿失禁和（或）脱垂手术的概率为 11%（仅行脱垂手术的概率为 6.7%），29.2% 的患者需要"再次手术"。这里说的"再次手术"是指对多年前所行的脱垂或者尿失禁手术患者再次进行的任何手术，而 29.2% 的再手术率还被经常引用或其他研究报道附和（表示手术的失败率很高）。由于对术后时间和手术部位的不同等因素未做调整，其结论的可信度下降，并且导致了对盆腔器官脱垂手术真正的失败率的误导。10 年后上述作者再对同一研究进行了观察，也显示其再手术率为 17%。对同一部位复发（如再次阴道前壁修补术）进一步的分析发现，再手术率明显低，为 4.6%。近期许多学者更加关注位点特异性复发问题，其再次手术率为 2.8%~9.7%。最近一项关于穹隆悬吊的循证性回顾性分析发现，根据穹隆悬吊类型不同，包括阴道顶端修补术的盆腔器官脱垂术后 17~32 个月的再次手术率分别为1.3%~3.9%。这些资料也反映了复发与位点特异性以及时间的关系。

另一项研究称阴道前壁修补术后的解剖学失败率为58%~70%。再次分析这一结果，其客观成功或失败率的定义是以POP-Q的轻微变化为基础的。一旦引入临床常用的判定指标（解剖学方法，脱垂超过处女膜缘、症状复发和再次手术）进行评价，其治疗结果即明显优于既往报道，大约只有10%的患者脱垂复发超过处女膜缘，5%出现症状性复发，再次手术率<1%（随访23个月）。

英国国家卫生与临床优化研究所（National Institute for Health and Clinical Excellence, NICE）的一项关于网片修补的系统性综述中，缺乏主观指标或患者自我评价手术效果的现象得到了重视。基于上述原因，进一步考虑上述研究的不确定性，关于盆腔器官脱垂手术效果的明确定义和手术效果的报告标准化就十分必要了。

二、新定义

在讨论盆腔器官支持结构或脱垂前，我们需要了解盆底分为不同的腔室，分别为阴道顶或穹隆、阴道前壁和阴道后壁。它们之间有紧密的联系。然而，为了方便应用，定义被限制在"初发"或者"特异性位点复发"上，位点包括阴道顶或阴道穹隆、阴道前壁和阴道后壁。我们理解了这些部位的关系后，也就能理解关于初次脱垂手术/不同位点和再次手术或相同位点的定义。

下面的标准化命名适用于手术方案和临床评

价:

A)初次手术(primary surgery):指针对任何部位盆腔器官脱垂的第一次手术。

B)进一步手术(further surgery):与初次手术有直接或间接相关的其后进行的各种手术的总称。"进一步手术"本身不应被判定为手术失败,而手术成功或失败将在个体化研究部分进行定义。进一步手术又分为:

i 初次脱垂手术/不同部位:前次手术后,在新的部位/腔室又实施脱垂手术(如在先前的阴道后壁修补术后再做的新的阴道前壁修补)。

ii 重复手术:在同一部位的再次手术。出现联合手术时,如新的前壁修补术加上再次后壁修补,需要分别报告为:初次前壁修补和再次后壁修补。

iii 针对并发症的手术:网片暴露或侵蚀、疼痛和出血等。

iv 针对非盆腔器官脱垂相关情况的手术:如随后针对压力性尿失禁或排便失禁的手术。

三、结果报告的标准化

1. 概述　与大多数外科手术不同,报告脱垂手术结果的主要难点在于没有一致的标准,这就导致无法对结果进行一致的判定。

国际尿控学会(ICI)建议盆腔器官脱垂和尿失禁手术应该报告主观、客观以及生活质量结果。这一系列数据产生的有用信息可以帮助我们决定或排除某种术式,以及告知患者可能的治疗结果。因此,建议在临床研究中,强调纳入标准、试验设计、试验方法、试验效果和消除偏倚等，以便读者更好地判定这些对临床治疗有潜在影响的结果的可信性。

利益冲突有导致正向偏倚的可能性，需要在文章开始便进行说明。

2. 方法学资料报告

（1）一般资料

需要确定以下内容：

A.纳入标准。

B.排除标准。

C.收治患者的时间跨度。

D.流程图，包括以下四项：

a）可评价的患者数目。

b）符合纳入标准的患者数目。

c）愿意参加试验的患者数目。

d）研究期间所有患者的翔实文档。

（2）对比研究

A.患者分组的原则（治疗组或实验组）。

B.医生和或患者随机匿名分配方案。

C.随机对照试验：说明随机方法步骤。

D.对相关问题进行分层研究，如同时实施控尿手术或子宫全切术。

（3）干预措施

A.明确说明实施的干预措施、医生的经验水平以及试验开始前已实施的干预措施。

B.同期手术的实施标准。

（4）评价程序

A）进行评估的人员以及所接受的培训。

B）评价者和或参与者是否采取盲法？

C）评价工具是否经过验证？由患者完成的评估是否经过标准化？

D）评价时间表：

a）极近期（3个月以内）。

b）近期（1年以内）。

c）中期（12~36个月）。

d）远期（3~5年）。

e）极远期（超过5年）。

（5）检验效能分析

应当报告加入检验效能分析的假设的细节以及 I 类错误的判断和样本量大小。

3. 在盆腔器官脱垂手术结果中报告人口统计学数据　在盆腔器官脱垂手术中人口统计学数据至少应该包括：

A. 年龄。

B. 产次。

C. 体重指数（BMI）。

D. 绝经情况。

E. 激素替代治疗（HRT）情况。

F. 既往的子宫切除术。

G. 既往的盆腔脏器脱垂手术。

H. 既往的尿失禁手术。

I. 慢性咳嗽。

J. 慢性便秘。

K. 吸烟。

4. 随机对照试验报告　对于随机对照试验报告早已有公认标准，如临床试验报告统一标准（CONSORT），要求作者以附录列表的形式提供详尽的资料，但很多研究对于关键信息无法提供完整的描述。

5. 系统回顾和 meta 分析的报告　由于在随机对照试验报告中对关键信息缺乏一致描述，因此，一项新的工具——系统回顾和 meta 分析优化报告系统（preferred reporting items for systematic reviews and meta analyses, PRISMA）[21]被推荐用于报告系统回顾和 meta 分析。PRISMA 是为了让作者应用以证据为基础的最少的资料来改进盆腔器官脱垂相关的系统回顾和 meta 分析。其他标准包括诊断精确性报告标准（standard for reporting diagnostic accuracy studies, STARD）以及流行病学观察性研究的加强报告（strengthing the reporting of observational studies in epidemiology, STROBE）。研究者可以根据其使用的标准采用相应的规范。

6. 患者的术前目标和期望　迄今为止，很少有关于患者术前目标和期望的相关研究。与术后结果的客观评价相比，这项研究也许更有优势。有鉴于此，可采用 SMART 原则来报告患者的目标。SMART 原则的目的是帮助临床医师回顾和确认选取的研究终点，以及其与其他研究的联系等。该原则包括：

（1）特异性（specific）：定义目标（对盆腔器官脱垂而言：膨出消失）。

（2）可量化的（measurable）：经过验证的症状评分或客观测量标准如 POP-Q。

（3）恰当的（appropriate）：与改善患者的生活质量相关。

（4）可实现的（realistic）：治疗可达到。

（5）有时限的（timely）：如6个月或2年。

四、盆腔器官脱垂手术结局的报告方法

1. 围术期资料　包括失血量（ml）和（或）血红蛋白变化情况、手术时间、住院时间、恢复日常活动时间以及并发症。

2. 患者自我评价的治疗结果　患者首次提供的自我评价结果是主观的，通常无阴道膨出，这些可以看做是"主观治愈"，并被记录为症状评分的一部分。患者自我评价治疗结果的调查问卷可以在 ICI 网站上获取。按照 SMART 标准，患者（主观结局）将以特定时间间隔，采用 Likert 7 点量表（即很好、较好、无变化、较差和很差）表示，如患者整体改善评分（Patient Global Impression of Improvement, PGI-I）。

3. 患者满意度　患者满意度可以通过定性标准取得，如 PGI-I 等。定性评价包含预期（expectations）、设定目标（goal setting）、是否达到目标（goal achievement）以及满意度（satisfaction）（EGGS），而且这些同样需要与 SMART 标准一致。应当逐一记录之前设定的目标以及术后得到的结果，以便使治疗结果真实可信。

4. 生活质量　应该采用涵盖脱垂、泌尿系统、肠道和性功能等方面适当、全面的生活质量评价系统。

已被证实有良好的心理测量特质（真实性、可靠性和响应性）的新调查问卷也可以用于盆腔器官脱垂患者中。调查问卷需要被确切地翻译成被研究者的语言，这一点非常重要。

5. 客观结果　对于客观结果（如POP-Q），需要列表详细说明其各水平获得的效果，以便在研究中进行结果比较。因为不同的研究可能会对手术成功有不同的定义（见下文）。本报告并不试图为成功或失败做出定义。然而，作者需要记录每个部位脱垂的最严重程度（如术后脱垂位置在–1和0的患者，术前脱垂位置比–1和0要严重）。这些数据可以帮助分析导致症状改善的解剖恢复水平，因此，需要分别进行报告。

如果可能，最好提供POP-Q、生活质量评估以及所有初发症状的原始数据。这些数据需要记录在不同的表格中，可以作为印刷版之外的电子版（在线）补充资料。

五、再次手术或进一步手术

关于再次手术或进一步手术见前面提及的"新定义"。

1. 时间点　采用如上的分类，按下述描述依照先后顺序列出时间点。当然，这些时间点有别于那些为报告应用添加材料、网片或自体组织的女性盆底手术并发症中所采用的分类报告时间点。

Ⅰ.极早期（3个月之内）。

Ⅱ.早期（1年之内）。

Ⅲ.中期（12~36个月）。

Ⅳ.晚期（3~5年）。

Ⅴ.极晚期（超过5年）。

2. 并发症　这里的并发症主要是关于添加材料、移植物以及自体组织直接相关的女性盆底重建手术并发症,需要按照 IUGA-ICS 的并发症分类系统进行分类。

(1) CTS 分类系统包括:

C:并发症的种类。

T:与初次手术有关的并发症被诊断的时间。

S:并发症存在的部位。

(2) 分为 7 个种类,并有不同的亚类(A-D),针对大多数并发症,A-D 分别代表:

A:无症状。

B:有症状。

C:存在感染。

D:形成脓肿。

(3) 对于涉及肠管或膀胱损伤的,或者会对患者造成严重影响的并发症,需增加其他严重损伤条款如类别 5:直肠和肠管损伤:

A:手术中的小损伤。

B:直肠损伤。

C:小肠或大肠损伤。

D:形成脓肿。

所有研究,特别是在有特殊术式的研究中,应采用 CTS 分类系统报告术式特异性并发症,并将其作为报告的一部分。只有通过这种方式,才能更好地判定并发症的特点、发生时间(与手术相关)以及最容易发生的部位。该系统包括 Clavien-Dindo 并发症分类,后者包含 4 个严重并发症分级。目前已被融合到 CTS 5 级分类法中:

Ⅰ级:无须特殊治疗。

Ⅱ级:需要药物治疗。

Ⅲ级:需要手术处理或干预(a:局部麻

醉；b：全身麻醉）。

Ⅳ级：重要器官或系统性功能障碍（a：单一器官；b：多个器官）。

Ⅴ级：死亡。

3. 手术后疼痛　与手术并发症相关的疼痛在 IUGA-ICS 女性盆底手术并发症的分类中被特意划分出来。加入字母（a—e）作为 CTS 分类系统中的亚分类。

（a）无症状或疼痛。

（b）刺激后疼痛（妇科检查时）。

（c）性交时疼痛。

（d）日常体力活动时疼痛。

（e）自发性疼痛。

关于疼痛的附加信息还包括"持续性或暂时性"和"严重程度"，通过对生活质量的影响程度以及是否需要治疗（如单纯口服止痛药、联合止痛、麻醉药物止痛、需要疼痛专科治疗或者进一步手术）来衡量。

4. 伴随结果的报告　伴随结果包括已知的与脱垂相关的其他症状。

（1）下尿路症状（LUTS）：膀胱过度活动，压力性尿失禁（术前即存在或者新发），排尿功能障碍。

（2）肠道功能异常：排便梗阻、排便不尽感、便秘及指压排便。

（3）性功能异常：性交困难、性欲缺乏、因脱垂症状而禁欲、性满足发生变化。作者需要说明所有有性活动的患者在干预前后是否存在疼痛。

(4)新发症状:以前没有报道过的,如下尿路症状、性功能障碍、疼痛和肠道功能障碍。

(5)背痛:是一类常见的症状,而对背痛的处理也是一项重要的结果。

六、经济学评价与成本分析报告

经济学评价技术提供了系统的方法,在成本与临床效果和其他健康干预措施之间进行比较。成本效用分析(cost-utility analysis,CUA)是迄今为止最常应用的一种费用效益分析形式,需要将干预治疗措施的结果定量化,包括发病率和死亡率两方面。临床实践和手术治疗的推荐审查报告内容见表35-1。

表格35-1 临床实践和手术治疗的推荐审查报告内容

	审查	研究实验设计
手术种类	R	R
第一结果,包括患者满意度	R	R
第二结果	O	R
时间段	O	R
成本分析	N	O[a]
并发症	R	R
进行长期随访	O	R
审查基本数据	R	O

注:R:选择;O:可选择;N:不需要
[a]:最好应用,并非所有研究者能够选择,但推荐应用

在成本效用分析中,效益是采取健康获得(或损失)的单位来测定的,最常使用的是质量调整生命年(quality-adjusted life year, QALY)

结合成本评估，计算增加成本与增加结果的比值（如每一质量调整生命年增加的成本）。质量调整生命年的计算采用一般的健康状况测量，如 SF-36 或 EQ-5D，作为设定健康状态的标准，或通过其他效用分析法测量，如标准的单次或周期性方法。这些增加费用 - 效应率（incremental cost-effectiveness ratios, ICERs）可以用来对比改善健康相关的生活质量所花费成本与医疗干预间的关系。

在经济评估方面，很重要的是进行多方面评估（患者、医院、第三方付款机构、政府和社会方面）。这些会对成本分析产生明显的影响。例如，此分析的角度将会影响是否它应包括直接或间接成本。典型的直接医疗成本包括医疗费用以及直接影响到医疗系统的直接费用，如工作人员支出/时间（医师、护士和技术员）、诊断和实验室检查、住院费用、治疗费用（药物和手术室时间等）、副作用治疗和门诊患者随访等，而间接费用更多地与患者和（或）其社会角色有关（如丧失劳动力、脱离工作时间、减少家务劳动和疾病状态等），通常很难量化或用金钱来评定。

七、盆腔器官脱垂手术效果意见总结

对于所有的盆腔脏器脱垂手术治疗研究来说，作者均需要清楚地报道所采用的方法，需遵循随机对照试验报告标准/观察性流行病学研究报告规范（CONSORT/STROBE）、手术类型（初次或进一步应用上面介绍的定义）也须要说明。在临床和手术研究中，研究者有责任在发表原始试验设计、早期实验结果之外,发表至少5年以上的长期随访数据。

(张　坤　韩劲松)

参考文献

[1] Philip Toozs-Hobson, Robert Freeman, Matthew Barber, *et al*. An International Urogynecological Association(IUGA)/International Continence Society (ICS) joint reporton the terminology for reporting outcomes of surgicalprocedures for pelvic organ prolapse, Int Urogynecol J, 2012, 23(5): 527-535.